浙派中医系列丛书

地方卷

总 主 编　范永升
副总主编　张光霁

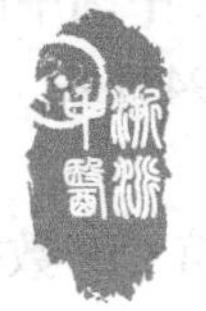

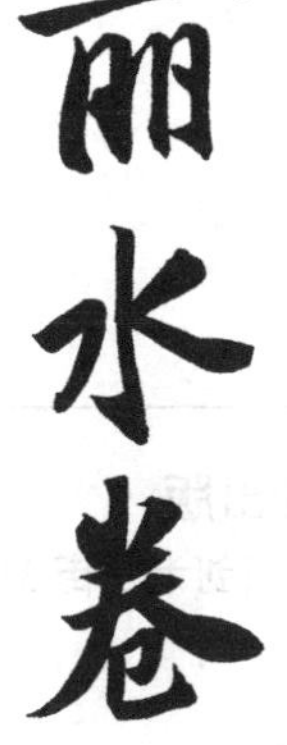

丽水卷

刘忠达　邱伟文　邹新花　主编

中国中医药出版社
全国百佳图书出版单位
·北京·

主编单位　浙江省中医药学会　浙江中医药大学

图书在版编目（CIP）数据

浙派中医系列丛书．丽水卷 / 刘忠达，邱伟文，邹新花主编．-- 北京：中国中医药出版社，2025. 4.
ISBN 978–7–5132–9431–7

Ⅰ．R–092

中国国家版本馆 CIP 数据核字第 2025PL1096 号

中国中医药出版社出版
北京经济技术开发区科创十三街 31 号院二区 8 号楼
邮政编码　100176
传真　010－64405721
北京盛通印刷股份有限公司印刷
各地新华书店经销

开本 787 × 1092　1/16　印张 25.25　字数 452 千字
2025 年 4 月第 1 版　2025 年 4 月第 1 次印刷
书号　ISBN 978－7－5132－9431－7

定价　118.00 元
网址　www.cptcm.com

服务热线　010-64405510
购书热线　010-89535836
维权打假　010-64405753

微信服务号　zgzyycbs
微商城网址　https://kdt.im/LIdUGr
官方微博　http://e.weibo.com/cptcm
天猫旗舰店网址　https://zgzyycbs.tmall.com

如有印装质量问题请与本社出版部联系（010－64405510）

浙派中医系列丛书·地方卷

编撰指导委员会

主任委员　王仁元　黄文秀　陈　忠　肖鲁伟
副主任委员　徐旭卿　温成平　肖　锋　柴可群
委　　员　冯红德　刘　怡　王晓鸣　卢建华
顾　　问　葛琳仪　王永钧

编委会

总 主 编　范永升
副总主编　张光霁
编　　委　（以姓氏笔画为序）
王庆来　王颖斌　毛小明　包利荣
朱丽华　朱德明　刘英超　刘忠达
江凌圳　李伟林　杨乡雪　邱伟文
邹新花　沈钦荣　张永华　张光霁
陈　健　范永升　郑　洪　赵嘉懿
俞忠伟　宫温虹　徐　红　徐光星
崔　云　程锦国　傅晓骏　楼　彦
学术秘书　楼　彦　方敏娟　林　瑶　王　婷
马昇越　张　琳

《丽水卷》编委会

葛 序

浙江位居我国东南沿海，地灵人杰，人文荟萃，文化底蕴十分深厚，素有“文化之邦”的美誉。就拿中医药来说，在其发展的历史长河中，历代名家辈出，著述琳琅满目，取得了极其辉煌的成就。

由于浙江省内地域不同，中医传承脉络有异，从而形成了一批各具特色的医学流派，使中医学术呈现出百花齐放、百家争鸣的繁荣景象。其中丹溪学派、温补学派、钱塘医派、永嘉医派、绍派伤寒等最负盛名，影响遍及海内外。临床各科更是异彩纷呈，涌现出诸多颇具名望的专科流派，如宁波宋氏妇科和董氏儿科、湖州凌氏针灸、武康姚氏世医、桐乡陈木扇女科、萧山竹林寺女科、绍兴三六九伤科等，至今仍为当地百姓的健康保驾护航，厥功甚伟。

值得一提的是，古往今来，浙江省中医药界还出现了为数众多的知名品牌，如著名道地药材“浙八味”、名老药店“胡庆余堂”等，更是名驰遐迩，誉享全国。由是观之，这些宝贵的学术流派和中医药财富，很值得传承与弘扬。

有鉴于此，浙江省中医药学会为发扬光大浙江省中医药学术流派精华，凝练浙江中医药学术流派的区域特点和学术内涵，由范永升教授亲自领衔，组织相关人员，凝心聚力，集思广益，最终打出了“浙派中医”这面能代表浙江省中医药特色、优势和成就的大旗。此举，得到了浙江省委省政府、浙江省卫生健康委员会和浙江省中医药管理局的热情鼓励和大力支持。《中共浙江省委 浙江省人民政府 关于促进中医药传承创新发展的实施意见》提出要“打造‘浙派中医’文化品牌，实施‘浙派中医’传承创新工程，深入开展中医药文化推进行动计划；加强中医药传统文献研究，编撰‘浙派中医’系列丛书”。浙江省中医药学会先后在省内各地多次举办有关“浙派中医”的巡讲和培训等学术活动，气氛热烈，形势喜人。

为深入挖掘和传承“浙派中医”的学术内涵、发展规律、临床经验，浙江省中医药学会于 2022 年 7 月 1 日联合浙江中医药大学启动了“浙派中医系列丛书”地方卷和专科卷的编写工作。“地方卷”包括省中医药发展史 1 册和各地市中医药发展史 11 册，展现各地中医药发展的历史积淀、特色与优势。“专科卷”共 9 册，分别论述了内科、妇科、儿科、针灸、推拿等专科发展脉络、名人医著、发展状况等。本套丛书经过大家的辛勤努力，历经两年余，现已完成，即将付梓。我为此感到非常欣慰。这套丛书对传承浙江中医药而言，具有基础性的作用，十分重要。相信丛书的出版将为深入研究“浙派中医”提供有力支撑，以及借鉴和帮助。

我生在江苏，长在浙江，在浙江从事中医药事业已经六十余年，虽然年逾九秩，但是继承发扬中医药的初心不改。我十分感谢为“浙派中医系列丛书”地方卷和专科卷编写出版付出辛勤劳作的同志们。这套丛书的出版，必将为我省医学史的研究增添浓重一笔，必将会对我省乃至全国中医药学术流派的传承和创新起到促进作用。我更期望我省中医人努力奋斗，砥砺前行，将“浙派中医”的整理研究工作做得更好，把这张“金名片”擦得更亮，为建设浙江中医药强省做出更大的贡献。

写于甲辰寒露

注：葛琳仪，国医大师、原浙江中医学院院长

前 言

浙江地处东海之滨，物华天宝，人杰地灵，文脉悠久，名医辈出，在中医发展史上具有重要地位和作用。千余年来，浙江的医家们不断传承发展，守正创新，形成了众多独具特色的医学流派，使浙江中医学术呈现出百花齐放的繁荣景象。2009 年在浙江中医药大学本科办学 50 周年之际，我牵头编写了《浙江中医学术流派》，提出了浙江中医药的十大学术流派。随着社会的不断发展，许多省都有了各具自身特色的流派名称，如黑龙江的龙江医派、广东的岭南医学、云南的滇南医学、安徽的新安医学等。我省如能提炼一个既能代表浙江中医药学术流派，又能涵盖浙江全域的综合称谓，则有利于浙江中医药对外交流与合作，也有利于促进浙江中医药的传承与创新。

2015 年我向时任浙江省中医药学会会长肖鲁伟教授汇报了这一想法，得到肖会长的肯定与支持。此后，由我牵头，组织相关人员，梳理了浙江中医药有关文献，调研了全国各地的基本状况，提出了综合称谓的初步方案，邀请了严世芸等全国著名专家进行论证，最后经浙江省中医药学会第六届理事会第五次会议表决通过，一致同意把“浙派中医”作为浙江中医药及其学术流派的综合称谓。2017 年 7 月 1 日浙江省中医药学会正式向社会发布了这一决定，在推出“浙派中医”历史十大流派的同时，又凝练了“浙派中医”的八大特色，分别是源远流长、学派纷呈、守正出新、时病诊治、学堂论医、本草增辉、善文载道、厚德仁术。

“浙派中医”发布后，社会反响热烈。浙江省中医药学会在全省范围内广泛开展“浙派中医”宣传巡讲;《中国中医药报》开设专栏并长篇报道了“浙派中医”有关内容；在意大利等地召开的世界中医药大会上设立“浙派中医”专场。“浙派中医”得到了国内外中医药界的广泛认可。《中共浙江省委 浙江省人民政府 关于促进中医药传承创新发展的实施意见》提出要“打造‘浙派中医’品牌，实施‘浙派中医’传承创新工程，深入开展中医药文化推荐行动计划”。《浙江省中医药发展“十四五”规划》也提出要“加强中医药文化保护研究，梳理浙江中医药发展源流与脉络，整理医学文献古籍，编撰‘浙派中医系列丛书’”。浙江省中医药研究院中医文献信息研究所江凌圳主任牵头编撰出版了“浙派中医原著系列丛书”。

整理“浙派中医”地方、专科发展史，挖掘其中的内涵、特色及其规律，是一项研究“浙派中医”的基础性工作，极为重要。为此，在我的提议下，浙江省中医药学会于 2022 年 7 月 1 日启动“浙派中医系列丛书”地方卷和专科卷的编撰工作。该套丛书由浙江省中医药学会、浙江中医药大学牵头编写。地方卷共计 12 册，包括浙江省中医药发展史 1 册和 11 个地市中医药发展史各 1 册，系统介绍浙江省内 11 个地市中医药文化的独特魅力和历史积淀，展现不同地域“浙派中医”的特色和优势，这不仅是对地方中医药资源的梳理和整理，更是对“浙派中医”整体文化的一次全面展示。同时，为完整反映浙江省全域中医药整体发展脉络，我们又编撰了《浙派中医史》，使“浙派中医”各地特色与整体发展相互印证。专科卷第一辑共 9 册，分别针对内科、外科、妇科、儿科、针灸、推拿等专科领域进行深入整理，每一册都汇集了历代浙江医家在各自领域内的学术建树和临床经验，全面展示了“浙派中医”临床各科的历史发展过程、医家医著、学术思想、发展现状等内容。

本套丛书的出版，全景式、立体式展示了“浙派中医”地域与专科的独特魅力，为医学工作者和研究者提供了宝贵的参考和借鉴，同时为大众了解和学习浙江中医药提供了一套有益的读物。丛书的出版必将为提升浙江中医药的整体水平，促进健康浙江建设发挥积极作用。

丛书编撰出版过程中，得到了浙江省中医药管理局领导的关心与指导；编写人员克服了时间紧、任务重等诸多困难，忘我投入；编写专家组细致严谨，倾注了大量心血；中国中医药出版社的领导及王秋华编辑也给予了大力支持；第三届国医大师葛琳仪教授百忙中拨冗作序，体现了对“浙派中医”的关怀与厚爱。在此一并表示衷心感谢！

“路漫漫其修远兮，吾将上下而求索。”这套丛书的完成只是整理研究“浙派中医”基础性工作的一部分，今后的整理研究依然任重而道远，希望我省中医药界的同道们，牢记使命，薪火相传，为“浙派中医”的发扬光大而不懈努力！

范永升

2024 年 10 月 8 日

注：范永升，浙江省中医药学会会长，浙江中医药大学原校长，首届全国名中医

编写说明

中医药学，是我国灿烂文化瑰宝中的一颗明珠，是我国劳动人民在长期与疾病斗争过程中的一个伟大创造，它的发展与地理、气候环境，甚至社会的经济结构、科学技术、哲学思想和文化传统等有着密切的联系。

丽水，古称处州，处州中医药的形成和发展与处州文化历史的发展同步。据考古发现的好川文化遗址证明，早在4000多年前，处州就有人类活动。处州先民在开拓生存空间的同时，也在寻求自身的健康保护。处州中医药事业源远流长，中草药资源丰富，历代名医辈出，其形成和发展具有自己的特色，而且经历了长期的实践过程。

处州僻处浙西南，交通不便，然而诸多杏林人物在此地享有盛誉。东晋金丹鼻祖葛洪，凭炼丹一事在浙江久负盛名。葛洪曾到过处州地域南明山炼丹。南明山崖现在还刻有其隶书“灵崇”两字，云阁崖下有炼丹井之遗迹，据明崇祯年间《处州府志》记载，此均为葛洪亲留。处州缙云的葛山、葛坑、丹址和葛竹山的葛仙翁庙，均因葛洪炼丹而得名，留存有多处葛洪的遗迹。

唐末五代道士杜光庭，处州缙云人，虽为道门领袖，亦兼具道教与医学素养。《广成先生玉函经》《杜天师了证歌》是他的医学代表作，以歌诀形式记述诊脉要点。他强调修道先修心，理国先理身。长生之道全在养神守气，如此则可“存已有之形，致无涯之寿”。这种蕴含养神守气之道的身心修炼法和诊脉治病相结合，是中国医学的鲜明特色之一。

唐代道教天师叶法善为处州松阳人，唐代著名宗教领袖和政治家之一，精擅道医养生，在民间悬壶济世，施惠苍生，被百姓视为华佗再世。开元二十七年（739），唐玄宗亲撰《叶尊师碑》以祭奠叶法善。

南宋时期，处州青田出了一位在中国中医学发展史上占一席之地的医家——陈言，其在所著《三因极一病证方论》（简称《三因方》）中提出“内因、外因、不内外因”的“三因”致病说，并以病因为纲，脉、病、证、治为目，建立了中医病因辨证论治的方法体系，奠定了中医病因学的理论基础。这一理论在我国医学界产生了极大的影响，确立了陈言在中医学界的地位，使之成为永嘉医派创始人。

元代初年，处州庆元大济村建卢福神庙，用于供奉神医扁鹊像。神庙香火鼎盛，吸引无数民众前来拜祭，民间罹病者常到此求签问药。虽然历经700多年洗礼，但卢福神庙的整体布局结构仍保存完整，它是中国最古老的扁鹊庙之一，具有厚重的历史价值，也是处州悠久中医药文化的重要象征。

元末处州龙泉学者叶子奇著有《草木子》，该书虽非本草著作，但其《观物篇》中对人体、动物、植物的认识有颇多新见，《本草纲目》数引其说。此外，叶子奇还著有《本草节要》10卷。

明初，处州松阳人周汉卿，精通医学，擅长内科、外科，其针灸之术尤为神奇。文学家宋濂写有《赠医师周汉卿序》。明代处州缙云人李应时精研医书，著《李应时卫生全书》，刑部尚书李鉥曾为之作序。清光绪帝病重，曾下诏在浙江考选中医，处州遂昌江志贤赴京面诊，考得优等。

民国时期，丽水人庄虞卿为清末秀才，20世纪30年代在沪行医期间颇得人们崇戴。庄虞卿曾任上海中国医学院教授，讲授中医病理学，后回乡行医，每起沉疴危疾，1953年任丽水县卫生工作者协会主任委员，1954年响应“组织起来”号召，牵头组建“丽水中医联合诊所”（丽水市中医院前身）。其生前著有《感证崇源》《虞卿诊籍》等书，医案验方被何廉臣收录于《全国名医验案类编》。此外，被收编入《浙江省中医名人志》的当代名中医有：庄虞卿、唐国俊、吴庚伯、黄叔文、王以文、叶维简、李大宜、梁柳山、程享、黄如廉等。

凡此诸医名贤，多不胜举，从古代到中华人民共和国成立，据不完全统计，有据可考的医家达300余人。他们阐发学术、救治百姓、促进健康之功业，后人理当铭记、学习。

中华人民共和国成立之后，在中国共产党的领导和中医政策指引下，丽水地区的中医事业实现了长足发展，中医由个体师徒传承向中医院校教育、学术团队建设发展，个体开业逐步转为集体经营、联合行医的模式。20世纪50年代，各县市综合医院开设中医科、中药房。60年代，中医院校毕业生陆续充实至各县市医院工作。70年代末、80年代初各县（市）先后建立了中医院。

改革开放以来，尤其自丽水撤地设市之后，丽水中医药事业进入快速发展时期，目前，丽水下属9个县（市、区）都建立了中医医院（景宁畲族自治县人民医院挂牌浙江省民族医院）。

截至2020年年末，丽水市共有中医医疗机构112家，其中包括公立中医院8家、民营中医院2家、中医门诊部5家、中医诊所97家。全市公立中医院共有床位1632张，每千人口公立中医院床位数达到0.65张；全市中医类别执业（助理）医师1368人，每千人口中医类执业（助理）医师数达到0.54人。全市共有6家县级中医院牵头成立县域医共体，建成标准化中医馆128家。青田县中医医院医疗用房已进行改造并投入使用，莲都区中医院正式挂牌成立，缙云县、龙泉市、松阳县中医院迁建项目已开工。全市现有全国重点建设中医院、国家中医特色重点建设中医院、浙江中医药大学附属丽水中医院、三级甲等综合性中医院1家，二级甲等中医院5家，二级乙等中医院2家，民营中医院2家。党的十八大以来，以习近平同志为核心的党中央将“传承创新发展中医药”作为新时代中国特色社会主义事业和中华民族伟大复兴的重要内容，中医药发展上升为国家战略，中医药的地位提升到了前所未有的高度。国务院印发实施的《中医药发展战略规划纲要（2016—2030年）》《中共中央 国务院关于促进中医药传承创新发展的意见》等一系列文件的出台，为中医药的发展提供了政策支撑。中医药创新发展迎来了百年难遇的契机。当下，丽水中医药发展也呈现出勃勃生机的态势，中医药服务体系不断健全，中医药“三名”特色品牌不断凸显，中医药人才队伍不断壮大，中医药科技创新能力不断提升，中医药文化氛围不断浓厚，中医药特色优势和具有区域特色的“浙丽畲药”品牌不断彰显。

2019 年中共丽水市委宣传部等 6 个部门联合下发《丽水市中医药文化推进行动方案（2019—2025 年）》，2022 年，丽水市人民政府下发《丽水市促进中医药传承创新发展实施方案》，丽水市发展和改革委员会、丽水市卫生健康委员会联合印发《丽水市中医药发展“十四五”规划》，提出了 2021—2025 年的发展规划，并展望 2035 年的远景目标：将丽水市全面建成中医药强市和中医药综合改革先行市，中医药治理能力和治理体系基本实现现代化，中医药产业竞争力和畲医药科技创新能力达到全省领先水平，中医药健康养生文化理念全面融入居民健康生活，中医药在治未病、重大疾病诊疗、疾病康复和疫病防治中的重要作用得到充分发挥，成为与“重要窗口”相匹配、全市乃至浙西南地区示范引领的中医药传承创新发展高地。宏伟目标必将引领丽水市中医药事业和产业迈向更加辉煌的未来。

在这新时代新发展大背景下，编撰《浙派中医·丽水卷》，追溯丽水中医药渊源，梳理丽水中医药历史脉络，挖掘丽水历代中医的学术思想精华，展望丽水中医药的美好明天，对推动新时代丽水中医药文化建设和促进中医药传承创新发展具有深远意义。

《浙派中医·丽水卷》编委会

2025 年 2 月 11 日

目 录

第一章 医学源流

第二章 医学成就

第三章 医家传录

第四章 医籍撷胜

第五章　专科世家

第六章　医药团体

第七章　中西汇通

第八章　畲医畲药

第九章　药材药业

第十章　传承发展

附　录

第一章 医学源流

第一章

民族源流

第一节　建置沿革

丽水历史悠久，据缙云县陇东、龙泉市牛门岗、松阳县阴岗山、莲都区后甫及遂昌县好川遗址出土文物鉴定，早在新石器时代，这里就有人类繁衍生息。如论史书文字记载，则可推至五千年前炎黄时代的“古缙云之墟”。随着岁时更迭、朝代废兴，丽水建置亦频繁变动。

黄帝时期，其属缙云氏领地。唐虞时期，其地为扬州要服（离王城750～1500公里的地区）。夏、商、西周时期，其归属于越。春秋战国时期，其先属越国，越亡归楚。秦统一六国后，其地属闽中郡。西汉时期，其先隶属于东瓯国，因国王附逆武帝，东瓯国被废，瓯越之人悉迁中原，散居江淮，其地遂空，后遗民复聚，昭帝置会稽郡。东汉建安四年（199）始建松阳县，东汉建安二十三年（218）建置遂昌县。三国时期松阳归临海郡，晋改属永嘉郡。

隋开皇九年（589），废临海、永嘉两郡，分松阳之东乡置括苍县，将括苍、松阳、永嘉、临海四县合并置处州。隋开皇十二年（592），以州治在括苍山麓，山上多括木，遂改名为括州。隋大业三年（607），复名为永嘉郡。唐武德四年（621）再改为括州，置总管府，管辖括州、台州、永嘉三地事务。唐武德七年（624），改为都督府，直至贞观元年（627）废除。上元元年（674），复以永嘉、安固置温州，此后丽水疆域始定而少变。天宝元年（742）复为括州。大历十四年（779），为避德宗李适（kuò）讳，再改括州为处州。此后，处州归属的道、路、省略有变易。宋熙宁九年（1076），分天下为十九路，处州隶属浙东路。元至元十三年（1276）立处州路，二十三年（1286）立浙江行中书省，领处州路。元至正十九年（1359）改为安南府，不久改为处州府。明景泰三年（1452）起，处州府辖丽水、松阳、缙云、青田、遂昌、龙泉、庆元、宣平、云和、景宁10个县。清宣统三年（1911）11月，辛亥革命后处州军政分府成立。民国元年（1912）撤销处州军政分府，各县由浙江省都督府直辖。民国三年（1914）属瓯海道管辖。民国十六年（1927）撤销瓯海道，各县改由省直辖。民国二十一年（1932）6月设第十一、十二县政督察区进行管辖。民国二十四年（1935）6月改为丽水行政督察区。民国二十五年（1936）4月改为第九行政督察区。民国三十七年（1948）4月改为第六行政督察区，同年7月改为第七行政督察区，辖丽水、松阳、缙云、龙泉、庆元、宣平、景宁、云和8个县。

1949年8月，设浙江省人民政府第七专区；10月，改为浙江省丽水专区。1952年1月，撤销丽水专区，各县分别划归温州、金华、衢州专区。1963年5月，恢复丽水专区，辖丽水、青田、缙云、遂昌、云和、龙泉6个县。1968年11月，改为丽水地区。1973年7月，恢复庆元县。1982年1月，恢复松阳县。1984年6月，设立景宁畲族自治县。1986年3月，撤销丽水县，建立丽水市。1990年12月，撤销龙泉县，建立龙泉市。2000年5月，撤销丽水地区，设立地级丽水市，同时撤销县级丽水市，设莲都区；7月18—19日，莲都区与丽水市先后挂牌。

随着改革开放的不断深入，丽水步入了跨越式发展的新阶段。丽水市人民生活水平显著提高，教育普及步伐加快，科技创新不断推进，精神文明建设有力开展，“中国生态第一市”、浙西南中心城市的地位逐步确立，以人为本、和谐美好的小康社会得以实现。

第二节 地理环境

丽水市地处浙江省西南浙闽两省结合部，地理坐标为东经 118° 41′—120° 26′，北纬 27° 25′—28° 57′。东南与温州市的永嘉、瓯海、瑞安、文成、泰顺县接壤，西南与福建省宁德地区的寿宁县及南平市的政和、松溪、浦城县毗邻，西北与衢州市的江山、衢县、龙游县相接，北部与金华市的金华、武义、永康和磐安县交界，东北与台州市的仙居县相连。地形以中低山为主，间有丘陵和小面积河谷平原。地势自西南向东北倾斜。境内主要山脉包括括苍山脉西支、洞宫山北脉、仙霞岭余脉等。龙泉市凤阳山黄茅尖海拔 1929 米，为江浙第一高峰，最低处为青田县温溪镇，海拔 7 米。

丽水市区域内有瓯江、钱塘江、飞云江、椒江、闽江、赛江，被称为“六江之源”。瓯江水系自西向东蜿蜒过境，流域面积占丽水市总面积的 78%。丽水自然资源比较丰富，生态环境优越，被誉为“浙江绿谷”。其气候属亚热带季风气候，四季分明，气候温暖，雨量充沛，无霜期长，小气候条件良好。这里山清水秀，谷幽壑深，花繁树茂，曾被誉为“洞天福地”。丽水的地理形胜，在古代被称为海内十大胜景之一。

第三节 人文背景

中华民族有自己的传统，这个传统离不开两位大人物：一位是孔子，另一位便是黄帝。长期以来，前者以思想或精神为纽带，将人们联结起来；后者则以血缘为纽带把人们凝聚在一块，代代传承，延绵不绝。

相传华夏始祖轩辕黄帝，曾在缙云鼎湖峰铸鼎炼丹，丹成后驾龙飞天。峰右苍龙峡口，先建有行宫三天子都，东晋始建“缙云堂”。南朝宋景平元年（423）秋，山水诗鼻祖谢灵运曾赋诗：

《归途赋》

……

停余舟而淹留，搜缙云之遗迹。

漾百里之清潭，见千仞之孤石。

历古今而长在，经盛衰而不易。

唐代改建并更名为“黄帝祠宇”以祭祀中华民族人文始祖。唐代诗人徐凝曾作《题缙云山鼎池二首》，诗云：

（一）

黄帝旌旗去不回，空余片石碧崔嵬。

有时风卷鼎湖浪，散作晴天雨点来。

（二）

天地茫茫成古今，仙都凡有几人寻。

到来唯见山高下，只是不知湖浅深。

如今黄帝文化在处州大地发扬光大。世代传承至今的缙云轩辕氏祭祀，分春（清明）、秋（重阳）二祭，形式分黄帝祠宇大殿祭拜、各地宗祠祭拜、自家“道坛”（民居四合院的天井）祭拜等多种。规模较大的祭祀是在黄帝祠宇举行。2021年，经党中央、国务院批转，大典主办单位变更为浙江省人民政府，一年举行一次。至此，浙江缙云与陕西黄陵、河南新郑形成了三地共祭、层次相当的全国轩辕黄帝祭祀格局。

隆重的祭祀大典充分展现了慎终追远、薪火相传的中华优秀传统文化，不断促进同胞坚定心灵契合的决心，成为中华儿女宣示“民族认同、血脉认同、文化认同”的精神高地，是一项增强中华儿女凝聚力、向心力的重大活动；是促进文化浙江、诗画浙江建设，打造国际影响力、彰显中国气派与浙江辨识度的标志性成果，能以文化力量推动社会全面进步，助力高质量发展，建设共同富裕美好社会。

葛洪（284—364），东晋道教理论家、医学家、炼丹术家，曾来到丽水并在南明山云阁崖刻有“灵祟”二字。明代屠隆诗曰：“葛翁仙逸翰墨留。”“灵祟”两个隶书大字字径二尺，字深半指。这是南明山上最早的题刻，距今已有1600多年。

在南明山，处州太守刘泾为葛洪的“灵祟”题刻了书赞：

何此副墨为，而沉寓心书。

灵祟故挥扫，缥缈神飞惊。

葛仙翁真迹，宋绍圣丁丑（1097），蜀人刘泾书赞。

在云阁崖下有一口井，人们称此为葛仙翁井。在石梁下有一块清代处州太守陈璠题写的葛洪诗碑刻：

葛仙翁去也，何处觅丹砂。虹断石梁瀑，莺留山洞花。

离文天焕象，丽景物增华。独立峰头啸，云开烂晚霞。

诺贝尔生理学或医学奖获得者屠呦呦发现青蒿素的灵感，就源自葛洪《肘后备急方》中记载的“青蒿一握，以水二升渍，绞取汁，尽服之”，这一记载虽然只有短短的十几个字，却对屠呦呦产生了难以估量的影响，让她领悟到提取青蒿素的关键因素在于温度。

葛洪的《抱朴子》分为内、外篇。内篇有20卷，论神仙方药、养生延年、辟邪攘灾之事，主述道教之理论。外篇有50卷，论人间得失、世事臧否，是政治著作。葛洪构建的以元始天尊为核心的道教神仙理论体系，非常符合统治阶级的需求，因此《抱朴子》一书被历代统治者奉为道教经典。

唐代道教宗师叶法善（616—720），字道元，括州括苍（今松阳）人，自曾祖三代为道士，皆通摄养占卜之事。唐显庆年间，高宗诏其入京，奉为宫廷道医，此后历经高宗、武则天、中宗三朝，长达50年。叶法善时常被诏入宫，尽礼问道，睿宗时官至鸿胪卿，被封越国公。102岁时，他奏请朝廷恩准，将松阳祖宅改为“淳和观”，将括苍故居辟为“宜阳观”，并请李邕为祖父撰文、立碑，躬行孝道。

《唐叶真人传》记载，15岁的叶法善，因服丹中毒殆死，天台茅君依照扁鹊古医方，用大剂量铁皮石斛配以甘草，制成石斛膏，为叶法善解毒施救，终于挽回其命。铁皮石斛的神奇效验，给叶法善留下了深刻记忆。

《旧唐书·孙思邈传》记载，唐高宗李治永徽元年（650），孙思邈采集青城山“金壁天仓”所出铁皮石斛，治愈了青城观第12代观主赵元阳的顽疾。此后，孙思邈留居观内，见正在师从赵元阳学道的叶法善天赋异禀、好学笃诚，甚是爱惜，便私授医学医术，又亲自带他至金壁天仓岩崖采挖铁皮石斛，一同移栽至观后药圃进行繁殖，并探究其药性（参见《摄生真录》附录“叶法善生平简谱”）。《处州府志》《宣平县志》载，唐高宗永徽三年（652），36岁的叶法善在青城学道出师，回家乡寻觅铁皮石斛及石斛类本草，发现寿仙谷的铁皮石斛为罕见上品。叶法善大喜过望，决定就地采集，炼制上古石斛膏和孙思邈秘授的乾坤九灵丹（寿仙谷中至今留有叶法善炼丹遗址）。后又经孙思邈指点，确认石斛膏是保命养生的圣药，无病时服用可保健养生，有病时服用可治病解毒，有特殊的双重功效。

叶法善的百岁人生，不信邪术、合道摄养、顺应自然，这正是现代人求索的养生之道。

叶法善的郡望是南阳，占籍为卯山怀德里，乡贯是永嘉郡松州或括州松阳。叶法善临终时写下诗句：

适向人世间，时复济苍生。
度人初行满，辅国亦功成。

杜光庭（850—933），唐末五代道士，字宾圣，号东瀛子，处州缙云人。他是我国著名的哲学家、思想家、道教集大成者，是“学海千寻，辞林万叶，扶宗立教，天下第一”的道门领袖。唐僖宗李儇和前蜀王建两位帝王视杜光庭为帝佐国师，并将他类比轩辕黄帝之师“广成子”，晋其号为“广成先生”。他是著名的文学家，在《全唐诗》中有诗1卷，特别是他的传奇小说《虬髯客传》在文学史上有很高的地位，曾得到鲁迅先生的高度肯定。当代武侠小说大师金庸考证认为，杜光庭及其《虬髯客传》是中国“武侠小说”的鼻祖。他还是书法家。《宣和书谱》卷五记载，杜光庭“喜自录所为诗文，而字皆楷书，人争得之……虽不可比拟羲（王羲之）、献（王献之），而迈往绝人，亦非世俗所能到也”，可见其楷书之精。他还擅长武术技击，四川青城武术中的仙鹤拳、白鹤单刀、六合双刀，相传为杜光庭等人所初创，并流传至今。他所著的脉学著作《广成先生玉函经》(简称《玉函经》)、《杜天师了证歌》(简称《了证歌》)等，很受历代医家推崇，为我国中医脉学的发展和普及发挥了巨大的作用。

“玉函歌诀最玄微，俗眼庸人难探赜。”杜光庭指出:“医门广博，脉理元微。凡称诊脉之流，多昧死生之理。”“余幼访明师，遍寻奇士，粗研精于奥义，敢缄秘于卑怀。谨傍《难经》，略依诀证，乃成生死歌诀一门。”

他在其代表著作《道德真经广圣义》50卷中，对个体应该如何“体道修心”进行了理论阐发。杜光庭认为，“养身促育德”，而“修心即修道”，养生与养德是双向互动的，个体应当把身心健康与品德完善密切联系起来，强调修道先修心，理国先理身，长生之道全在养神守气。他提出“体道修心”应当重视采用“窒欲”“积和”等修养方法。一方面，“体道修心”要以“窒欲”的修养方法在现实层面解决祛恶的问题，另一方面还得以“积和”的修养方法引导人性欲求自觉向着善的境界努力，以实现“窒欲则心守泰定”“积和而成人，积功而成道”之境界。

追求长生不老是道教养生修炼的显著特点。关于理国理身，杜光庭强调，“理国执无为之道，民复朴而还淳；理身执无为之行，则神全而气旺，气旺者延年，神全者升玄，理国修身之要也”“理身之道，先理其心”。修道即修心，理国先理身，是杜光庭的主要思路。他认为，“长生之道，全在养神，若守元和不失，神则居之，神若居则心大安”“元和之气，慧照之神，在人身中，出入鼻口，呼吸相应，以养于身”。如此则可“存已有之形，致无涯之寿”。这种将养神守气的身心修炼和诊脉治病相结合的理念，是中国医学的鲜明特色之一。

历史上的丽水（处州）英才辈出。明代著名的文学家、戏剧家汤显祖在处州遂昌任知县期间创作了享誉文坛、驰名海外的《牡丹亭》。处州卫人卢镗任浙江总兵，守备温州、宁波，由他组织的丽水兵有力地平息了倭寇之乱。云和的魏兰、缙云的吕逢樵，为推翻清朝统治，成为辛亥革命的先驱。此外，刘基、张玉娘、叶绍翁、何澹、吴三公、陈言等乡贤皆为处州历史增色添彩。

历任名官李邕、韦纾、李阳冰、齐抗、段成式、范成大、刘泾、陈璠等，在治理处州期间勤政爱民，政绩卓著，遗爱流惠。山水诗鼻祖谢灵运、爱国诗人陆游、独领风骚的袁枚、大科学家沈括、著名词人秦观、剧作家高则诚、大学者朱熹、阮元等，都曾在处州宦游或察访，留下了珍贵的墨宝书翰和脍炙人口的名篇佳作。他们的功绩永垂青史、流芳百世，且丰富了丽水的历史文化遗存。

[illegible]单方，大会双刀，而传为杜先生等人所抄阅，并流传至今。他所著的脉学著作《[illegible]》（[illegible]）、《[illegible]》（简称《[illegible]》）等，很受历代医家推崇，对我国中医脉学的发展和普及发挥了巨大的作用。

"王的脉诊造诣深厚，恰晓唐人难探赜。"杜光庭指出："[illegible]，脉理元微，[illegible]诊脉之流，多昧死生之理。"余幼好明哲，[illegible]。"[illegible]文，[illegible]于[illegible]，[illegible]《[illegible]》，略[illegible]，[illegible]一门。"

[illegible]其代表著作《[illegible]》[illegible]，[illegible]个体应该如何"体道修心"进行了理论阐述。杜光庭认为，"[illegible]"，而"[illegible]"，养生与[illegible]是双向互动的。个体应当把身心健康与品德完善密切联系起来，坚持修道先修心，理国先理身。[illegible]之道全在养神守气，他提出"体道修心"应当重视采[illegible]"[illegible]"[illegible]"等修养方法，一方面[illegible]"修心"，另一方面以"[illegible]"[illegible]，[illegible]"[illegible]"[illegible]修养方法[illegible]，[illegible]"[illegible]"而成人，[illegible]

[illegible]

[illegible]

第二章

医学成就

第一节 医经研究

丽水古代医家多重视对医经的学习与研究，陈言云："未有不自学古而得之者，学古之道，虽别而同。为儒必读五经三史，诸子百家，方称学者。医者之经，《素问》《灵枢》是也；史书，即诸家本草是也；诸子，《难经》《甲乙经》《太素》《中藏经》是也……儒者不读五经，何以明道德性命、仁义礼乐；医不读《灵枢》《素问》，何以知阴阳运变，德化政令……"这句话大意为，医经之于医者，一如经史子集之于士大夫，阐明了研究学习医经的重要性。

丽水古代医家对《内经》《难经》《伤寒论》等经典医籍进行了深入的研究，或整理编纂，或题注解读，或推广应用，他们的研究成果客观上推动了丽水古代医学的发展。

唐代缙云人杜光庭"谨傍《难经》，略依诀证，乃成生死歌诀之门"，著成《广成先生玉函经》，将《难经》深奥的脉诊理论浓缩成简短易记的歌诀，起到了良好的推广作用。

宋代青田人陈言所著的《三因司天方》"会《内经》之旨，参天之理，尽地之义，制支干一十六方以示来学"，他对《内经》中的运气说进行了深入研究，将五运六气致病的机理、病候和用药有机结合，为后世医家运用运气学说指导临床实践提供了范例。

明代括苍人吴球在《诸证辨疑》中对张仲景的《伤寒论》提出自己的见解，其云："二意不同，而各发明一义耳。譬如处州，山川也，地阜岗，气温热，每行辛凉之药多效，且如连境山北金华，动辄便用附子姜桂，以为常事。相去百里之外，地土尚不相同，况南人北人乎？"他认为治病无万全之法，需注重地形气候之差异。

清代括苍人沈元凯辑《伤寒大乘》7卷，对《伤寒论》进行了深入研究。他重新编排了《伤寒论》的条文，并作了详明的注解。沈氏注重分经审证，将各种证候归纳于六经之中，并对其进行了严密的诠释和说明。这样的编排和注解，使得《伤寒论》的内容更加条理清晰，更易理解和运用。

清代遂昌人周长有对《内经》推崇备至，于其著作《内经翼注》自序中写道：“自汉而降以至于今，著作甚繁，然观坡仙于《楞伽经跋》云：经之有《难经》，句句皆理，字字皆法，亦岂知《难经》出自《内经》而仅得其十一？《难经》而然，《内经》可知矣。”他认为《内经》“义理深渊，文辞精奥，习之者重年皓首莫测隐秘，虽赖历代名贤相承阐注，各言所知，而其显义粗得解释，然其浅深详略，披读之下，注释犹多疑义”。所以周氏在明代山阴张介宾所著《类经》的基础上，将《内经》归并为12类，列499条，分条引用旧注，并时有订正，最后选录附图，对《内经》展开了更深入的挖掘。

第二节 诊治方法理论学说

一、陈言在诊法方面的成就

丽水在诊法类的研究，首推陈言，他为中医病因辨证方法体系做出了突出的贡献，创立了完整的中医病因“三因学说”辨证方法体系。

（一）三因学说概述

中医病因学说历史悠久，在陈言三因学说面世之前，历朝历代亦存在不少有关病因分类的论述。早期较为系统地记载病因学说的著述该属《内经》，其以疾病的性质和部位来分类，并引入“阴阳”的概念。如《素问·至真要大论》说：“夫百病之生也，皆生于风寒暑湿燥火，以之化之变也。”《素问·举痛论》说：“余知百病生于气也。怒则气上，喜则气缓，悲则气消，恐则气下……”《素问·调经论》说：“夫邪之生也，或生于阴，或生于阳。其生于阳者，得之风雨寒暑；其生于阴者，得之饮食居处，阴阳喜怒。”这种分类方法按照阴阳将疾病分为外感和内伤二类，为中国古代内外因的致病理论之雏形。

东汉著名医学家张仲景按照邪气传变途径和发病部位，将发病原因归为三类，其在著作《金匮要略》中写道：“千般疢难，不越三条。一者，经络受邪入脏腑，为内所因也；二者，四肢九窍，血脉相传，壅塞不通，为外皮肤所中也；三者，房室、金刃、虫兽所伤。以此详之，病由都尽。”这种分类方法将病因分为内、外、其他三类，为后世陈言更加完备的三因分类法奠定了基础。陈言对此分类法也推崇备至，夸赞“《金匮》之言，实为要道”。

南朝医药学家陶弘景延续了张仲景的病因分类学说，在《肘后百一方·三因论》言及病因分类“一为内疾，二为外发，三为他犯”。《补阙肘后百一方》序中说：“案病虽千种，大略只有三条而已，一则腑脏经络因邪生疾，二则四肢九窍内外交媾，三则假为他物横来伤害。”

隋代医家巢元方主持编撰了《诸病源候论》50卷，列证1700余条。《诸病源候论》是中医学史上第一部病因、病理、证候学专著，其在病因学领域的主要贡献在于提出“乖戾之气”是传染性疾病的致病因素，认为预先服药可以预防疫病感染，提到“人感乖戾之气而生病，则病气转相传易，乃至灭门”。

唐代医学家王冰编注《补注黄帝内经素问》，书中将各种疾病的病因病机概括为4类：“夫病生之类，其有四焉：一者，始因气动而内有所成；二者，始因气动而外有所成；三者，不因气动而病生于内；四者，不因气动而病生于外。”

及至南宋，陈言在《黄帝内经》《金匮要略》等前人病因理论研究成果的基础上总结提升，撰写了《三因方》，以致病因素为主导，将病因与发病途径和发病部位相结合，可谓病因学发展历程上的一大创举，对推动中医病因理论的发展具有划时代的意义。

陈言将所有疾病类以三因，即外因、内因、不内外因。他在《三因方·五科凡例》中写道：“凡治病，先须识因，不知其因，病源无目。其因有三，曰内、曰外、曰不内外。内则七情，外则六淫，不内不外，乃背经常。”在《三因方·三因论》中说：“六淫，天之常气，冒之则先自经络流入，内舍于脏腑，为外所因；七情，人之常性，动之则先自脏腑郁发，外行于肢体，为内所因；其如饮食饥饱，叫呼伤气……乃至虎狼毒虫，金疮踒折，疰忤附着，畏压溺等，有背常理，为不内外因。”所谓内因，即七情致病因素（喜、怒、忧、思、悲、恐、惊），起于脏腑，外传于肢体而发病；所谓外因，则是外感六淫（寒、暑、燥、湿、风、热）和瘟疫之气等病邪，从经络流入，汇聚于脏腑而致病；所谓不内外因指的是饮食饥饱、叫呼伤气、虎狼毒虫、金疮踒折等内因、外因之外的其他致病因素。由此可见，陈言的三因分类法在一定程度上遵循了《黄帝内经》的病因分类之法，继承了《金匮要略》的外感病邪传变途径，又对张仲景的病因分类做了必要的延伸和补充。陈言的“三因学说”从病因类别上弥补了前人未将七情致病归为内所因的缺憾；从传变途径上进一步明晰了内外致病因素传变之规律，即“外因虽自经络而入，必应于脏；内因郁满于中，必应于经”。

在《三因方》出现之前，中医诸贤对于中医病因学说虽然也进行了大量的探索和尝试，积累了诸多理论知识和实践经验，但仍无法构成较为完整的中医病因学理论体系。可以说，《三因方》是此前中医病因学的集大成者，是对原来的零散经验与理论积累进行的系统化整理、完善和提升。它的出现标志着中医病因学从中医基础理论中分化而出，并形成一门分支学科的雏形。“三因学说”奠定了中医病因学理论的基本框架，对后世影响深远，现代的中医病因理论亦是在其基础之上构筑的。

陈言的《三因方》不仅是一部病因学专著，更是中医史上第一部自成体系、集中医病因辨证方法于一体，以“审证求因，随因施治”为特色的病因辨证论治方法专著。清代休宁人汪昂（讱庵）所撰《医方集解》中记载：“古今方书，至为繁多，然于方前第注治某病某病，而未尝发明受病之因及病在某经某络也……及宋陈无择始将仲景之书先释病情，次明药性，使观者知其绪端，渐得解会，其嘉惠后人之心，可谓切至……”可见陈言自创的中医病因辨证方法体系帮助后世医家理清了诊疗思路，助益极大。

《三因方》将复杂的疾病分为外所因病证、内所因病证及不内外因病证三大类，以三因归属各类疾病。在“以三因为纲”的基础之上，对各类疾病的脉、病、证、治进行了系统的讨论。每述一病证，均有论有治，论即理法，治即方药。首列叙论，审其病因，依脉、症以识病，因病以辨证，随证以施治。这种辨证求因，审因论治，通过分析疾病临床症状，探知发病原因，归纳证候类型，推测病理机制并以此作为论治依据的方法论，使《三因方》成为中医病因辨证论治方法的奠基之作。

（二）三因学说具体内容

1. 对外所因的认识

《三因方·外所因论》曰：“夫六淫者，寒暑燥湿风热是也。以暑热一气，燥湿同源，故《上经》收而为四，即冬伤寒，春温病；春伤风，夏飧泄；夏伤暑，秋痎；秋伤湿，冬咳嗽。此乃因四时而序者，若其触冒，则四气皆能交结以病患。且如温病，憎寒发热，不特拘伤寒也，冒风暑湿，皆有是证。但风散气，故有汗；暑消气，故倦怠；湿溢血，故重着。虽折伤诸证不同，经络传变咸尔，不可不知。飧泄亦然。《经》曰：寒甚为肠澼。又热湿久客肠胃，滑而下利，亦不止于伤风；痎诸证，亦以寒暑风湿互络而为病因，初不偏胜于暑也。咳论以微寒为咳，热在上焦咳为肺痿，厉风所吹，声嘶发咳，岂独拘于湿也。由是观之，则知四气本乎六化，六化本乎一气，以运变而分阴阳，反则为六淫。故《经》曰：阴为之主，阳与之正。逆之则为病，乃乱生化之常矣，常则天地四塞矣。治之必求其本，当随交络互织而推之。所谓风寒、风温、风湿、寒湿、湿温，五者为并；风湿寒、风湿温，二者为合；乘前四单，共十一变，倘有所伤，当如是而推之。又兼三阳经络亦有并合，能所简辨，甄别脉证，毫厘不滥，乃可论治。非通明淫化邪正之精微，其孰能与于此。”

陈言在《三因方·外所因论》中将外部致病因素归结为“六淫”，即寒、暑、燥、湿、风、热。又因暑热一气，燥湿同源，结合六淫之变化与自然界四季交替的特点相符，故而归纳为“四气”，即春伤风、夏伤暑（热）、秋伤湿（燥）、冬伤寒。六淫可单独致病，又能相兼为患。风、寒、暑、湿单独致病，称为“四单”；两淫相兼致病有风寒、风温、风湿、寒湿、湿温，称为“五并”；还有三淫相兼致病的情况，如风湿寒、风湿温，称为“二合”。故外感六淫邪气致病，共有11种类型。外感六淫自外侵袭体表，先自经络流入，于体表造成一些病证；如果病邪进一步深入，会内合于脏腑，引发脏腑功能失调的系列病证。

2. 对内所因的认识

《三因方·三因论》曰：“七情者，喜怒忧思悲恐惊是。”“七情，人之常性，动之则先自脏腑郁发，外形于肢体，为内所因。”《三因方·内所因论》曰：“……然内所因惟属七情交错，爱恶相胜而为病，能推而明之，此约而不滥，学者宜留神焉。”陈言明确将“七情”郁积、扰动作为一大致病因素。所谓“七情”，指的是喜、怒、忧、思、悲、恐、惊7种正常的人类情志活动。陈言认为七情在正常情况下不会致病，只有长期处于某种强烈的情志之下才会引发疾病。其在《三因方·七气叙论》中写道：“夫五脏六腑，阴阳升降，非气不生。神静则宁，情动则乱，故有喜怒忧思悲恐惊，七者不同，各随其本脏所生所伤而为病。故喜伤心，其气散；怒伤肝，其气击；忧伤肺，其气聚；思伤脾，其气结；悲伤心胞，其气急；恐伤肾，其气怯；惊伤胆，其气乱。虽七诊自殊，无逾于气。”过度强烈的七情扰动会先从脏腑郁发，“各随其本脏所生所伤为病”，引起相关脏腑功能的失调，视病情的严重程度，可能会波及其他脏腑，或者通过经络反映于体表。

“七情内伤”病因论是陈言在《素问·举痛论》“九气”、《诸病源候论》“七气”、《礼记》“七情”等情志致病理论的基础上提出的极具创造性的理论，是对仲景等人病因学说的重要补充，亦开后世之先河，时至今日仍然是中医病因学对有害精神因素的概称。

3. 对不内外因的认识

《三因方·三因论》曰：“……其如饮食饥饱，叫呼伤气，尽神度量，疲极筋力，阴阳违逆，乃至虎狼毒虫，金疮踒折，疰忤附着，畏压溺等，有背常理，为不内外因。”陈言将不能划归为外感六淫及内伤七情的一切其他病因统一分类为“不内外因”。不内外因是对仲景在《金匮要略》中提及的“三者房室、金刃、虫兽所伤”及陶弘景在《补阙肘后百一方》中提及的“三则假为他物横来伤害”等论述的进一步细化和补全，涵盖的内容更广。从饮食饥饱到外物侵害，凡是有悖常理的，皆为不内外因，至此陈无择三因学说的最后一块拼图也已补全。

二、陈言在脉诊方面的成就

在脉诊方面，陈言也颇有建树。《三因方》全书共18卷，陈言在序言及第一卷中便充分阐发了他对脉诊的理解，足见陈言对脉诊的重视。他开宗明义，在《三因方》序中直言：“论及医事之要。无出三因。辨因之初。无逾脉息……”在《三因方·脉经序》中，陈言写道：“学医之道，须知五科七事。五科者，脉病证治及其所因……脉为医门之先，虽流注一身，其理微妙，广大配天地，变化合阴阳，六气纬虚，五行丽地，无不揆度……”可见，陈言认为辨别病因的基础在于诊断脉息。将脉诊与辨因相结合，凭脉寻证，是陈言“因脉以识病，因病以辨证，随证以施治”辨证施治过程中的必要环节。“是以圣人示教，有精微气象之论；后贤述作，为《太素》《难经》之文。”陈言在广泛吸纳先辈在脉学领域的非凡成就的基础上，别出心裁，为脉学做出了独特的贡献，具体而言有如下两方面。

（一）依脉息辨病因

陈言在《三因方·五科凡例》中写道：“凡学医，必识五科七事。五科者，脉病证治，及其所因；七事者，所因复分为三。故因脉以识病，因病以辨证，随证以施治，则能事毕矣。故《经》曰：有是脉而无是诊者，非也。究明三因，内外不滥，参同脉证，尽善尽美。”陈言认为学医行医必须知晓“五科”和“七事”。所谓“五科”，即脉学、审病、审证、用药和治病，其中脉为五科之首，可见他认为脉诊在病因诊断中最为重要。《三因方·总论脉式》中记载：“……三部诊之，左关前一分为人迎，以候六淫，为外所因；右关前一分为气口，以候七情，为内所因；推其所自，用背经常，为不内外因。”陈言认为疾病病因虽然多样，但可以归结为三因。关前一分脉位的响应可以帮助判断病因。左关前一分的脉位称为人迎，“左手关前一分为人迎者，以候寒暑燥湿风热中伤于人，其邪咸自脉络而入，以迎纳之，故曰人迎。”如果人迎响应即为外所因。右关前一分的脉位称为气口，“右手关前一分为气口者，以候脏气郁发，与胃气兼并，过与不及，乘克传变也。以内气郁发，食气入胃，淫精于脉，自胃口出，故候于气口。”如果气口响应即为内所因。如人迎、气口都不响应，即为不内外因。根据人迎、气口具体的脉象变化，可以推断出更加具体的病因。《三因方·总论脉式》曰：“若人迎浮盛则伤风，虚弱沉细为暑湿，皆外所因；喜则散，怒则激，忧涩，思结，悲紧，恐沉，惊动，皆内所因。看与何部相应，即知何经何脏受病，方乃不失病机也。”

同时，陈言认为，要想给人看病必须先充分掌握五脏六经本脉，然后才能识别病脉。他在《三因方·学诊例》中述及：“凡诊，须先识五脏六经本脉，然后方识病脉。岁主脏害，气候逆传，阴阳有时，与脉为期，此之谓也。”陈言将正常脉象与相关经络、脏腑的生理功能、季节气候的变化等相联系。“春肝脉弦细而长，夏心脉浮大而洪，长夏脾脉软大而缓，秋肺脉浮涩而短，冬肾脉沉濡而滑……”“足厥阴关脉，在左关上，弦细而长；足少阴肾脉，在左尺中，沉濡而滑；足太阴脾脉，在右关上，沉软而缓；足少阳胆脉，在左关上，弦大而浮；足阳明胃脉，在右关上，浮长而涩；足太阳膀胱脉，在左尺中，洪滑而长；手厥阴心主包络，在右尺中，沉弦而数；手少阴心脉，在左寸口，洪而微实；手太阴肺脉，在右寸口，涩短而浮；手太阳三焦脉，在右尺中，洪散而急；手阳明大肠脉，在右寸口，浮短而滑；手少阳小肠脉，在左寸口，洪大而紧。”在《三因方·五脏传变病脉》及《三因方·六经中伤病脉》两篇中，陈言进一步论述了六淫、七情等邪气侵袭相应脏腑经络，导致脉象出现太过、不及、乘克传变等，并逐一分析了这些脉象的病理，以实现正确诊疗之目的。

《脉经》系统归纳了24种常见脉象，陈言将其归类为七表、八里、九道三类。七表即浮、芤、滑、实、弦、紧、洪，八里即微、沉、缓、涩、迟、伏、濡、弱，九道即细、数、动、虚、促、散、革、代、结。《三因方·五科凡例》中写道：“凡学脉，须先识七表八里九道名体证状，了然分别，然后以关前一分应动相类，分别内外及不内外。”也就是说，脉诊之要义在于认识并辨别七表、八里、九道等24种脉象，并根据人迎、气口响应情况辨别病因。他在《三因方·脉偶名状》中对24种脉象之性状及人迎、气口应动之病理作了详细介绍：

浮者，按之不足，举之有余。与人迎相应，则风寒在经；与气口相应，则荣血虚损。沉者，举之不足，按之有余。与人迎相应，则寒伏阴经；与气口相应，则血凝腹脏。迟者，应动极缓，按之尽牢。与人迎相应，则湿寒凝滞；与气口相应，则虚冷沉积。数者，去来促急，一息数至。与人迎相应，则风燥热烦；与气口相应，则阴虚阳盛。虚者，迟大而软，按之豁然。与人迎相应，则经络伤暑；与气口相应，则荣卫走本。实者，按举有力，不疾不迟。与人迎相应，则风寒贯经；与气口相应，则气血壅脉。缓者，浮大而软，去来微迟。与人迎相应，则风热入脏；与气口相应，则怒极伤筋。紧者，动转无常，如纫单线。与人迎相应，则经络伤寒；与气口相应，则脏腑作痛。洪者，来之至大，去之且长。与人迎相应，则寒壅诸阳；与气口相应，则气攻百脉。细者，指下寻之，来往如线。与人迎相应，则诸经中湿；与气口相应，则五脏凝涎。滑者，往来流利，有如贯珠。与人迎相应，则风痰潮溢；与气口相应，则涎饮凝滞。涩者，参伍不调，如雨沾沙。与人迎相应，则风湿寒痹；与气口相应，则津汗血枯。弦者，端紧径急，如张弓弦。与人迎相应，则风走注痛；与气口相应，则饮积溢疼。弱者，按之欲绝，轻软无力。与人迎相应，则风湿缓纵；与气口相应，则筋绝痿弛。结者，往来迟缓，时止更来。与人迎相应，则阴散阳生；与气口相应，则积阻气节。促者，往来急数，时止复来。与人迎相应，则痰壅阳经；与气口相应，则积留胃腑。芤者，中空傍实，如按慈葱。与人迎相应，则邪壅吐衄；与气口相应，则荣虚妄行。微者，极细而软，似有若无。与人迎相应，则风暑自汗；与气口相应，则微阳脱泄。动者，在关如豆，厥厥不行。与人迎相应，则寒疼冷痛；与气口相应，则心惊胆寒。伏者，沉隐不出，着骨乃得。与人迎相应，则寒湿痼闭；与气口相应，则凝思滞神。长者，往来流利，出入三关。与人迎相应，则微邪自愈；与气口相应，则脏气平治。短者，按举似数，不及本部。与人迎相应，则邪闭经脉；与气口相应，则积遏脏气。濡者，按之不见，轻手乃得。与人迎相应，则寒湿散漫；与气口相应，则飧泄缓弱。革者，沉伏实大，如按鼓皮。与人迎相应，则中风着湿；与气口相应，则半产脱精。散者，有阳无阴，按之满指。与人迎相应，则淫邪脱泄；与气口相应，则精血败耗。代者，脏绝中止，余脏代动，无问内外所因，得此必死。

（二）四脉为纲

陈言对脉学的另外一大贡献是提出了“四脉为纲”之说。自西晋王叔和集汉以前脉学之大成撰成《脉经》以来，后人多奉其为圭臬，陈言亦然。但陈言在此基础之上，秉承其一以贯之、由博返约的治学之道，提出以“浮沉迟数”四脉统领诸脉的学说，即四脉为纲说。其在《三因方·总论脉式》中写道：“《经》所述，谓脉者血之府也，长则气治，短则气病，数则烦心，大则病进。文藻虽雅，义理难寻，动静之辞，有博有约。博则二十四字，不滥丝毫；约则浮沉迟数，总括纲纪。故知浮为风为虚，沉为湿为实，迟为寒为冷，数为热为燥。风湿寒热属于外，虚实冷燥属于内，内外既分，三因颖别，学者宜详览，不可惮烦也。”

陈言提出的“浮沉迟数”四脉为纲说，对江西崔嘉彦西原脉派的形成产生了直接影响。元天历三年（1330），张道中跋《玄白子脉象纪纲图》曰：“浮沉迟数四脉，各统三脉，并为十六脉。其四脉为纲，十二脉为纪，以总万病。但识四脉，则十二脉之象可得而推。越人《难经》于六难专言浮沉，九难专言迟数，既以四脉为重。近世陈无择诸人皆言浮沉迟数可统，而我祖师崔君实以是说授之，复真刘先生而传之宗阳炼师。既得正传，不敢自秘，于是采其遗意，略加校正，图以别之，名曰《脉象纪纲图》，将俾览者一见而知矣。夫脉之真象苟能深思默契，一旦豁然贯通，将必筌蹄意象，于图焉何有？”

三、其他医家在诊法方面的成就

还有其他医家在脉诊上亦有所成就，比如杜光庭的《玉函经》以七言歌诀形式论述了脉证关系和脉象的生理病理情况，浓缩脉理之精华。在根据脉象判别疾病的生死预后上，杜光庭有着许多独特的见解，这为脉学的推广与普及做出了贡献。

吴球认为：“儒之四书六经、诸子百家皆有主意为作文之切要，医家方脉亦岂无主意为治病之良规？”故其编著《方脉主意》2卷，集其平生方脉之经验，将四气七情、三因七诊、五邪六郁、七表八里、十剂七方分类成册，另编著《新刊京本脉诀疏义》1卷，疏解《脉诀》180余则，以助益后世医家。

第三节　本草方剂

在本草研究方面，明代龙泉叶子奇所著《草木子·观物篇》中包含对人体、动物、植物及医学知识的理解和认识，其中颇多新见。这部著作被《本草纲目》数次引用，足以证明它在当时本草研究方面的重要地位。

陈言在《三因方》中首倡以“名、体、性、用”分项述药，其谓：“如治，药桂则为名，出处形色为体，德味备缺为性，汗下补吐为用。”此外，他还在自己编著的《纂类本草》中，选取《本草》药物削冗举要，融合经注，并将各条目按照“名、体、性、用”四字来分类。陈衍对此评价道：“中间以一种药析为二条、为三条者多矣；外各立条例，以记名字之节重、德味之单复及炮制反恶、升合分两诸说，冠之卷首。此书约而易守，炳而易见，真得论述之法。”

有关本草研究的其他成就，还有明代括苍戚日旻所著的《药性便览》。全书分为杂症、妇人、小儿 3 科：杂症科下分理气、破气、补气、行血、破血、止血、调血、凉血、补血、化痰、清火、开郁等 50 门；妇人科下分止崩带、调月水、通经、种子、安胎孕、催产难、下胞衣、堕胎孕 8 门；小儿科分定惊痫、消疳虫 2 门。各科以功效分类药物，并分别阐述性味、归经、主治、宜忌诸项。

在方剂研究上，陈言的《三因方》引领与发展了由博返约、削繁知要的风气。唐宋以来，方剂学发展迅猛，出现了大量的方论专著，且载方大多浩如烟海，如唐代孙思邈著述的《千金要方》载方 5300 余首，唐代王焘辑录的《外台秘要》载方 6900 余首。至北宋时期，方书部头愈发庞大，《太平圣惠方》载方 16834 首，《圣济总录》载方超过两万首……海量的方书无疑促进了方剂学的发展，但也产生了同种病引方众多、方剂药味庞杂、方名重复、制法不严谨等问题，常使医家无所适从。陈言于《三因方·太医习业》中有对此般现象的记载：“……医文汉亦有张仲景、华佗，唐则孙思邈、王冰等，动辄千百卷，其如本朝《太平圣惠》……岂特汗牛充栋而已哉？使学者一览无遗，博则博矣，倘未能反约，则何以适从。”在此时代背景之下，对诸多药方加以甄选辨别，对卷帙浩繁的方书加以去粗存精，是医学发展的必然之路。所以陈言秉持其“不削繁芜，罔知枢要”的理念，结合临床实践，汇集过往方论之精髓，著成《三因方》。《三因方》依证列方，载方精简，且大多切合实用。此书自卷二始至卷十八，分列了中风、中寒、中湿、中暑、中燥等六淫为病，怒、喜、忧、思、悲、恐、惊七情致病，五运六气为病，六经病，脏腑经络病证及内、外、妇、儿、五官等科的172种病证及900余首方剂。宋代官方编写的《太平惠民和剂局方》代表了由博返约的治学趋势，陈言及其弟子继承和发展了该书承载的理方思路，他们的著作客观上适应了时代发展之需求，推动了方剂学向前演进。

另外，清代青田李芝岩的著作《风温简便方》，载治风温三方，第一方清解气分，第二方稍加滋阴之品，第三方酌添石膏，并大滋阴，后附白缠喉经验良方。

第三章 医家传录

丽水（处州）历史悠久，自隋开皇九年（589）建制以来，上下纵横1400余年。处州人民在岁月长河中辛勤劳作、休养生息，积累了大量疾病防治之经验，得之于实践而散积于民间，丽水（处州）中医药伴随处州人民共同生息发展。抚今追昔，今日丽水（处州）中医药之发展，得益于古往今来如群星般璀璨的历朝历代医药学家。从丽水（处州）地方志及其他史料中，我们收集了历代医药学家的资料，按其主要活动年代和籍贯进行归纳，以便了解他们的行医特点和医学贡献。

第一节 历代医家

一、元代及元代以前医药学家

叶法善（616—720），字道元，号太素、罗浮真人，唐代松阳人。详见医家选介。

杜光庭（850—933），字宾圣，号东瀛子，唐代缙云人，撰著有《玉函经》《了证歌》。详见医家选介。

鲍志大，宋代括苍人，官至承直郎，登博学宏词科。他精通医术，编集《医书会同》。

吴帮本，宋代丽水人。据《处州府志》载：帮本侍父疾，遂精于医，见重于时。

吴嗣英，字华叔，宋代丽水人。据《处州府志》载："父帮本，以医名，嗣英继其学，不要利，内外姻娅者倾资给之。"

胡权（1094—1173），字经仲，小字梦祥，号云岩，宋代缙云县美化乡崇丘里人。南宋诗人，《全宋诗》存诗一首。诗人范成大、吴芾与之有唱和。高宗绍兴十八年（1148）胡权进士及第，时年五十五岁，调崇安尉，歙县丞，永康陈亮荐为太常主簿、福建提学副使兼提刑按察。后胡权教授乡里，游其门者多至显仕。其著有《治痈疽方》。宋张杲《医说·治痈疽方》云："歙丞胡权，在都下，遇异人，授以治痈疽内托散方。曰：吾此药能令未成者速散，已成者速溃，败脓自出，无用手挤，恶肉自去，不假刀砭。服之之后，痛苦顿减。其法用人参、当归、黄芪各二两，川芎、防风、厚朴、桔梗、白芷、甘草各半之，皆细末，别入桂末一两，令匀。每以三五钱，热酒调服，以多为妙。不能饮者，木香汤调服，然不若酒服为奇。"

吴子桂，宋代龙泉人。善读兼医，宋徽宗大观元年（1107）及第解元。后诏医太后病，痊愈。封号吴清解元。

陈言（约1121—1190），字无择，号沐溪，南宋青田人。南宋医学大家，中医病因学说奠基人，著成《三因极一病证方论》，为浙派中医永嘉医派创始人，详见医家选介。

何偁，字德扬，号玉雪，宋代龙泉县南上河村（今属兰巨乡）人。宋高宗绍兴二十七年（1157）中进士甲科第四，孝宗隆兴年间为吏部郎官，除福建提举，卒赠太师楚国公。偁有晋人高士之风，群书过目强记，博学多艺，尤精书法，性喜养生，擅长医术。著有《经验药方》二卷、《玉雪堂小集》六卷、《何氏方》一卷等，其中《何氏方》被称为"何德扬方"，据其救治妇人难产等，颇见效验。

陈中立（1180—1246），字从叟，号丹山道人，生于温州乐清，徙居青田为人治病，寓居于县城和义坊（金巷口一带）。详见医家选介。

陈昇（1207—1265），字巳之，丹山公（陈中立）长子也，幼颖敏，读书过目成诵，尤精于医。有昏暮叩门请公疗生产，公以催生产一剂，服之立愈，以三银盘为谢，拜送公归。至门外，天亦稍曙，俄不见人，孰视之，乃苕枝所造，银盘皆温州库藏之号，后查询曾被猿精所窃。公以医道之灵有及于物如此。后因子贵名荐于朝，赠奉议大夫。

章格（1259—1321），字元寿，元代龙泉人，性笃嗜《黄帝内经》《针灸甲乙经》《灵枢》之学，昼夜研之弗厌，多蓄善药，疾病者、痹疡者咸往求药，而不求其偿。或讪府君曰：行药如行师，将非其人，则民生葅醢，子非世习，或证不宜药，药即杀人奈何？府君笑曰：君言固当吾心。吾将医已人之疾，非若粗工然，欲售医以为市也。彼苍者天，君讵知不吾佑乎？闾井之间，倚府君以生者甚众，果不违其言。

陈适孙，字与可，宋代青田人，读书明医，淳祐年间入官，历任两淮节制司佥判，升节度使。孙瑞、仁、茂，世袭训科，为时名医。

陈端仁，宋代缙云人，字瑞仁，号德心，齐公仲子也，性纯朴优雅，善于治病……事父晨昏定省，先意承志，无少懈怠。侄茂祖始六岁，赖公教其义。方公以才名，授本县医学教谕，详载邑志。

余刚，字尧举，宋代青田人，少时习儒，常慕老庄道学，撰有《选奇方》十卷、《选奇方后集》十卷。

赵初旸，字必复，宋代缙云人。其治疾无不愈，兼能辟邪。

了翁，宋代缙云箬川（前村）人，姓王氏，俗名禹师，长为慈相寺僧，后仕临安陈寺。宋光宗赐其袈裟，并赐号了翁禅师。

董琇，字星如，宋代人，原籍扬州兴化，居松阳。博雅醇厚，业儒数奇，由贡监任丽水二尹，寻以庶母忧去，后遂不仕。得异人眼科术，救人甚多。乐松阳有仙隐风，遂卜居山中。

吴应能，宋代龙泉人，栖迹龙泉县奉灵宫，以气术为人治病辄愈。崇宁年间，上闻而嘉之，给驿召见，赐号妙应先生。

张梦庚，元代松阳人，遇异人授《易》学。元末，召居将幕，推步有验，后复悬壶于市卖卜。一日，有叶姓者无子，多娶妾，求卜。梦庚为卜，语以唐诗二句，反其词曰：不是桃花贪结子，更教人恨五更蜂。叶归曰：谬哉！此老风字且不识，何谈理数乎？未几，其人养蜂数十柜，一旦蜂出，冒雨收之，忽集其面，蜇而死。人以为神。

项濂，字景茂，元代龙泉人，家传世医，乡里有疾，不计贫富，虽严寒盛暑，必亲疗。

陈茂祖，字如松，端方公之子也，事亲尽孝，奉长尽悌。六岁失怙，鞠育于母与祖母。弱冠乐施于人，尝制善药以济贫，任延平诸路提举，授处州路缙云县医学录。陈茂祖乐善好施，经常配制良药救济贫困患者，元朝时任缙云县医学录。

陈尚祖，字复古，号复齐，教谕公次子也。陈尚祖性情温良、淳朴，从小好学，年少时已博览群书，尤其精通岐黄之术，被当地有名望的人推荐到朝廷，官拜“学录提领”。他居官廉正，颇有才干，做事勤快谨慎。不少贫困患者得到过他的帮助，赞他为“万家生佛”。

陈公恕，字彦忠，号达齐，茂祖公长子也，性聪明，好学，尤明易数……孝友雍睦内外无间言，兼精医术，施治活人者众，曾任温州平阳医学录。

陈宗授，字正传，安代公长子也。性纯粹。陈宗授喜爱读书，擅长音乐，书法更有成就，是一个博学多才的儒医。他看病、处方有如神人，乡间百姓被他救活的不计其数。

二、明代中医药家

僧海淳，俗家姓吴，佚其名，处州（今丽水）卫人。工医，精方脉，屡起沉疴。会大疫，得诊辄瘳，全活无算。

祝定，字伯静，丽水人，以医术鸣。洪武元年（1368），授本府医学提领，转正科。注窦太师《标幽赋》，医家咸宗之。

聂莹，处州（今丽水）人。得湖州凌汉章针法，虽厚衣，可按穴而定，针至病起。未尝责报，人称神医，争迎之。

吴伯参，处州（今丽水）人。颖慧缜密，信实不欺，尤精太素脉，指晰人祸福修短，无弗验。有脉宜死者，为定其时，至期无爽。

戴聪，字德卿，处州（今丽水）卫人。幼习儒，长精方脉，尤擅治瘟，妙匕起疴，不计功利。时值疫灾，连活数百人。

许成仁，字子美，丽水人，以医名。

何允恭，字克让，丽水人。纯朴寡言笑，乡人无贵贱老稚严事之。事父母以孝闻，厚恤甥孤，克敦友爱。尤好善喜施。家世以医名，允恭益张其业。每晨兴，袖药饵视疾，以次遍及，贫即不责其报。狱中苦疫，辄施药疗之。平生所全活不可以数计，乡邦诵其德者，至今不泯，崇祀乡贤。子珙、孙镗别有《传》。晚年授太医院吏目。

何明鼎，字丹泉，丽水人，以医名。

何逵复，丽水人，何明鼎仲子，以医名。

陈应元，字菊庭，丽水人。性孝友，尤善岐黄。明季时，邑中苦疫，所全活甚众。子启慧、启秀，绍述其业。著有《经验良方》，为医家所宗。

戚日旻，丽水人，著有《药性便览》2册。

吴球，字茭山，丽水人，博学慕古，轻财重义，少尝游心经术，医业独得其精，乃修《方脉主意》《活人心统》《食疗便民》《诸症辨疑》等书十六卷。

许可，字与之，丽水人。少为诸生有声。父病癃闭危甚，可跪而吮之，凡月余，卒不起。初，医者谓父已衰，法宜用人参，从之，益以剧。至是知为伤暑，药与证违，大悔恨曰：今而知为人子者信不可不知医也。聚方书昼夜读之，遂通其术。有求诊者，应手取效，未尝责酬。母年垂八十，两足病疮，可亲焊汤清洗，日再四，竟以获痊。待养终身，不复图进取焉。

郑爆，宣平（明代处州所辖县）人，字当茂，善谱天文，喜吟咏，有《林泉集》一帙。尤知医，好蓄书画，千金不吝。更喜邀游山水，有赠以“门无俗辙清于水，家有藏书富似春”之句。

郑家声，宣平人，字克振，武生。精疡医，愈不受谢，遇贫者兼施以药不计值。一切桥庙道路公事，靡不踊跃。

郑家彰，宣平人，字克善，精习疡医。尝自制药石以济人，亦无德色，以故乞刀圭者接踵至门。

祝万隆，宣平人，字永清，廪生，启经之子也。三世习岐黄，至隆而业益进。小心谨慎，遇病家不以贫富异视。丸散药饵必亲自制，人偿其值，必返其余，不肯多取。邑令耿恒器重之。

陈宗理，字心传，安道公仲子也。性温逸洒落，嗜读诸儒史策，兼习医业。家虽不给，尝制药以济人。

陈宗泽，字济传，号润斋，恕公长子也，陈言七世孙陈宗泽博览群书，精通医术，明代洪武年间，初设“医学训科”一职，他被推荐于朝。因政绩显著，由“医学训科”升任青田县尹，并历任九载。四子皆业医，次子时默，继任医学训科。

陈宜，字以则，正传公之长子也。性聪敏，才略过人，博览诸史。自幼失怙，赖母诸氏、祖母林氏抚育，教以义方，事亲至孝，奉先尽礼，专务先世轩岐之业。乡里请医者，不问贫富皆治之。

施宗用（1364—1435），缙云西岩人。自少聪敏，赋性好道，师从括苍山妙成观施紫霞，道法得传妙。明洪武年间，省外舅于国子助教朱维嘉清馆，就彼游学三载。四十三代张天师（宇初）真人特召公前来，以精气之所在问之。公从容对答如流，若扣巨钟而长鸣也。真人叹赏，遂札付赐号冲和一气先生。公复在西岩隐居。而翰宛巨公赠珠玉以归，号西岩巅子。专为慕道精专，祛邪治病，应手而彰，本府三宫道众各传度，以师敬之。宣德九年（1434）祷旱，次年又祷旱。晚年优游乐性，与樊公伦先生，交识尽厚。翁游览于黄龙岩室中，大书“施颠丹室”四字，以耀泉石。至老终，呼子侄于前，书偈：“七十一年施老颠，已曾跨鹤到人间。只今林静鹤归去，依早灵光满洞天。”偈言毕，遂瞑目登空。

陈定（1367—1443），字以静，青田人，正传公之次子也。撰《伤寒铃领》《痘疹歌诀》等。详见医家选介。

金忠（1432—1479），字尚义，丽水人。金忠二十岁方发奋求学，先补云和县学，后应贡升入国子监，天顺六年（1462），乡试中举，天顺八年（1464）中进士。时朝廷编修《英宗实录》，忠奉诏往应天、太平（今黄山）、宁国、徽州诸府采录事迹，回京后，简试御史事于南京。成化二年（1466），拜贵州道御史，未上任，父母连丧，孝满复任南京监察御史。生平所著丰厚，有《瓮天稿》三卷、《东瓯童子吟稿》三卷、《广惠集方》一卷。

陈信，字孔繁，存心公之季子也。六岁失怙，继母杨氏抚育成人。孝友谦和，力学经书，尤精于医。宣德己酉，乡里大疫，家人远避，惟公独立调治，全活者众，自此人皆厚礼相谢。

陈洪，字良毅，号耻庵，通判公之长子也。性旷达友爱，幼习轩岐术，弱冠以才，名同邑士，人推于有司，荐于朝太医院，考伤寒等论，除授本县医学训科。

周应化，青田人。性慈祥，遇异人授以医诀方书，精医术，擅治痘，常施药济贫，不望报酬。

陈时宠，青田人。其家世业医，瘟疫流行时，邻家病倒数人，举家惊惶，赖时宠救治而愈。

王谦，字益友，青田人。从永嘉郑如心先生学轩岐书，承制配合之术尤为精彻。或群其药物，或集其温良，以平时气以扶天和，为人愈疾患，与平居所以致无疾者，节宣适中，疾徐合宜，虽以数月获安为功，亦不逾时，濡滞以混厥标本也。

李曾，字后溪，嘉靖年间在世，缙云人。世居夏川，其性直谅，幼习儒业，因父疾，购医书读之，遂精其术，活人无算。时郡伯熊、潘两太夫人遘疾，皆赖以济。铁城李健撰《后溪春意序》赠之，李鋕、郑如璧、郑文茂、樊献科皆赠以诗。

李范，缙云人。庠生李素妻，年十九适李，未逾年夫亡，抚遗孤范及长，令习岐黄以济人，不责其报。李范著《博爱编》《葆和集》，承母训也。

李应时，字霖泉，缙云人。精研医术，著《李应时卫生全书》，涵盖形色证候、六气方药。明代刑部尚书李鋕为之作序，刊行于世。

《缙云县志》载李鋕《乐必堂文集》序曰：昔许允宗以医鸣。或劝其著书，则曰：医者，意也。意所解，口不能宣。此其见卓矣。然观秦越人之遇长桑君、淳于意之遇公乘阳庆，类以禁方相授受。自岐伯以降，孰有出二子右者？犹亦有所资藉，则奈何尽废书哉？余从兄霖泉君，幼尝与余同学，后弃而业医，医辄奇中。盖出先叔父好溪先生庭授，而得自神解者尤多也。乃其素所契悟与所经验者，手录成帙。凡脉理之纽络、药性之嫌疑、六气之顺逆、五色之奇正，纤细明备。尝语余曰：此《卫生全书》也。若其熟此乎？可已病却老。时余强健，莫之试也。太阿虽铦，弗试弗知其利也，然而心窃藏之矣。迩且卧病金陵，一时称名医者多却走。复有方外士语余以偃仰、呴嘘之术。如其言试之，卒无当焉。于是乞假还，就理于君。日翻阅是书，取其中吾病者试之，罔不应效。乃知卫生长年，果无逾是书，又安所事挢引按机者为哉？盖朝夕手玩不忍释，不啻饥渴之于饮食矣。余独怪君生平未尝执方，往往出意见全活人甚众。庶几哉！视见垣一方人，可称奇胲之术者。乃倦倦集方书之谓君何？曰：

匠皆公输，无规矩可制方圆；乐皆师旷，无六律可正五音。不尔，未可废也。信斯言也，盖仁者之心乎？其见过允宗氏又远矣。余将为君谋梓之，以示诸未可废者。

李月岩，缙云人。其精研文墨，力陈醒脾之法，著有《醒脾铁镜》及《余录》，明代刑部尚书李鋕为其《余录》作后序。李鋕称，脾困者阅是书，足以心旷神怡，眠食安然，不药而愈。生平还辑有《月岩偶然录》《李舟诸韵音释》及《癯癯老人传》等文学书籍。

田锡孙，缙云人。业精岐黄，以医鸣世。

田伟，字伯逊，号菊窗，缙云人。其父锡孙，以医鸣，伟克绍其业，病者授药，无不立效。其徒俱有高名。

陈有道，字子安，缙云人。缙云诸生，性孝友温厚，博爱善施，遇有公事，持论侃侃，义形于色。晚年构青玉堂，肆志诗歌，而尤长笺翰。著有《养生真诀》《戒杀文青》《玉堂吟稿》。

孟大纪，字子政，号东泉，松阳人。例授修职郎。弘览载籍，博游才艺。加以慈爱济人心切，精研于“桐雷”之秘笈。家颇饶裕，金液银丸不惜重价购置。求如水火，无弗与者，较以董仙栽杏，犹伤廉钦。其生平著有《医意经验集》。

项森（1518—1581），字子秀，遂昌人。祖泗，父孔贤，皆以积善称。至森益弘其烈。尝业儒，弗售，弃去。精岐黄术，每以施药济人为事，虽倾橐勿恤也。万历初，邑旱饥，乃鬻田赈粥，多所全活。其轻财重义，类如此。幼时祖所置四茶亭田若干，岁久为豪强侵没，及长悉赎之。尝以己赀买山一所，堪舆家曰：是善地也，宜冢。盍自营之？则以葬其父母，不从，弟取均直焉。课二子，咸以经学显。邑有相构争者，得其言，即立解。其为众所推服，可比之王彦方云。

叶松（1523—1587），字惟乔，别号屏山樵柏，松阳人。治《易经》，精医术。十六岁游郡学，自幼聪敏，博学多才。嘉靖三十四年（1555），倭寇大举进犯，沿海守卫参将梁公下令招募壮士御敌。叶松闻讯，慨然叹曰：“天下有事，大丈夫当倚天剑跨海以斩长鲸！”遂奔走四乡，召集壮勇二千名，前赴应召。参将大奇，延松为幕宾。是年疫疠盛行，死者枕藉于道。叶松精通医术，自制药饵，设帐治疗，每遇传染者疗之辄愈，救活兵民数以千计。倭平后，松返玉岩重操医业，并立案著书，将自己的医术传授其子叶春盛。

徐自新（1583—1647），字元白，贞教长孙，松阳城西人。性洒脱，居家淡泊。与人交往，无贫富，凡有托者，视事若己，忘身赴之。又多才艺，善针灸、医药、堪舆等术，所著医案《神针论补》有回生术。壬辰（1652）冬，延庆寺僧雪如病笃求诊，会大风雪，往救，得活。

潘国爵，号少泉，松阳人。幼业儒，数奇不偶。一异僧挟针灸神术，有贾者久跛，僧索一饱斋为针之，跛立起。爵异之，恳求得授术，遂大行，往往奇验。游公卿间，俱尊礼之。

周汉卿，明初灸治病。时人视为“神医”。患者知汉卿来诊，竟有不药而安者。医道大行两浙，金华一带尤为著名。有蒋仲良患眼疾，眼球突出如悬桃，汉卿以膏药贴患处，三日即愈；诸暨黄某，背屈，策杖而行，汉卿为之刺两昆仑穴，顷即丢杖行。时学者宋濂曾撰文赠汉卿。后遂家于婺（今金华）。

毛梓，松阳人士，字守庸，好轩岐术，其技神异。时御史吴叔润病痹，群医环视无措，庸往视，数剂而愈，御史异之。程恩与病恶寒欲绝，家人已易箦，庸往视，曰：“此可起也。”使掘阱置火设纩，以卧其上，覆重衾，用釜煮药蒸之，即起。其奇验多类此，人多以神医称之。

毛登弟，松阳人。善医，设药肆于门，以待疾者。远人迎之，治以药饵，愈而后去，长于起毙。虽贫，不受谢。邑令闻而嘉之。刺史廉其事，给以冠带。

叶文献，号近泉，松阳人。少业儒不就，迁而业医，存心仁厚，贫者无资，不取药值，且复济之，尽心调理，卒无倦色。

孟继宗，字彦隆，松阳人，明时诸生，外孟人。卓识博览，好读异书，善创术，精骑射，而秉性慈祥，绝不露赳赳气象。万山元末鼎革，地经兵燹，荒为榛莽，中有大蛇盘踞其间，能于百步外嘘气吸人畜，负隅肆为一方害，宗忧之。一日迅雷奋击，蛇翘首喷雾，相薄电霆，旋绕不能下，宗飞一镝以饮之，弦响羽到，雷即下碎其首，害遂除。是夜梦神授墨篆一卷，告以：“汝持此济世，功行圆满，当跻为大罗。”忽不见。宗自是广行拯济，殁，人怀其德，建丰庆庵祀之。凡以疾病或亢阳祈祷，无不立应，乡人至今犹啧称为孟太公云。

叶浣，号白崖翁，松阳人，嘉靖年间名医，医术高超，事母至孝，又肯周人之急，穷者看病从不收人酬金，为人急公好义。其子叶松，亦为名医。

叶春盛，号肖屏，松阳人。少年时性聪慧，练得一手好书法。摹秦符汉钮，往往可以乱真。闲时好阅读《黄帝内经》《神农本草经》诸书。常言用药如用兵，所以肖屏先生攻疾，多出方书所不载。其医术之高超令诸医骇服。晚年深居简出，以琴书自娱。但凡邻里有奇症，诸医束手无策时，必请先生诊疗。叶氏名医三代，名噪一时。

叶以然，字懋春，遂昌人。读书善记，以母病久，遍请诸名医，因尽得其术。兄弟五人，不异爨而居五十余年。家始清素，晚以医致充裕，仍以均诸同产者，有余则以周贫乏、婚葬及修理桥梁道路之费。生平用药，所活者多而不责其报，且赈其不能具药者。乡人咸敬信之。

王所学，遂昌人。精岐黄，施药活数千人。

郑邦桢，遂昌人。熟谙《内经》，施医济人，一介不取。

苏廷荣，遂昌人。家世业医，至荣益精其技。岁大疫，遍行诊治，其贫不能具药者，则施之。龙泉陈令得疾，请疗。道拾囊金七十两，坐候失主，半日不至。前行十里许，有赴水几危者，拯起，饮以药。俟少苏，诘之云：是徽州木商汪荣，即失金之人也。问其故，则曰：金既失矣，奚以生为？及验其帐数皆合，遂全畀之。至龙泉投以剂，令亦愈。闻兹事加敬，因赠以诗："常施筐中君臣药，笑掷人遗子母钱。"

郑文诰，字天章，遂昌人。幼读《素问》《灵枢》诸书，忻然有得，遂精医术。不责报，尤急贫窭人疾苦。晚授太医院吏目。尝置定溪义渡，以济病涉；建洞峰岭茶亭，以便往来。人咸德之。

华镃，字时重，遂昌人。精医术，由岁贡任辰州学训，升湖广郧西教谕，以母老不赴。

华化民，字子与，遂昌人。学谕孙懋昭广辟泮池，界其地，欣然予之。得异人授治心气方，修合普施。理刑袁公遇春举宾筵，盐院胡公继升给冠带。年八十三。

叶子奇，字世杰，一名琦，号静斋，龙泉人。专心于学，凡天文、历史、博物、哲学、医学、音乐之书，无不研读。反对佛、道，主张唯物。与青田刘基、浦江宋濂同为浙西著名学者。元至正十年（1350）署县事。龙凤八年（1362），府判叶渊荐试方州，中第四名，退隐不仕。明洪武八年（1375），浙江行中书省以学行荐廷试，授岳州巴陵县（今湖南岳阳市）主簿。洪武十一年（1378）春，有司祭城隍神，祭前，群吏窃饮猪脑酒，为县学生揭发，子奇适至，受株连，入狱，用瓦磨墨著书。当年事释归里，续成《草木子》。《草木子》虽非本草著作，但其中《观物篇》中，有一些对人体、动物、植物的认识，颇多新见，《本草纲目》数引其说。叶子奇另著有《本草节要》十卷，书佚。

张太极，号莘野，龙泉人。医理明澈，善识本草，自采药材。遇贫者，施医不计酬。得抚院、道、府交相嘉奖。

陈孝积，号倥侗子，明永乐时龙泉人，习医，倡导医德，并涉猎史学。著有《龙泉景物志》《灵兰指要》《存爱遗论》等集。

王文棋，字存节，别号云山布衣，云和人。善诗文，尝以岐黄济人。

三、清代早中期（1840年以前）中医药家

陈于公（约1662—1722），庆元人。少业儒，后习医经。切脉，言无不验。专妇科，精脉诊，善断证。有一产妇，将分娩而气绝，公诊之曰：当可生也。合黄土一块摊脐上，用铜盆盛水置肋，细篾敲盆，不数刻而生。所著有《伤寒辨证》等书，惜未刊行。

潘可藻（1676—1733），字宾文，号懒庵，景宁人。少负奇气，工诗文，善绘画，尤精典籍，旁及医药、星占，凡术数之事，无不精最。康熙五十年（1711）为贡生，雍正五年（1727）荐任训导，弃命不仕。居家制丹丸施人，辑经验医方，攻读不息，至老不倦。所著《懒庵集》已无存，享“才高八斗”之誉。

胡凤高（1682—1739），义乌许宅人。乾隆四年（1739），寓居缙邑西石洞中，得修炼术。每丐至人家唯受香楮，尝封泥丸，与人曰：“后必需此。”忽于是年十月十日，将所敛香楮，积薪自焚。知县徐成粱诣洞所，无他异，唯青云拥挤，竟日不散。后果大疫，咀泥丸疗之，立起。乾隆八年（1743），里人立其肖像于祠。

姚安世（约1714—1781），又名匡其，字馨韶，时人尊称“馨韶爹”，后谐为“青樵癫”，庆元人。学问渊博，补秀才，性孤傲，从师杭州名医朱某。时巡抚内室病危招医，诸医虚实难定。姚揭帖往诊，知其水路至浙，涉水雨淋，湿邪致病，命取干柴烧焦泥地，趁热以棉被，令患者卧于被上，时烈日当空，异热非凡，阳光直射，少刻患者汗出而愈。由是声名大震，四方求医者日踵于门。安世常用简单手术或汤药，治疗疑难诸症，奏效如神，为当时一些名医所不解，至今民间轶闻甚多，有《杂病》及《麻痘症治》两书传世。

陈祖茂（1763—1832），据宗谱载，为龙泉金田陈氏中医伤、骨科之鼻祖，公武、医之艺双馨，武艺高强到巅峰，具有气功点穴之术，且医德高尚，毕生未伤一人，未害一命。不但医伤技艺精湛，且医德高尚，平生凡遇有鳏、寡、孤、独，或两造斗殴、人命攸关者，公不待其清，必亲往医治、平息武斗，子孙后世将此德艺代代相传。

项德纯（1766—1845），字子瑞，缙云三溪人。光绪年间秀才，后弃儒习医。一生博览医书，勤于临床，治病效彰。临床各科均有所通，尤擅妇、儿科。其医名扬于仙居及本县盘溪一带，深为后世名医钭珊瑚所推崇。

周邦桢（1778—1869），字君爱、号长有，太学生，遂昌高棠村人。业儒，未就，弃而学医，究心《内经》，数十年不释手。邦桢年轻时患喉风症危急，就医三年始愈，从此潜心学医、精于岐黄之术，生平活人无算。咸丰、同治年间，太平军在龙游和遂昌北乡与清军大战，有徽商汪某持四千金求周家收留避难，公命第五子日襄将银两秘密窖藏。乱军到村中挖掘未果而去。邦桢父子取金全数付还汪某。汪感泣，愿献三分之一为公贺寿，公坚辞不受。邦桢著有《内经翼注》十二卷。此书在明代山阴张介宾《类经》的基础上，将《内经》归并为十二类，列四百九十九条，分条引用旧注，并时有订正，最后选录附图。道光六年（1826）种德堂刻。遂昌县图书馆原收藏原刻第六卷（疾病类）、第十一卷（运气类）两册。2007年7月，经查证，金华周焕鸿先生藏有原刻本十二册，县图书馆有复印本。书中自序称：此书原系前贤张介宾先生所汇，名曰《类经》，别门分类，逐条注释……故于其文之晓畅者，悉照原解，其义之未著者，则加剖析。邦桢年九十余卒，平生好施与，临卒之前，集亲戚朋友债券尽焚之。

陈元广（1780—1866），讳大元，字玉环，系祖茂长子。嘉庆八年（1803）考入武庠生……独擅穿扬……奥探岐伯、独神针灸，兼擅刀圭之术。耄耋之期尚以骑射授徒，规矩甚严，子侄辈及各处受业者，游泮水、步蟾宫，接踵相接也，公身历七代，五世同堂，同治三年题报，蒙钦赐“七叶衍祥”匾额。

高肯构（1797—1862），讳培垲，学名肯构，又名詹松，字桢国，号松庐，松阳人。国学生，邑庠生，胸襟洒落，寄迹风尘，放怀山水，后于黄山遇道人，授以易数之学，悉心研求，著有《卜筮断验》一册。凡人事吉凶，天时水旱，无不应验，惜未及付梓而毁于兵燹，术竟不传。

徐金贵（1800—1862），学名金镕，字长守，号济生。松阳程徐人，精岐黄，善医术。自幼读书，聪明过人，淡泊功名，专精岐黄之术，登门延医者，无不应手而愈，以医活人，乡里中咸称公为“扁鹊复生”焉。

陈汉忠（1801—1870），讳德昌，字占五，清嘉庆辛酉岁（1801）出生，道光十三年（1833）入泮，武庠生，系元广公长子。宗谱载：“陈汉忠武庠生也，幼习儒业，性灵敏，工书法。每作课艺时为师所器重。事亲至孝，侍母疾，汤药必亲尝，日夜未尝解带。慈母见背，曲体父心，因弃儒习武。得青囊秘诀，擅长刀圭之术，治伤有特长，为人治病不计酬。”

徐开明（1803—1859），又名世明，松阳城东人。喜诙谐，广收草木，精于医理。尝遇人于途，谓之曰：“子不腊矣。”其人怒其妄，后果然其言，往往皆验。盖其行医日久，精于辨色审声也。时四方病者，多延之，不取酬谢，但必有酒。城里街坊皆尊称之“开明先生”。

叶起鸿（1810—1868），字蔡泉，秀亭，号如松，松阳人（三都酉田村人），世称“酉田先生”。其所著《妇科切要》传世。其后，六世业医，均享盛名。详见医家选介。

徐克勇（1811—1898），又名靖邦，字君朝，松阳城东人。世居邑之东里，其传家以仁厚为本。由儒业医，遂精轩岐之术。有延之者，所投辄效，因此名噪一时。至丁酉年（1897），公已年近百龄，而精神矍铄，犹及膺诰命之荣，后嗣之繁衍，更为一邑之冠。

宋风飞（1814—1865），松阳人。性仁厚，通岐黄术。家有晒台，每晨登眺，村人未举火者，无食者给以食，有病者给以治，并施以药剂，里人无不称其善。

李光泉（1814—1897），松阳人。性仁慈，好施与。每日早起周视邻族，见有不欢者，辄与之以粟。且术精扁鹊，凡有延请者，即往诊之，概不受谢。

高作谟（1815—1862），松阳人。邑庠生，少孤，祖永绣抚之成人。教之学医，得乃祖心传，其术甚精。祖殁，季叔尚幼，竭力提携，人咸钦其孝。义子绍芬，郡庠生，世承家学，亦精医理，一生至诚，取舍不苟，寿至八旬，无病而终。从叔焕然挽之曰：一生本至诚，如侄之行足式，千古八旬称上寿，吾祖以后第二人。

叶文涛（1815—1901），字宗华，又字五伦，清代处州人。幼习儒，学年多疾缠身，深为痛苦，遂弃儒从医。平生勤研笔墨，刻苦自奋。常曰：医者仁术也，亦危事也，医道为好，难免失手，必于精，非探其奥妙，有以洞见肺腑，讵可轻为尝试！必待胸有成竹，方可悬医名。学术服膺张仲景。精通伤寒，擅长内科。四十有余，驰誉丽水，著有医籍见世（今未见）。

陈家豪（1827—1896），字兆祥，号邦兴，清道光丁亥岁出生，武庠生，咸丰癸丑岁入泮，系汉忠公次子。族谱载：“……性慷慨，敢任其事。家世传技击、医伤之术，至公而其艺益精。尝……之于伤也，无论跌打刀铅，苟未中要害，虽甚危，无不奏效。辛卯仲秋，晤公于乌云，历言治伤之艺甚异，余闻其言，考其事，因而有感。其人因双方斗击，被刀伤破腹，肠出，公为之调治，辄随手而愈，两造得以保全……”青邑县长张尊三亲笔题写“仁心妙手”匾额表彰其功。录有《伤科验方》留于世。

张麟书（1827—1898），字锡瑞，号镜斋，岁贡生，松阳新兴人。博学多能，专精医术，名噪一时。凡有痼疾，一经疗治，无不立愈。有童子手足病疯痹，寸步不能移，为立一方，嘱以百剂。已服五十剂，病者请改方，张曰：定须百剂。后如命而服，遂愈。著有《经验医方》行世，寿逾古稀，人皆称为名医。

徐克成（1829—1878），又名宝仁，字晋堂。松阳城东人。公诗赋文章靡不通晓，殚精于岐黄之术，内外科得心应手，活人无算。前邑令支公以“润身”二字题赠，而谓接其言论丰采，知其以富行仁，以医济世。平日类多阴德，宜乎心广体胖，不愧为“润身”之君子也。幼时亲翁命其昼习诗书，夜习拳勇，文武兼通，庶其有济，盖深惩强者之凌弱。赞曰：齐家治国，理本相通。既修文德，不废武功。良医良相，道亦从同。说心研虑，近人而忠。学深养到，高朗令终。岂弟君子，万福攸崇。

吴一时（1834—1903），庆元大济人。一代名医，人称“剂灵”，医术精湛，为人诚恳。时处州知府周茂源赞其“仰其品巍巍然，瞻其容怡怡然，聆其语恳恳然，业精岐轩，功德济乎一世”。

温玉泉（1834—1904），讳培泉，字积厚，松阳新兴横溪人。精医术，治伤寒尤称妙手。声名播松、遂两邑。光绪戊子年（1888）春，训导徐士骈之子疾笃，众医罔效，延玉泉医治，数剂而愈，遂书“慧心仁术”额其庐。

吴学彭（1834—1912），又名美先，庆元人。设同善堂药店，坐堂行医六十年。专内、妇科和儿科麻痘诸症，受赞誉，清光绪四年（1878），知事梁安甸以“克窘义举”匾额嘉奖之。子加权，承父业，亦精医。

叶书田（1835—1928），字心耕，松阳三都乡酉田人，起鸿子，继父业，幼时习儒，继而弃儒随父学医，以“不为良相，亦为良医”之古训自勉。精研医籍，熟研药理，因念医能救人之疾苦，济生民于寿域，故以医问世，悬壶济世。时在松阳、宣平、丽水、云和等周边县城乡颇有名气。所著《医案》传世。光绪三十二年（1906）松阳知县赵联元赠之“着手成春”匾额。民国十二年（1923）松阳知事吕耀钤赠之“妙手生春”匾额，赠联曰：“鹤发童颜，延年有术；采芝种芍，良相同功。”子含辉、琼玖，亦承其医业。

陈大鹤，字鸣九，丽水人，丽水庠生。孝事继母，爱抚幼弟，以礼接人，言笑不苟。精岐黄术，未尝计利。学政王以“孝友端方”旌之。

魏际参，丽水人。博学多能，精岐黄。

沈元凯，字苍舒，号少微山人，丽水人。辑有《伤寒大乘》七卷。

俞承浩，字希圣，宣平人。习岐黄，游艺平昌，旋里时，伯兄嫂已亡，仲兄居，目又丧明，浩迎之，居以己屋，馈钱米不绝。及死，殡葬尽礼。

俞士熙，号静斋，宣平人。邑庠生，读书明经。善岐黄，著有《伤寒易知录》遗稿待梓。

俞士良，字伯瞿，宣平人，邑庠生。精医理，弱冠游沪即知名。上海道尹应公宝时赠以“妙手回春”匾额。

潘震江，宣平人，精岐黄，病者随手取效，金华、绍兴等郡尤推崇之。年七十余。郡有黄姓妇得羸疾，延之，投以药，病渐瘳。黄之邻母猝中风疾，手足拘挛，口不能语。延潘诊，授以大剂，他医见其方，嗤为妄，以方用生半夏、生南星，戒勿服。次日复诊，按脉毕，曰：是尚未服吾药，屡诊何为？乃以他医之言告。潘曰：能言者服之则哑，哑者服之则能言矣。何患焉？从之，服三剂，果能言而起。为定一方，临去嘱曰：必服百剂乃可，少则疾复发，右手青肿，虽卢扁无能为。其家谨遵其教。次年粤匪陷郡城，苍黄出走，深山中无所得药，十余日病复发，果以右手青肿亡。

周濬哲，字希濂，号鹤亭，郡增生，青田三都岭阜人。性孝友，言行相顾，博学能文，训士有法。晚精岐黄业，绝不计利。卒年八十五。

陈宝儒，字成和，青田芝溪乡人……长而析产，医卜星相咸泛览及之，然皆未得其要领，惟于医之眼科最为性近。尝从缙之某眼科医师游，略得其薪传与手术，遂一志于眼科。远近就而求医者，颇不乏人，其手制眼药特精，盖不吝重赀也。

虞桃，字卓人，缙云诸生。性闲淡，不喜习举业。家多藏书，昕夕耽玩，寒暑不辍。善岐黄，疗治却金，全活无算。

张琴，缙云人。郡廪生，性狷介，虽饔餐莫继，不屑告贷于人。继母遇之严，终身以不得亲为怏怏。业精岐黄，兵燹后疫作，多赖以活。

胡莲，缙云人，生活于清咸丰、同治年间，居壶镇青川村。从小练就一身武功，得名师疗骨真传，正骨、接骨手法独特，疗伤秘方服之效验，邻近诸邑慕名前来求诊者络绎不绝。为今缙云田氏传统接骨术创始人。

陶瑞鳌，字道柱，号餐霞逸人，缙云人。康熙年间庠生，业岐黄，尤精女科。传授紫虚真人口诀，汇方一百四十有奇，活人无算。著有《紫虚口诀》两卷。

高永绣，松阳象溪人。家小康，精医理。岁大祲，饥民遍野，慷慨尚义，施医赠药，出仓廪赈济之，全活甚众。知县汤景和亲书“以永终誉”匾额奖之。

叶光照，字德华，松阳人。浏览经史医卜星数，无不精通。

詹东，字碧峰，号仰溪先生，松阳人。业医尤精外科，著有《外科摘要》传家。

吴春翰，字沂源，号涌如，松阳人。生平以救济为志，尝自曰：“不为良相，当为良医。”精究内外科，均极渊通。凡有延请，无不着手回春。光绪年间，邑令以“岐黄济世”匾其门。

叶长生，字桐轩，松阳人。乡举不售，弃儒习医，遂精通岐黄之术。临证擅用经方，专长内科，兼通妇、儿科，力挽沉疴痼疾，誉满松阳。

徐超伦，松阳西屏人。祖传喉科。光绪戊子年间，喉患流行，疫疠殁遍，罹斯疫者，十患九死，徐氏广制喉科粉剂，专药对症施送，活人无算。子仁元，亦专喉科，疑难喉症治愈甚多。

詹兆霖，讳起潮，字沛如，松阳古市人，邑庠生。赋性聪敏，喜学医，业甚精，业医数十载，活人无算，寿近八旬，迄今里人咸以扁鹊称之。

季志友，字有文，松阳人，岁贡生。赋性冲挹，博览群书，淡进取，专研医学诊，治沉疴活人无算。古云：三折肱为良医，庶乎近之。年六十有三而卒。

刘士濬，松阳人。邑庠生，无志进取，好学方技，凡医卜星相，无不精究，尤精外科，能炼丹汞，神效。

叶瑛，松阳人。善医，设药肆于门，以待疾者而施之。远人辄留，躬治药饵，必疗而后去。

杨志简，字居敬，松阳玉岩人，郡廪生。好读书，通医理。性醇谨，平居与乡人处，常曰：是非窝里，人用口，我用耳；闹热场中，人向前，我落后。可想见其为人。

童邵，字隽心，号春樵，岁贡生，遂昌人。幼敏捷，读书数过，即能成诵。博洽多闻，片刻可成数艺。屡试冠军，肄业敷文，名公宗匠咸重之。家素丰，以不理生产，因而中落。晚年精于岐黄，时称国手。

郑树藩，字价人，邑庠生，遂昌人。俭约率真，善事父母，取与不苟，精岐黄术，制药济人，人咸德之。

王灏，字融昭，遂昌人。庠生。天资敏捷，读书过目不忘。精岐黄之术，应手取效，不起者，为定时日无爽。远近来诊者，车辙常盈于门。人以重金酬之，悉却不受。年逾八十终。

黄维城，字宗辅，遂昌人。遂昌例贡生。济困扶危，出自天性。遇岁荒，即减价平粜，虽赔累，弗恤也。素精岐黄针灸，能起膏肓。贫人有病，不惜重资，解囊施治，弗取其值。

王儒已，字汝为，遂昌人。遂昌庠生。仗义急公，尤精于岐黄之术。拯苦救贫，未尝取值。

吴兴瑜，字玉先，遂昌人。质直好义，尤精岐黄，贫不取赀，活人甚众，邻县就医者接踵于门。经理积谷，涓滴归公，人皆德之。寿六十有七。

潘之铭，字日升，遂昌人。国学生，孝以事亲，持家勤俭。素精医理，就诊者踵至，其门如市，寒暑不辞，不受人馈。

叶启祥，字云松，遂昌人。廪膳生。精岐黄术，意在济人，不沾沾于利。总镇特病笃，得启祥而痊，以匾额彰其庐。

张联登，字世型，遂昌人。例贡生。慷慨好施，精于医，病者邀即往，遇贫者施药饵。奉县檄经理积谷，有法称贷者，皆沾其泽。

周飞熊，号渔隐，遂昌人。武庠生。授卫千总衔。少而英敏，长而豁达，慷慨好施。年甫四龄失怙，祖维翰教养有方，赖以成立。与弟镐恪遵祖训。母王氏青年守节，尤曲体亲心。周氏习轩岐兼善外科，有就诊者，不取资，施以刀圭，珍品不惜。

华嵩，字瞻岳，遂昌人。廪生。博闻强识，尤善岐黄，人请诊治病，不受其值，病剧得愈者，人以“再造”二字贴其门。

叶均，字作先，遂昌人。遂昌廪生。少颖异，出语惊人。壮年有声黉序。因得风疾手颤，遂援例入成均。精岐黄，星命、堪舆诸书亦无不毕览。四子俱列胶庠。

曾有龄，字尔遐，龙泉人。监生，精医理，诊视多奇效，为贫者施医不计酬。知县沈尚恩赠以匾额“铁镜非虚语也”。

季为凤，字鸣韶，龙泉人。恩贡生，候补州判。精岐黄，每以医济人。

季忠允，字心镜，龙泉人，岁贡生。少颖异，长通经史，工绘事，兼精医理。贫者邀之立至，不计酬，且施以药。著有《疟疾寒热虚实辨》。临危，援笔赋诗而逝，年五十六。

梅占春，龙泉人。世精技击，兼业接骨疗伤，颇称道于乡里。梅生犹以不足，负笈从师习仲景书，孜孜不倦，甘之若有余味。著有《国术点穴秘诀伤穴治法合刊》。

叶失名，庆元人。善谈五行。有一士人叩之曰：“家有孕妇，弄璋耶？弄瓦耶？”答曰：“也弄璋，也弄瓦。”士人不解其故，后孪生一男一女。

杜建棣，字辉萼，景宁人。例贡。周岁而孤，稍长，孝事其母，晨夕承欢，数十年如一日。精岐黄，求诊者应手而愈。平时贮药济人，全活者众。

任观莘，景宁人。岁贡生。学问宏深，气宇如光风霁月。晚习岐黄，活人甚众。

鲍一焘，字启曙，景宁人。庠生，生六品军功。精医学，年八十重游泮水，学使文治赠“芹藻重声”堂额，知府赵亮熙以藤杖撰联赠之。

潘镜铨，字一铭，景宁人。庠生。沉静有古风，业岐黄，于痘科尤精，保全不少，享年八十九。

王邦基，字奠之，景宁人。附贡，性和易，精医理，全活者众。同治壬申年（1872），周公杰修邑志襄局务，年八十余，精神矍铄，临池握管，挥洒自如，见者以寿星目之。

杜介清，字正轩，景宁人。廪贡。自少勤学，至老不倦。生平戒欺，不冥冥堕行。精岐黄，触手生春。夫妇齐眉，同月仙逝，寿终八十一岁。

李凌雯，景宁廪贡，精医理。父婴足疾，左右扶持八九年如一日。生平乐助义举，尤喜谈阴骘以示人。

徐应麟，字陵瑞，邑增生，殚心经学，兼善医以济人。教谕孔宪采为其作家传纪之。

李钟祥，字毓秀，大均人。清岁贡。励志读书，性至孝，母生大痈，洗腐调药必躬亲，年余以痊。善医，活人甚众。卒年七十六岁。

叶培吉，陈村高斜村人。清末营兵教头，武艺高超。以草药治伤，积累经验秘方，著有专辑，遗传后代就医。

胡时生，莲川旺水村人。清末草药医生，闻名遐迩，卒于1904年。其医技传授其子景贤。景贤幼读经书，攻读医著，融草药中医于一体，医迹遍及毗邻各县。其孙能芳步入医门，中华人民共和国成立后赴省中医进修学校学习针灸专业，推广针灸治病。其曾孙女亦涉足医业。四辈从医，以兴医业。

吴怀福，赤梅溪下坑人。清岁贡，学识深湛，专攻医门名著，修得医门心悟，医技精专，誉满邻村。

四、近现代（1840—1949年）中医药家

周远普（1840—1902），字春晖，号友圃，松阳人。精医理，踵门求治者，

门庭若市。有某氏妇，年方花信，偶过其门，周熟视之，曰：是妇逾月必病，病必死，死象俱现，已非药石所能救矣。后果病而死。周有幼孙，甫七龄，感冒寒疾，执其手惊曰：是儿肺绝，无方可施。未及三日，果殁。生平治病经验类如神。

张德荣（1840—1916），隆下村人。原籍兰溪。十六岁拜师习中医，行医江湖。清末兵荒马乱，而定居隆下，从医五十七载，名闻近里。子鼎新，亦从中医为业，颇有造诣。其裔孙及孙女、曾孙均承医业。四代行医，三代同堂，堪称医家楷模。

宋企祁（1843—1914），字杏庵，清代松阳人。性仁厚，因母病而习医，久而益精。有酬以金者均勿受，辞不获则充善举，居乡里颇有声望。

王明斋（1844—1924），名昭，字作宾，遂昌人。自学中医成才，定居苏州行医。时值疫病流行，施医救治患者达千人，名声大震。例授江浙两省补用县丞。宣统三年（1911），军阀战乱，与妻失散。次年，携子回乡行医。王明斋之子王克思的医学成就亦卓尔不凡，其留学日本东京帝国大学医学部，主修医疗放射线学，为福建省 X 线学和电疗学学科的创始人。

赖扬休（1850—1910），号天竹，秋炉下圩村人，原籍泰顺。清武秀才，文武兼备。熟习中医，长儿科，医术名闻近远。积临证经验，录有《赖天竹医案》数集。子赖飞龙、孙赖冠成、赖芝兰于中医均有造诣。医传孙曾四世，为医业增添繁荣。

徐承庶（1850—1919），又名承澍、建藩，字翰臣。以耕自给，尝慕汉司马德操之为人，故自号“水镜先生”，松阳城东人。多才艺，精堪舆、善医术。精歧黄之术，为人治疗辄应效。有踵门而请者，不乘车不张盖，即至其家而诊视，以故活者无算。

吴观乐（1850—1931），又名日盛，字审音，号聘卿，龙泉人。自幼聪颖，苦心攻儒，终得中举。同治十三年（1874）子患天花，危在旦夕，观乐虽多才博学，然束手无策，病虽告愈，但遗留满颜痘痕。又逢母陷沉疴而逝，实为痛心。故弃儒从医。拜某名医为师，精读医典，潜心钻研，擅长麻痘科，名噪一时。平生秉性浑金璞玉，贵贱同仁，有求必应。晚岁著有《脉论》(佚)。

陈聚机（1852—1928），字炳常，号文轩，龙泉人。自幼爱好诗文，熟谙经书，中举后痛黎民病难之苦，乃弃文随父学医。一生攻读医书，治学严明，凡经传百家之涉其道者，靡不贯通。尤对《内经》《难经》《伤寒》《金匮》精读铭记。擅长内科杂病，辨证论治宗《内经》之旨，用药仿仲景之法，临证危象，妙手回春。某冬，一患者，骤然暴病，神昏肢厥，抬轿求诊，刚一入村，即悉已死片刻。陈聚机急步入病舍，燃一炷纸香，持之探鼻，见香烟仍有极微晃动，告家人勿悲，患者乃阴阳之气不相顺接。解表速出三棱及毫针，急刺人中、涌泉，鼻孔吹入通关散，调服自制救急丸一颗，不刻即醒。事后全村老幼热泪相告，至今仍留“病无医，请聚机”之语。其孙乌犬，自幼从其学医，擅长麻痘科。

雷仁祥（1853—1925），又名大相，畲族，景宁人（原籍遂昌）。草药医生，医武兼备。少年在遂昌学武功，精于拳术，力大过人，并师授草药医治骨刀伤之术。其医技渐振，名扬景宁、龙泉、庆元、云和、文成、泰顺诸地，人称“大相师”。中年在景宁县城童弄街设武教馆，带徒多批，习武医伤，徒遍县城、东坑诸乡。光绪三十年（1904年），考中处州府武秀才。其子雷宜林（又名义林），承父业练武学医，其武功之盛，常在20世纪40年代于运动会上多次献艺，并在大均叶坑村设武馆带徒，草药医伤不亚其父，中华人民共和国成立后参加医协会。曾孙雷茂祯、雷茂森亦袭祖从事草药医治骨伤专业。现其第五代传人雷建光被浙江省确定为畲族医药（痧症疗法）项目代表性传承人。

陈桂芳（1854—1911），景宁鹤溪人，名明厚，字丹山，号学仪，国学生，自幼博览医书，遍访名医，悬壶济世，至今医传五代，历时一百五十余年。

徐承巩（1855—1914），字一灵，号玉衡。邑庠生，善医术，松阳城东人。天资卓越，明敏过人，貌无庸俗，胸有大志，救国救民其素志焉。因思济人利物，莫甚于医，博览《医宗金鉴》《金匮》《灵枢》《素问》《甲乙》《难经》诸书，寝馈其中，殚心研究，积二十寒暑，恍然有得于心，遂以医名。男妇大小，方脉色色，俱能每入人家看病，一经诊视，即知某经受病，某症安在，先行表示，十有九中。而开方又尽和缓之妙，活人无算。以故，四方延请者源源而来，凡二十余里之外，竭力步行，不费车马，都人士喜其朴实无华，咸啧啧称道弗置。而又精制跌打损伤及一切无名肿毒诸灵药，不惜工资浩大，总冀普济遐迩，此事行之数十年不倦。

姚含芳（1855—1935），又名加熙，号含邦，庆元人。少习医药，勤奋好学，医理深渊，以种牛痘和善医麻疹、天花驰名乡里。子姚成典承其业，设同和堂药店，坐堂行医，在诊治内、儿、麻痘方面，与父齐名。

项智遇（1858—1932），丽水人。祖传中医，至项氏益精，擅妇科，经治辄瘳。晚年至温州行医。

吴继周（1858—1936），遂昌人。精医术，一生医人无数，松、龙、宣等邻县患者也登门求医。遂昌知县程荫谷送“存心济世”匾额。

刘其昌（1861—1944），又名可崇，号燮盛，预章村人。精中医麻痘、妇科。自设中药店于村，精工炮制，便于病者就医取药。对远道病家则坐轿去诊，有请必到。录有医得数章，惜已遗失。

陈梦熊（1864—1949），字以德，号遇奇，缙云人。幼年在碧川求学，塾师系名医，梦熊课余喜读医书，深得老师赞赏。后请老师在家治理太公阴伤，梦熊伺奉甚恭，老师即纳之为徒，将医书与器械悉授。后创药店，号称存诚堂。治以伤科见长。患者朱某，不慎跌仆，右手桡骨呈粉碎性骨折，经其诊治，如期而愈。时至晚年，曾因治愈县长及主事之疾而得赠拐杖、手术器械及匾额。医名彰于永嘉、武义、永康及缙云南乡一带。子云钦、七钦嗣其业，亦颇有医名。

谢汉定（1864—1961），字河清，龙泉小梅人。幼时习武，旦夕苦练，怀有一身强功，生性爱抱不平。挟术遍游江南，抗强扶弱，有四川遭劫获救者，酬赠伤科名著一集，嘱其务当研习，日后必有宏图。而立之年，汉定着意揣摩，内中奥理，尽识渊源，以此治伤，俱获奇效。临诊善正骨疗伤，尤精手法，尝谓曰：“手法者，伤科之首务，若手法不使骨正，良药也无功耳。”大率骨折脱位，审视按摸以断移向，正骨八法以复移位，早稳准巧以期速愈，以受伤之部位，伤力之大小，时间之久暂，揆度其轻重缓急虚实，辨证施治，外用内服，获效多良。如治青田某君坠跌昏迷，家人以为死亡，欲理后事，他路遇闻之，探其手足尚软，执意临床检查，诊得心脏微搏，胸部尚热，即刻口灌开窍丸药（药物不详），结合局部伤药外擦，少时苏瘏。待之数日，康安而别。村人尽以为有起死回生之术。名震浙闽邻邦十县。

江志贤（1865—1938），字士先，晚号梅溪老人，遂昌人。医术精湛，行医江宁（今南京），名闻遐迩。详见医家选介。

王凤仪（1865—1939），字韶九，丽水人。优附生，兼通医药。据光绪二十六年（1900）督办处属（时丽水属处州）厘捐总局谕：“处郡土瘠民贫，山多地僻，因而岚烟瘴气，疾病易生。加之十室九空，每无医药，业经本总办创设施济医局……访知该生医学优长，人极勤慎。堪以在局诊视内科。每月薪水酌提英洋拾零元。所有一切出入用度及药资、局租亦归该生经理，按月结报，以专责成。至济药，因极贫者而设，不得概行滥给。”又从该生自填简历，充丽水官医局医生，任职长达十二年，处州府知府赵曾赠“存心济世”匾额。光复后，继在金华、庆元、遂安等处行医。

陶锡淦（1866—1930），字质玉，官名秉璋，号维山。缙云新建人。据《陶氏宗谱》载：生而岐嶷，聪明非常，乡人咸以大器目之。及长必存济世之心，精研岐黄之术，对于《灵》《素》诸书，无不浏览深究。临床治病，以儿科见长。如《宗谱》所云："凡有患求诊，均为医治，不斤斤于报酬之有无；望闻不苟，问切靡遗，平生救活婴儿无数。"

周丰功（1867—1936），字观成，四代皆儒而医者，于麻之一科，尤识涯涘，因症施药，屡试屡验。著有《麻科辑要》。

郑叔鱼（1868—1930），丽水人。世泽之家，曾补秀才，乡举不就，遂习岐黄。读书习艺，贵在权变，郑氏师古而不泥古，诸家之名籍验于临床，有举一反三，触类旁通之能，擅长内科，负盛名于时。何廉臣辑《全国名医验案类编》载有郑案。

练炳生（1869—1932），字乌毅，景宁鹤溪人。幼读经书，通学《内经》《伤寒》中医诸论，精于医业。民国七年（1918），受聘县署施医局施诊，其后家居"大夫第"兼营中药业，毕医药于一生。其子练寿椿，承父医业，行中医于县镇一带，中华人民共和国成立后，参加中医联合诊所，具有名望。

周和山（1869—1933），名子旋，龙泉人。世居王显届弄5号，书香门弟，清末国学生。因科场失意，遵照古训"不为良相，即为良医"，遂闭门谢客，昼夜苦读医书，精心钻研医理，成为当地儒医。悬壶济世，医术高明，医德高尚，救苦济贫，闻名遐迩。

陈承芳（1869—1939），字寿图，号彭宸，景宁人。弃儒随父习医，对《外科金鉴》研究颇深。业精伤科，善治骨折、脱臼，精于手法，内服外敷，双管齐下，名驰毗邻各县。

虞守一（1869—1952），原名钦，缙云人。资聪明，善诗文。弱冠偶病，几被庸医所误，遂志于医，通内、外、儿、妇各科，医名彰于丽水、青田、缙云一带，间亦应邀赴杭州、上海诊治。详见医家选介。

钭生倪（1870—？），字瑞卿，寿逾古稀，缙云越陈人。幼聪慧，为光绪年间秀才。后习医业，擅长眼科，旁通内科。撰辑有《刮瞖重光》五卷、《治验眼科医案》二卷、《治目规臬》一卷，以及《医辑便览》《内症医案》等。生平行医于缙云、仙居接壤处，屡起眼科重疾。

包明奎（1870—1943），又名宣，松阳西屏人。从小受业药肆，善医精药。业满自设"包一钱药店"。该店于1929年选送桔梗参加西湖博览会并荣获优等奖。包氏对患者贫富一视同仁，对贫病交迫上门求医者，不收诊金且赠以药饵。擅长内、外、妇、儿科，尤精狂犬病和眼病治疗，自配有特效药散，可药到病除。

朱子纯（1870—1948），缙云新建人。自幼勤学，曾举案首。后因家贫而无心于科举，立志以医为业，博览医书，无师自通。治以伤寒见长，于内、外、儿科均有所通。曾开药店，号称仁和堂，坐堂行医。亦常应邀而赴丽水诊治。几起沉疴，故医名颇亨。

叶琼瑶（1871—1918），字含辉，书田长子，松阳三都乡酉田人。十七岁随父叶书田习医，深得家传。凡《内经》、《难经》、《伤寒》、瘟病专著及内、妇、儿各科医籍均研习娴熟，自悬壶行医以来，辨证立方迥异流辈，疑难奇症得其医治，病即霍然。在松阳、宣平、丽水、云和、遂昌等周边城乡声名大噪。著有《集效全书》。因医德高尚、医术优良，宣统元年（1909）宣平知事徐士骈赠之“秘囊传家”匾额，松阳知事张纲赠之“功同良相”匾额。

叶仙挂（1871—1934），字鹤溪，松阳望松乡大塔头人，清秀才，为县内一代名医。其年轻时参加同盟会，辛亥革命后，在处州军政分府任职，目睹军阀割据，政治依然黑暗，遂桂冠返里，行医济世。偏僻山区有患者求医，他不辞劳苦，徒步前往，遇贫苦患者，辄送医赠药。邻县皆有患者慕名而来。门外贴有自撰联：“家无长物三间短屋，悬壶济世一片冰心。”晚年双目失明，仍口述处方诊脉治病。

吴新春（1871—1947），字甲钦，号宗泰，缙云大溪滩人。年幼好学，曾举贡元，后以教书为业。年至二十而弃教学医，所学之书甚夥，上自经典，下及百家，无不精心探求。抄辑有《证治杂录》数卷。初时在家行医，后则常至问松堂国药店诊病。长于温病及妇、儿科。平生用药谨慎，亦常应邀而赴仙居、永康、兰溪诸地诊治。

胡力学（1871—1954），字静悦，又名希瑗，缙云胡村人。三十岁左右举秀才，后至杭州师范学校学习，毕业后回缙云兆岸教书，兼习中医。后弃教从医。治以伤寒及温病见长。行医于南乡、西乡一带，亦常应邀赴丽水、青田、仙居等地诊病。著有诗集《三生鸿影》四十余卷。

许诚（1872—1931），字银汉，号涂堂，龙泉瀑云人。自幼习儒，而立中举。后不步仕途，专攻岐黄行医济世，擅长内、妇、儿科。平生因体弱病残，体验益深，特怜他人，有求必应，求诊者盈门。乡里九旬老人忆述，昔常自言自语，怜叹贫民生灵涂炭之苦。行医数十载，摘有《儿科麻疹辑要》《妇科胎前产后诸疾》，惜被后裔散失。其徒张梓焜及张赞甫后皆为龙泉名医。

华巍然（1872—1946），遂昌人。太医，兼狱医。家设巍然诊室，附设宏济药局。

叶葆元（1873—1922），字善甫，又名樟贤，松阳（古市镇）人。清庠生，秉性刚毅，学识渊博，尤善诗词。为寻求救国之道，光绪三十二年（1906），只身赴上海，交结徐锡麟、秋瑾、王金法等革命党人，组织竞业会，创办《旬报》，提倡民权，开通风气，鼓吹革命，一时《旬报》风行海内外，成为革命党人的重要宣传工具。葆元提倡"实业救国"，热心地方公益事业，成立公益社，实行开荒造林，筹办民众夜校，成立崇明阅报社，以启迪民智。民国元年（1912），县议会成立，叶葆元被选为第一届县议会议长。袁世凯窃国称帝，葆元积极投入反袁斗争。蔡锷在云南独立，叶积极响应。他竭力主张实行地方自治，并任县自治委员。叶葆元精于医学，医道高明，求医者络绎不绝。著有《医案遗稿》。

张之壬（1873—1937），字佩六，云和人。清光绪二十三年（1897）拔贡。平生热心教育事业，光绪三十年（1904）于先志学堂教习。1913年，任县立高等小学校长，兼任益智女校校长。擅长医学，尤对中医技术造诣颇深。注重医德，每遇贫寒人家治病，非但不计酬金，还舍钱买药，备受赞扬。

张兆辰（1873—1940），字星白，号乐天，青田妙厚乡张口村人，中国近代民主革命家，陆军中将加上将衔。早年行军，1928年归隐故里悬壶济世，于医训木牌上书"贫病不计酬金"，深受百姓爱戴。北山先贤有诗记之：看剑怕问医国手，挑灯细读活人书……火热水深民病久，囊中有药疗时无？

杨文耀（1873—1960），字敏卿，青田人。世业医，幼攻儒，旋习医，有声郡邑间。善用经方，轻不易药。常谓：若一方增损三味，实已失原方宗旨。善治斑疹，著有《病案》一书。

许澄之（1874—1932），名景清，字澄之，丽水人。中秀才，乡举不就，矢志岐黄。长于内外科，治"红丝疔"尤为得心应手。平生视疾不计酬之厚薄，医名盛于时。

陈瑞生（1874—1939），原名珍宝，缙云人，秀才。而立之年，体弱多病，久治不愈而矢志学医。年四十，医名颇盛。常应邀赴丽水、温州、仙居、武义、永康诸地诊治。生平以治内、妇、儿科见长，对精神病的治疗亦颇有经验。

曾文年（1874—1946），字锡九，号保喜妹，龙泉城镇人。幼年进私塾，读儒书，好诗文，善书法，耽嗜典籍。1921年经浙江省警务处考核，获取中医师证书。他师古人而不拘泥古法，研理务精，如鼓应桴。如治郑某一案，危重发则谵语不识人，急进白虎合大承气汤，竟愈。又如治黄某妇疾一案，汛愆三月，少腹胀痛，腹块时现，投行气散结之剂，附以金铃子散合失笑散，经行块消，患妇昕然而笑。平生识深验丰，临床多科皆有独到之处，故求医者日众，求学者日增，名望日高。力挽沉疴，不分贵贱，贫者相求，则尽财竭力。壮岁之年编撰《祖传伤寒提纲入门看症法》和《杂病录》及便于背诵记忆的《汤头歌括》。子剑豪及孙皆习医，为四代家传。

钟金钗（1874—1959），畲族，景宁郑坑乡毛窠村人。少时家境贫寒，被同村雷姓草药医生领养，学会采药和家传医术，善治儿科、伤科。1936年，红军挺进师第一纵队战斗在文（成）景（宁）边界山区，苦于伤病员无以医治。金钗以救死扶伤为己任，想方设法把红军伤病员隐藏在村后岩洞和临时搭在山林中的草棚里。她白天上山采药、熬药，夜间送饭、敷药。其夫雷阿桶四处猎捕野味以补养伤员身体，先后治愈三十多人，不收分文。1940年正月初八，国民党军袭击毛窠、桂远根据地，搜捕支持革命的农民，雷阿桶被捕受刑致残。中华人民共和国成立后，人民政府安排钟金钗进入敬老院，县人尊称她为“畲族革命老妈妈”。

朱以同（1875—1945），字孔阳，号峰山，缙云人。其幼习诗书，曾举秀才，后无心于功名，而专事医业。精研《女科精要》《医宗金鉴》诸书。临床诊疾，以内、妇科见长。某病妇因少腹冷痛、胞宫虚寒而不孕，以同诊治，书以方药七剂，翌年乃得一子。平生行医于丽水、武义及缙云西乡一带，疗效较彰，颇得民众信任，为人称道。

叶琼玖（1875—1948），字光辉，书田次子，松阳人。随父学医，得父之术，诊断病情，决人生死。常行医石仓一带，有芦扁再世之誉。

何公旦（1876—1941），号颂华，仁和（今杭州市）人，生于清代光绪二年（1876），幼习儒，擅诗词，由儒而通医，博采名家之长而业益精。详见医家选介。

王道四（1877—1946），字一成，景宁英川王宅人，清末贡生，学识渊博，擅长书法。承祖医业，苦攻医籍诸著，精内、儿科，治疗麻痘诸症得心应手。录有医案，毁于“文革”，现仅存《麻痘临症治验法》手迹于其家。

杜有林（1877—1950），字作真，坦头岭人，清末秀才。因愤乡间多疾，乃停学从医，深研中医诸著，临床尤以“四制”（清炒、盐制、童便、醋制）香附治诸痛而见长。曾开设“延龄堂”“延寿堂”药店，誉于邻里。其子孙三辈均从事中医业。

张美松（1877—1958），字鹤栖，幼名美献，松阳人。自幼习武，以应武试。光绪末年（1908），废科举，美松遂继承父业，从事商贸，专营中药厚朴，收购加工后，贩至京、津、鲁、沪、苏等地销售。加工中尤注重产品质量，精心炮制成松阳特有的“盘香朴”，在各地药材市场颇受欢迎。张美松一生自俭，热心公益事业，同情革命，捐资在玉岩山区修筑石拱桥四座，独资创办梨树下小学。红军在玉岩一带活动时，捐购千元西药，慰劳红军。

赵培焦（1877—1961），缙云壶镇人。自小从父学医，精外科，尤以用雷火针治阴毒（附骨疽）为擅长。

施四妹（1877—1973），字纯夫，缙云人。幼而好学，曾举案首。辛亥革命后，以教书为业，兼自学中医。精究《内》《难》，涉猎百家，尤崇《伤寒》及《脾胃论》。医名渐著，则弃教从医，设日生堂药店。治以伤寒及内、妇科见长。运用香砂六君丸、六味地黄丸独具心得。临床治疾，以顾护胃气为要则，力守东垣“有一分胃气，便有一分生机”之旨。常以白术末与糯米粉同炒，按时服用；且注重运动，从不坐轿应诊。年至九十，仍耳聪目明，身手灵活。医名盛于永康、缙云、东阳一带。

吴景明（1878—1949），字延方，号达乐，遂昌人。曾举秀才，后跟族叔习医，苦读医典。学成后，先在关川开办吴寿仁堂药店，后迁山前家中，坐堂行医四十余年。四方患者，不畏路远，慕名求医。长内、妇科，善血证，习用经方，并专外科，医术精湛，疗效卓著。龙泉民众自筹经费，开山筑路三十余里，直达其门，名望之高，可见一斑。著有《望春独活》《临诊日记》《医事摘录》，未刊。

王卫卿（1879—1942），遂昌人。一生从医，精内科，就诊者众。

陈子亭（1879—1938），又名陈达，丽水人。自幼习儒，后于小学任教。颇好医学，空暇之际，披览名家典籍，锲而不舍，精心求索有年，遂明医理。先为亲朋故友施技，每每应手。后受聘为浙江省第十一中学校医。

叶寿椿（1879—1941），字晓珊，又名少山，丽水人。刻苦钻研，医理颇有心得。详见医家选介。

李子杰（1880—1949），字仲炳，缙云新化人。幼学儒，年二十三，因父患疾，遂自购医书读之。后业医，曾开药店道生堂，继因店业毁于火灾而游医诸乡。生平勤求医术，治以温病及儿科痘疹见长。

陈金丹（1880—1949），字纯青，渤海人，清庠生。精读医学诸著，笃志轩岐之学，承祖医业，医药兼精。曾编医录于册。其子陈长庚亦袭父医潜心整理医录。惜毁于“文革”。

陈国藩（1880—1951），字维屏，又名焕姜，号炳勲，清巡学堂官班修业生，景宁鹤溪人。自幼好学，精通岐黄，熟练脉诊，用药灵活变通，不拘一法，熟谙内科，擅妇女产后病调理及儿科麻痘诊治、烧伤，于清光绪庚子年间在景宁县衙大门外（左侧）开设济生堂医馆。

舒凤周（1881—1960），字洛笙，缙云越陈人。弱冠之年从父学医，熟读经典，法宗仲景、嘉言。于温病及伤寒造诣较深。临床擅用经方，治以内、眼科见长。某病患，左瞳子髎处患一脓肿，未溃。某医予其膏药外敷。数日，脓肿虽消，而左眼失明，且头痛延绵不断。六年后，复因右眼红肿，恶寒发热而求诊。凤周疏以人参败毒散加蝉衣、丹皮，但五剂，病家右眼红肿消退，左眼亦霍然视见三光（日、月、灯），六年沉疴起于一旦。医名流于温州、仙居一带。

李师昉（1881—1963），字成蹊，龙泉城镇人。壮岁悬壶桑梓，为人治病，颇有盛名。详见医家选介。

张鼎铭（1881—1972），原名献星，号鸿墨，缙云章村人。幼习儒业，曾举秀才。以教书为业，兼自学中医。1918年创办药店，专事医业。居三年，停业外出，于1938年重开医业。年至六十而医名盛于世。临床之际，善用附片，后用附片之方，皆注明“煎汤冷服”。其治诸种杂病，屡有良效，是以世咸称为“附子先生”。医名盛本邑大洋、盘溪诸地。生平研究《濒湖脉学》，造诣至深，常凭脉处方，众谓之奇。

何梦（1882—1944），字九龄，学名海潮，号庭侬（民众称之丁侬先生），松阳水南人，邑庠生。其父何倚衡以医名，因世家业医，遂弃儒攻医，精岐黄之术。对《伤寒》《金匮要略》详为深究，推崇徐灵胎、丁福保。其诊室有联语曰：“终日苦怀丁福保；下风甘拜徐灵胎。”屡治沉疴痼疾，求医者众，门庭若市。一患者感神疲乏力，何梦诊脉，视舌后曰：“此人无救矣。”病家不信，果过三日而殇。医行浙南、杭州一带，颇负盛名。一生所挣之金多购书籍，藏书万卷。有诗曰：“囊有余钱多蓄药；家无秘宝少藏书。”著有《蝶梦轩医案》《一梦轩医案》。以《心得集》一书加以详述治病，提出不同见解。学徒蔡焦桐、蔡文清等，亦为医林高手。

江聘三（1882—1947），又名士珍，云和朱村乡桑岭根人。十六岁中秀才，因不愿仕途，攻读医学。医德高尚，对官僚、豪绅不惧、不捧。详见医家选介。

卢金生（1882—1947），缙云壶镇人。少年有志，拜师学医，上学经典，下修诸家。艺成则常至壶镇太和堂诊病。后自创同福堂药店，营药施治，屡获良效。治以妇、儿科见长。据《中国医药指南》载，其为缙云壶镇国营商业公会负责人。

庄虞卿（1883—1955），名熊，字以行，丽水县城人。自幼随父习医，涉览中医典籍。著有遗稿《感证崇源》《虞卿诊籍》，名医何廉臣著《全国名医医案类编》录其验方。详见医家选介。

叶冠春（1883—1963），字秀芳，号雨培，松阳西屏人。清秀才，以教书为业。中年顽疾缠身，遂立志弃教习医，潜心奋发，熟读医著。后求学于上海恽铁樵举办的中医函授学校，遂开业行医。处方多宗《伤寒》，擅长诊治伤寒诸症及妇、儿科疾病，屡起沉疴痼疾。著有《医案集》，今佚。

叶子正（1883—1967），字挺生，缙云吴岭人。出身世代医家，熟读医学典籍。凡内、外、妇、幼及五官各科均有丰富经验。详见医家选介。

吴业西（1883—1973），字正平，号钟杰，缙云人。父吴大春，兼事中医。二十岁从父学医，后设医店，号称“惠明堂”。生平治学严谨，著有读书笔记数卷。治以温病及内科见长。据同道云：有一水肿患者，周身悉肿，诸医屡治不效，而荐于年轻之业西。其诊之曰：“此脾运不健、中气不足而水湿为患也！”即疏以补中益气汤加减，嘱其连服六十剂。病家服至五十八剂肿方见退，第五十九剂水肿竟愈，众人咸称效奇。医名显于壶镇、盘溪及仙居诸地。

吴寿南（1884—1940），字籽臣，缙云五云镇人。少时随名医雷少逸学医，深得其传。后回缙云在新建开设药店。治病善于内科，也常运用一些简便之验方。如张某患呃逆不止来诊，他用陈年的窗纸卷燃熏鼻，有立竿见影之效。有一患风痛者川乌中毒，人家拷打其身，寿南嘱嚼吃生米，用水吞服，毒即解。

潘钟俊（1884—1952），字松龄，景宁鹤溪人，光绪三十一年（1905）留学日本，于早稻田大学预科毕业，清宣统府学拔贡。在日本加入同盟会，回乡推行“二五减租”。精于医术，视人之瘼如瘝疸在身，对于贫困农民，他甚至送药上门。中华人民共和国成立后参加医务工作者协会。

吴呈诗（1884—1972），庆元淤上乡淤上村人。出身小学教员，年二十始习医，熟读医典，擅长内、妇、儿科麻痘诸病，论病用药多宗仲景方，精于问诊，用药甚验。在浙闽边境一带颇负盛名。遗著有《医学论》《诸健康报后》手稿两篇。

叶步芳（1886—1948），云和云丰乡尖坳村人。十六岁到县城颐生堂药店当学徒。二十岁去景宁县渤海村开设中草药店，医术精益求精。1937年10月参加中国共产党，任中共景宁县渤海区联络站负责人兼渤海区农民协会主任，领导当地农民开展二五减租斗争，并以行医为名，到江西、福建等革命老根据地联络工作。第二次国共合作破裂后，国民党实行“清乡”运动，叶步芳迁回云和城内中正街63号，开设中医诊所，受聘为云和县狱医，继续做党的联络工作，利用工作之便营救战友。生平对中草药配方悉心研究，曾试制成功辟瘟丹、保童丹、至宝丹等中成药，经国民党中央卫生署检验合格，于1943年11月参加浙江省第九区特产展览会并获奖。

雷宜林（1887—1961），又名义林，雷大相之子，畲族，景宁人。喜拳棒。承父练武学医。其武艺精盛，20世纪40年代在县运动会上多次献艺，并在大均叶坑村设武馆带徒。草药医伤不亚于其父。中华人民共和国成立后参加医协会。业承祖传伤科，擅草药，用土法接骨复位，手法精湛，疗效卓越。

李成蹊（1888—1941），字芳，号六儿，龙泉城北人。自幼好学善问，其琴棋书画脍炙人口。酷爱医道，上涉岐黄，下及天士，勤求古训，博览群书。1921年经浙江省警务处考核，获中医师证书。此后更是马不停蹄，苦心研医。行医二十余春，从不草率从事，辨证从“八纲”中求之，治病以“八法”统之，无虚虚，无实实，获救者屈指难数。富者总以匾相赠，贫者则以心相谢，虽深居僻壤却应接不暇。对求医者不分贵贱，一视同仁。一生培植曹勋等当地名医数人。

王佐略（1888—1945），字厚斋，又字侃，景宁金钟人，原籍青田黄坛。民国七年（1918）修业于瓯海道属中医研究所，民国九年（1920）受聘于县署施医局为官局医生；次年在县前街开业，继在金钟家居设诊。王熟读经著，擅长书法，医技颇佳。

叶学济（1888—1953），字普生，松阳人。幼业儒，中年改医，至杭师事裘吉生。内、妇、儿科无不精究，临床治验独特，方精而药味少，多宗经方。

陈为善（1888—1958），字舜卿，缙云石笕人。二十岁毕业于鼎湖学校，继以教书为业，闲而自修中医，历二十一年。精于医理，家存有《中国医学大辞典》《万字医学启问》等书。擅治黄疸诸证，曾开药铺于石笕。一患者，患阴疸症，脐凸如蛇头。陈为善以蜂腊灯燃脐法治之，兼以内服中药，三次而愈。曾带徒二人。

周泳涟（1888—1967），字介溪，云和人。师承祖传，擅长治麻痘。民国时扬名浙西山区。行医六十余年，扬名云和、龙泉一带。

邱风岗（1889—1936），字鸣岐，丽水人。业医世家，自幼随父习医，精内科，儿科亦见长。1929年瘟疫遍丽，病多霍乱，吐泻抽搐，甚是危笃，邱氏博采众方，审证求详，多见功效，全活甚多。

王阶平（1889—1948），字治洲，号周多，缙云松树岗人。少时患重疾，屡治不愈，深感病痛之苦，遂矢志学医。年至三十则专以医为业。对《伤寒杂病论》《温病条辨》较有深研。临床治疾以伤寒、温病见长。运用仙方活命饮、保产无忧散、止嗽散颇有心得，疗效较著。平生行医于仙居、温州及本县。医名盛于时。

沈竹甫（1889—1952），字日武，鹤口村人。幼好读书，功研《内》《难》二经，笃志轩岐之学，多有造就，运医独到，因噪其名。中华人民共和国成立后参加医协会。

林云海（1889—1977），字生民，小字致果，丽水人。幼读经书，好医学，潜心玩索岐黄。1920年开办济生医局，拜请温州陈景兰为师，历二年余毕业，对于中医经典，往往融会贯通，更极精而穷变。擅长杂病，用药颇专温热，善施附子，颇有心得。常曰：值此离乱之秋，人民劳于生活，十九皆病阴寒，火气内衰，阳气外脱，非附子等药不为功。主张未病先防，去疾于无疾之先，曾使中药预防天花，多得效验。著有《生民医案》《附子证治》等书（未付梓）。

何寿坑（1891—1965），字鹤屏，原籍兰溪，后定居缙云。其幼而颖悟。及长，从师业医。生平治学严谨，尤精《叶天士女科》及《医宗金鉴》二书。治以妇科见长，临证擅用验方。某妇妊娠将足月，因不得尿而住院，邀其会诊。经其诊治，疏以炙芪、升麻等升提之品，三剂即小便通，十日后产一子。某病者雷公藤中毒，何寿坑投以鲜凤尾草、车前草，捣汁服即愈。曾开万松堂药店，利用中草药为百姓治病，深受欢迎。辑有《经验方》（佚）。医术高明，求医者甚众。

黄河汉（1891—1965），字启华，龙泉八都镇人。因家中苦于痼疾，遂拜师专心攻医二十余年，无懈怠，率百家医著，靡不备采，颇有理论造诣，尤对仲景之《伤寒论》《金匮要略》有独到之研究，对易水学派和温热学派亦有较深见解，推崇东垣，效法香岩，然均师其法而不泥其方，扬其长而避其短。临床重视辨证，灵活方药，大凡内、妇、儿科疾病多有治验，治疗小儿麻痘更是妙手。在其诊室里有联曰："药有君臣千变化，医无贫富一般心。"某年当地天花流行，其孙不幸刚死，俄见一奄息患儿求医，他急人之危，含悲抢救，终使患儿转危为安。临诊之余，摘有《验方录》等，因故散失。

吴诚（1892—1975），字鹤亭，遂昌石练人。1927 年，他毕业于兰溪中医专门学校，毕业后拜当地名医江士先为师，造诣日深。1930 年后，他在万育堂药店坐堂行医，兼任施医所医师。1948 年后，他被聘为施医所主任兼医师。1952 年，他任县卫生工作协会城区分会副主任委员。1955 年，他参加城区中西医联合诊所。1959 年，城关中心医院成立，吴诚任副院长，直至退休。吴诚擅长温病，尤精治暑热，方宗天士，善用清灵之品，以为轻可去实，不耻下问，若遇疑难危疾，经已治不愈而被他医回生者，不论前辈、晚生，均登门求教，并抄录医案，总结经验。记有“吴氏温病实验录”“临诊日记”“夏秋时病”等。

吴桂岩（1892—1976），字肇东，龙泉城镇人。祖传医家，自幼读书，方盛之年，染疾肺痨，遂赴上海医治，其间有幸得名医传授，学术经验日益娴熟。平素刻苦勤奋，博览群书，谙熟经典医著，长于温病研究，服膺叶（天士）、丁（甘仁）二氏。以其用药轻灵平淡为特长，善治内、妇、儿疾病，对于小儿诸疾尤为擅长。如治患儿吴某吐泻肠厥案，投以五苓散增人参、附子二剂，悉平。小儿麻疹每以轻清宣透、清解麻毒、凉血护阴等法，屡获效验。医经生涯五十余载，虽至年迈体弱，仍风雨无阻，服务病患，医德至贵。

陈甸臣（1893—1959），又名陈禹畸，云和城内人。继承祖传医术，擅长内、儿科，善治疑难杂病。刻苦攻读《伤寒论》《幼儿集成》等医学著作，善于总结临床经验，集医学之精华。著有《鼠疫商榷》《麻疹辨证施治》《小儿掌脉》等书，深受医学界赞誉。抗日战争时期，云和鼠疫蔓延。他夜以继日地配合中央医疗队，运用中西医结合法治疗疫病，使病亡率降低。中华人民共和国成立后，县人民医院聘任他为中医师，多次治愈疑难病症，尤专小儿科。他倡建云和镇中医联合诊所（县中医院前身）。1958 年与卢绍唐医师创办中医师培训班，任主任教师，为区乡诊所培养了一批中医人才。

张晓清（1893—1972），景宁人，原籍泰顺罗阳。少随父学医，二十一岁立医。民国十八年（1929）定居本县大地半垟，以医带药开设“张三益堂”。1953 年参加大地联合诊所，1956 年高龄六十三岁被县人民医院聘任为首任中医师，1959 年任毛垟区卫生所中医。张老德高望重，医情恳切，终身医业，妇孺称誉。古稀之年仍柱杖就医。终年八十岁。

叶梁杰（1894—1923），云和局村乡三潭村人。医治麻疹、天花，远近闻名。1912 年天花流行，知事李为蛟亦身染此疾，请处属名医屡治无效，求治于梁杰，霍然而愈。后亲自登门拜谢，酬以重金，并书联纪念。联曰：“三潭照五脏六腑，一叶荫万户千家。”

赖飞龙（1894—1956），赖扬休之子，原籍泰顺，后徙景宁。医系家传，擅内、儿科，术宗东垣。治病以脾胃领各科，谓妇人经水不行，多由脾胃损伤。经滞者，不可辨作经闭而轻于破血，须查其脾胃，若属饮食非宜，损伤中气所致者，宜以健脾为主，脾旺则血自生，而经行矣。治病不拘常法，颇具特色。

蔡琴（1894—1961），字焦桐，松阳西屏人。幼年师事同邑名医何海潮有年，后毕业于中央国医馆特训班和浙江大麻中医专门学校，为该校校长金子久得意门生。毕业后入里从事医业，精内科、妇科、杂病。1940年8月曾任松阳县国医支馆馆长。医名播于处州地区。著有《焦桐医业集》。

叶芝青（1894—1969），字和发，龙泉八都镇人。自幼聪俊胜人，并立志以学医救世、普济众生为己任。遂多方拜师，广交医友，迹遍浙闽毗邻。收集民间验方，从中尽得效益。平生酷嗜中医典籍，尤精《医宗金鉴·外科要诀》，理、法、方、药靡不贯通，丸、散、膏、丹益俱精良。其临证治疮疡，纲以辨证，绳之以法，受治者获效每佳，疑难痼病，亦多灵验。如李某一案，其前臂遍患老疮溃腐化脓蚀骨，众医俱投解毒排脓清散之剂而罔效，病情反复达七年之久。后邀芝青前往审察，四诊合参断为正气衰败，疮毒内陷，施以大剂培本托毒，结合自制药剂排脓，历经一年，顽疾告愈。他常告诫学生，药不分贵贱，人不分贫富。为启迪后人，撰有《临证验录》《制约心得》，后因故散失。

宋思暄（1894—1979），又名仲敏，松阳西屏镇人。世代业儒。清宣统元年（1909）考入浙江十一师范，1913年毕业。1919年毕业于浙江公立医药专门学校药科。历任浙江病院助理医师、浙江防疫站医师。1922年回松阳开设松阳医院，其间组织进步青年成立启新社。五卅惨案后，他发起组织“松阳反帝委员会”，积极投身反帝爱国运动。北伐战争时，任国民革命军某部军医。1928年，回县开设思暄诊所，兼办戒烟事宜。二十年后，再次任军职，先后任少校军医、中校视察、后方医院院长。1946年8月退役，在上海开业行医。1949年回松阳县城开设仲敏诊所。中华人民共和国成立后参加组建西屏镇中西医联合诊所。1953年当选为松阳县卫生工作者协会副主任委员。

钭珊瑚（1894—1985），号绍姜，字渭川，缙云大源人。其父廷昌为晚清秀才，颇通医道，外祖父、岳父均从医，故他耳濡目染，熟记其父许多治病处方，渐懂医术，自学医书《达生篇》《濒湖脉学》等。二十九岁时，其妻得病，经许多医生诊治无效死亡，遂坚定从医决心，发奋攻读古典医籍，博览群书，凡内、妇杂病乃至温病重症，每能药到病除，名扬缙云、仙居、永嘉等地。民国时任兴仙乡乡长、县参议员，思想开明。中华人民共和国成立后，其历任县第二、第三、第四、第五、第七、第八届人民代表大会代表。

柳会林（1895—1942），字林盛，大地叶坑下村人，清监生。学识渊博，循祖医术。悬壶乡里。祖辈著《麻症集成》《种痘新书》珍本，悉研领略，精益求精。不幸早逝。

王时杲（1895—1950），松阳竹源黄庄人。父敦风以医自给，时杲承家学，随父学医。后受读于浙江大麻中医专门学校五年，诸家典籍无不精通，尤精究《伤寒》《温病》，初行医于杭州，后回故里。精妇、儿科，擅长内科，每遇沉疴痼疾，多有起死回生之验，医名大噪。性高傲，不求名利，不畏权势。社会名流、巨商请诊，其诊金必高于他医十倍，毫不留情，而贫病交迫之户求诊，则不受金而赠药。

陈岳甫（1895—1978），景宁金田人。受族兄名医陈承影响，弃儒习医。弱冠，拜青邑名医杨民清授受医业。陈氏博览医典，尤对《时病论》《血证论》有心得。精内、儿科。从医数十年，名扬方圆百里。中华人民共和国成立后参加乡联合诊所。

吴胜斋（1895—1973），名凯，字胜斋，小名宝书。吴胜斋出身中医世家（其父吴醴泉是大柘著名中医师），20世纪30年代一度赴衢州行医，与叶伯敬等齐名。详见医家选介。

饶霖（1896—1947），字用汝，云和小徐乡白垟墩人。毕业于浙江监狱学校。1926年，在城内开设饶聚源中药店。1931年起任救济院院长，长达九年。1938年，倡议建古竹至沿塘坑渠道，长九百余米，受益农田六百余亩。1942年，其所经营的中药店已发展成为云和最大的一家国药店，有著名中医师坐堂诊治，生意兴隆。

徐蔚然（1896—1952），字吕昌，龙泉人。祖辈三代以医为业，自幼随父学医，好研医经，并吸取各家之长，行医十有六载。于1932年赴上海中医专门学校深造，学识益深，返乡诊治，每多效验。对重病危症，沉着精辨。如治十岁患儿黄某一例，患儿昏迷旬日，危在旦夕，延其诊治，断为阳气欲夺，遂进三山饮（山川乌、野山参、山白附）而瘥。为人治病，不分富贵贫贱，尽力相救，贫家延请必至，殚财竭力以拯救之。其一生学验俱丰，平素所撰之心得，因无子相继而散失。

吴凯（1896—1973），字胜斋，号宝书，遂昌人。随父习医，业成开设吴济生堂药店，坐堂行医，偶尔亦游医于衢州、松阳一带。临床四十年，对前来求医者有请必应，擅长内科、妇科，兼通外科。著有《胜斋医验案》（未刊）。

吴洁之（1896—1975），景宁鸬鹚茶亭人，原籍泰顺筱村。少随父习医，专长中药精制饮片。以“首重祛邪，邪祛则正安，不可畏功而养病”为治则，医精应手。中华人民共和国成立后参加医协会，组建联合诊所。1955—1960年曾任第一、二、三届县人民委员会委员。1963年又任云和县人民委员会委员，参政议事。

陈树澜（1896—1983），字体俊，又名耀波，景宁鹤溪人，1911年随德国女传教士学西医。民国十八年（1929）受命组建县立医院未果。民国二十九年（1940）任县救济院院长，同时在施诊所施诊。中华人民共和国成立后参加医协会。

周锡光（1897—1940），松阳赤寿人。1928年毕业于浙江省医专，行医松阳，开设锡光医院，对于各科一般疾病他均能治疗。1931年县临时防疫所成立，锡光担任所长。

吴从绳（1897—1970），字直轩，谱名嘉儒，松源镇城西水门街人，自幼体弱，自读古典医籍，常从亲戚吴呈诗学习并切磋医理、药性，掌握了望闻问切等诊术并研制出若干膏散丹丸，后以医为业，加入联合诊所，著《晦吉堂医存》，收弟子数人，其子吴克甸曾随父学医，后致力于食用菌研究，有当代“吴三公”美誉，吴复恒副主任中医师与吴克甸为表兄弟。

褚震烟（1897—1971），字雪琴，号柳池主人，缙云越陈人。少时从父学医，兼营药店。勤于临床，精究医理，并善国画，与齐白石、潘天寿诸国画名家交往，曾互赠诗画留念。抗日战争期间，他在杭州考取“开业医师”资格，继则以医为业。杭州沦陷后，返回缙云，坐堂行医。治以内、儿科见长。

丁志亮（1898—1948），字梦梅，缙云靖岳人。毕业于浙江医药专门学校。历任浙江陆军军医、国民革命军总司令部少校军医、中央军事政治学校上校军医处长、江苏省保安处军医主任、杭嘉师管区司令部军医主任、缙云县卫生院院长。善书法诗词。著有《梦梅诗稿》。

周日达（1898—1973），庆元黄新乡黄坛村人。擅长中医内、妇、儿诸科，名扬乡里。

何涌金（1899—1963），缙云壶镇人。十四岁进老问松国药店当学徒三年，后学医，精《时病论》及《陈修园医书》，长于妇、儿科，尤以小儿科享有盛名。开设九松堂药店，1957年公私合营并入新同松药店。

徐杰（1900—1965），字子义，号虚舟，原籍青田县。民国初，随姑母定居遂昌。1920年，毕业于上海南洋医科大学。曾任浙江省第十一师范校医、松阳博爱医院医师、广东黄埔军校医务所所长、国民革命军第十八路军总指挥部警卫团少校军医主任、国民革命军第一集团军独立旅军医处中校处长。1932年，回遂昌，创办私立遂昌医院，为县内首家西医医院。1933年，县戒烟所成立，业务由医院兼办，徐杰任所长。1945年兼任救济院院长。1955年，与中医王卫卿、林日熙等组成城区中西医联合诊所，任副所长。徐杰医术精湛，擅妇、儿科。

梁献庭（1900—1973），字亦山，丽水碧湖镇人。原从事教育，后从医。擅长中医内、儿、妇科，著有《中医学浅说》，丽水县指定中医带徒老师，1962年，浙江省卫生厅公布其为丽水县著名中医师。曾任碧湖联合诊所所长，多次当选丽水县人民代表。

黄叔文（1900—1976），名献圭，以字行世，丽水城关镇人。自幼习儒，诗词书画靡不精。原从事商业，弱冠之年，顽疾缠身，咯血终年，经松阳宿医何九龄诊治康复。久病晤医，遂发奋习医，常求教于丽水耆医陈式范。对《灵枢》《素问》《伤寒》《神农本草》《金匮》均学有心得，各家单验方药，兼收并蓄，十年自学，成医开业。1956年受邀为省中医院内科主治医师。治学主从源到流，重视理论与实践相结合，师古不泥古，不囿于经方、时方界限，随宜化裁，重症辄用大方峻药，屡奏奇效，驰誉杭州。1962年经审定被列为浙江省著名中医，出席全国伤寒研讨会。

徐继祯（1900—1985），字元利，景宁大均张寮村人，少从祖袭父学得骨伤草药医术。十六岁得山东人侠盗刘范授以“脑外伤”开窍吊气秘方，其医术得到完善，十八岁立医，以中草药合伍，求医渐众。中华人民共和国成立后参加联合诊所，后回家个体设诊，远近盛名。徐无子，仅育一女，遂传其医于女及婿，晚年于云和镇开设诊所。

叶梦熊（1900—1989），字延长，号锡周，琼玖子，松阳三都酉田人。七岁入私塾，十一岁随父叶琼玖习医，就读于松阳毓秀小学。后弃学习医，再次随祖叶书田、父叶琼玖习医，幸得祖辈亲传，从父志，承祖业。自悬壶行医以来，医名遍及松阳、遂昌、宣平、丽水、云和等地。中华人民共和国成立后坚持在基层诊所工作，认真负责，服务态度良好，耄耋之年仍坚持出诊，深得民众爱戴。行医达六十多年，临床经验丰富，对伤寒、瘟病、外科、内科、妇科、儿科等疑难病症的研究，心得颇深。著有《梦熊诊所医书》。

王景祥（1901—1960），字得培，丽水人，幼习儒，稚年有志于医，阅典籍有年，弱冠师事杭州王香岩。王景祥返里悬壶，精内科，医名播震于时，遗有《古方百法》一书，系其选录加批之抄本。王景祥曾任丽水县国医公会、丽水中医师公会常务委员，何廉臣《全国名医验案类编》载有王氏医案。

蔡松京（1901—1961），景宁人，原籍松阳。民国二十五年（1936）迁居景宁，接替兰溪人"老懋生"药店。精于加工炮制，专长眼科，自制"八宝珍珠散"，疗效尚佳。中华人民共和国成立后，热心创办联合诊所，忠于医业。

林明俊（1901—1969），隆川黄垟口村人。祖传蛇科草药医，亦通中医，疗效尚佳。1955年组建中医联合诊所，为人朴实，忠于医业，其子林昌德袭父治蛇伤医技于乡里。

雷祖根（1901—1974），畲族，云和沙溪乡偿岱岗人。少年时期见村子里常有人被蛇咬后，蛇毒入心而丧生，许多家庭因丧失了主劳力而人亡家破，因此他下决心要学会捉蛇，为民除害；治蛇毒，以抢救人命。

1936年，他在深山老林中，偶然遇到一个龙泉人——畲民雷贤才，尽管他是一个聋老头，却能一见毒蛇，信手擒来，不费吹灰之力；在医蛇毒方面，他能药到病除，起死回生。祖根非常敬佩，愿为他点烟筒、背包袱，拜他为师。从此祖根跟随师父在深山老林游转，学会捉蛇和医治蛇咬伤的技术，为民专治蛇伤，为山区人民积下极大功德。

祖根有共产党人的正气，又有畲民的义气，无论远近，有慕名求医的，他都有求必应。他治蛇伤有独到之处，别人治不好的，他能药到病除。祖根治蛇伤，首先是验伤口。他一看就能知道是哪一种毒蛇所伤，对症用药，所以能百医百效。1974年，祖根因病逝世，享年七十四岁。虽然他的医术已传给孙子雷荣新、雷荣宝，但是群众仍念念不忘这位忠诚朴实、治病救人、具有高尚医德的蛇医。

吴亚男（1901—1979），景宁英川村人。世业医。亚男幼承家训，性聪慧，好苦学，以外科见长。先从商而营中药后精医，为人厚道善良，文静研医，对清代陈修园之医著深研其精，其中医观系金元时代之"滋阴派"，用药首选"六味地黄丸"，方剂变通出神入化。每有会意，就手录医案于珍本。

陈林呈（1902—1953），青田人。三代业医，而医技以林呈为最。善治小儿痘疹、惊风。乡里有"陈一帖"之誉。

陈元丰（1902—1974），名鼎，字邦幹，承父业（济生堂创始人陈国藩之子），通医术，精制丸、散、膏、丹，诸如神曲、午时茶、眼药粉、烧伤膏等，尤在烧伤治疗上颇有建树。民国初期，一邻居坠入炭窑，全身烧伤，经其精心治疗，病愈，未留瘢痕。

吴泽民（1902—1992），青田人。1924 年 6 月于丽水处州中学毕业，考入浙江省立医药专门学校（浙医大前身），1928 年 7 月完成四年制医疗系专业学习（第十三期），后报名参加国民革命军后方医院，任上尉军医。1929 年 3 月后方医院解散后，回到故乡青田。1929 年卢士美创办县立医院，吴泽民被聘为医师。1931 年赴汉口参加国民革命军任上尉军医、少校军医。1932 年 10 月升任中校军医，1933 年任中校军医处处长兼军医院院长。1936 年起自学诸多中医典籍，步入中医领域。1937 年“七七”卢沟桥事件爆发，国民革命军 67 师奉命开赴上海参加“淞沪会战”，吴泽民随军负责战地卫生队救护抢救伤员工作，升任上校一等正军医处处长、卫生队队长，后任武汉行辕军医院院长。1940 年升任 86 军一等正军医处处长加少将衔。1943 年 6 月主动脱离国民党军队，回归故里巨浦乡湖云村，开业行医，为家乡群众看病，以遂宿愿。从医六十余春，救死扶伤，医德高尚，医术精湛，治愈了许多疑难杂症和重危病，成为名医，医名蜚声乡里。是青田县立医院创始人之一，著有《九十自述》《医案选录》。

陈荣兴（1903—1973），又名沸，松阳人。世为伤科名家。幼随父业医，擅长接骨及骨骱复位，手法精湛，疗效神速。经治者不知其数，求诊者遍及外县。

季陈金（1903—1975），龙泉城镇西街人。自幼跟随父亲学习中医骨伤科。1954 年参加城镇第一联合诊所，随后转入城镇中医院。从医五十余年，在运用正骨“八法”基础上加以提高，对骨折、脱位的整复治疗和胸腹部、腰部内伤的中草药治疗，积累了不少经验，临床诊治，疗效显著，在县城享有医名。

王藩（1903—1987），字品琛，号介臣，龙泉竹垟畲族乡人。毕业于南京中医函授学院。自幼颖悟，好学不怠，性谨端厚，嗜绘画书法，专心医学，苦读圣贤医典。若遇贫寒之人无钱买药，王藩解囊助金，奉送药金。1979 年王藩参加省选拔青壮年中医师考试，成绩合格被录取，经考核评审为县级名老中医师，并被调往县中医院任中医师。对妇科、小儿科、肝炎、肺痨及疑难杂症有较丰富的临床经验。

范纯良（1903—1991），字善基，龙泉人。从小勤奋好学，博览群书，爱好琴棋书画，尤精诗词书法。相继考取并毕业于处州第十一中学（今丽水中学）和杭州法政专科学校。民国年间从事法（官）律工作，在工作之余或家居时，曾精读中医经典著作，钻研中医之道，探求岐黄之术。中华人民共和国成立后还乡，专心自学中医。1956年组织联合诊所时，参加三溪联合诊所，任中医师。擅长小儿科、妇科。1962年被省卫生厅评为龙泉县著名中医师。

姚成典（1904—1940），庆元人，姚含芳之子，以医名之。

卢士由（1904—1970），青田人，1928年毕业于浙江省立医药专门学校药科。嗣后曾在国民党军队中担任司药、科员等职。1946年3月起在浙江省立处州医院任药局主任、主任药师。中华人民共和国成立前夕，卢士由曾尽力保护医院财产、药品、器材，最终顺利地移交人民政府接收。他曾为医院药剂科的发展及制剂工作的开展做出了一定贡献。1970年在贯彻中西医药结合中，他积极试制各种中草药制剂，当年6月，将新试制的"一枝黄花注射液"注入自身进行药物试验，结果发生溶血反应，并发败血症，抢救无效，7月13日以身殉职。临终前他嘱咐家属，将落实政策所补发工资和家中中医药藏书全部献给国家。

吴凌松（1904—1978），字佐周，桃源人。民国二十二年（1933），吴凌松三岁子暴亡，自责医术不精，祸及于已，遂发愤深研医著，并自开药店，以精医药，中华人民共和国成立后参加联合诊所。

吴如岗（1904—1992），乳名长生儿，庆元松源镇北门村人。吴如岗出身于医药世家，自幼克承祖业，长大后在城内开设药店，坐堂行医，受聘任庆元县看守所狱医，专攻内、妇、小儿科和麻痘诸症。1952年吴如岗加入县中医联合诊所。1956年任庆元县人民医院副院长、县第一届医学会副理事长、县中医学会顾问、省医学会理事等职，曾当选庆元县人民委员会委员，庆元县第二至六届人大代表、第七届常务委员及第一届政协委员。

吴宝庆（1905—1968），丽水人。其父曾习医于青田伤科之乡黄寮西背村，熟谙草药。自幼从父采药学医。二十岁丧父，以接骨疗伤为业。积十数年潜心探研，数起断骨难症，传誉乡里。1946年担任南山村保长，为中共游击队通报讯息。1947年加入中国共产党。中华人民共和国成立后，行医如故。1956年被推为县首届政协委员。1962年，浙江省卫生厅公布其为丽水县著名中医师。生平积藏经验良方颇多，已佚。

吴仕朝（1905—1970），又名时兆，原籍兰溪，后迁居缙云壶镇。年方十九，于兰溪中医专门学校就学，乃张山雷之门生。毕业后，回返家园，嗣其父业，于问松堂国药店诊病施治。生平博览群书，尤推崇《伤寒论》《金匮要略》二书。治以内、儿科见长。江某之妻，住院于金华地区医院，昏迷不醒，屡治不苏。仕朝应邀往诊，力排众议，投以“独参汤”，一剂而苏。曾整编成幻灯片《小儿麻诊治法》一套，于全县各地放映。晚年医名鼎盛，播于环缙诸邑。

叶耐寒（1905—1981），松阳西屏人。中华人民共和国成立前毕业于天津中国国医函授学院和中央国医馆第二期特训班，曾加入杭州中国国医学社及杭州中国医药研究社。历任松阳县救济院施医所医师，松阳县中医诊疗所医务主任、副所长，松阳县国医支馆副馆长、馆长，并兼任松阳县立简易师范和私立国强中学校医，《松阳报》“医与药”副刊、《松阳民报》“大众医药”副刊主编，松阳县中医公会执行委员、常务理事、理事长，松阳县外科研究会理事等职。1932年起在松阳西屏镇开设耐寒诊所，中华人民共和国成立后参加西屏中西医联合诊所。

项正和（1905—1981），名万里，龙泉道太乡人。就读私塾五年，1921—1926年拜龙泉城关镇中医名师徐存济（字渡舟）为师，出师后留用三年。1930年领取执照两个月后即开设中医诊所，店址设于道太区公所所在地。1953年卫生工作者协会成立，项正和任道太区分会会长。1956年组织道太联合诊所，任所长。之后该所更名为道太区联合医院，项正和继任院长之职。1962年省卫生厅公布授予他龙泉县著名中医师称号。项正和擅长中医儿、妇科，治儿科的麻痘有独到之处，深得群众信赖。行医不计贫富，为贫施医不计酬。著有《麻痘》一书。

许吉根（1905—1987），龙泉城镇人。从小习医，熟读中医经典著作，博采众长，善于钻研，自学成才。独创喉科疾病草药偏方，疗法屡见奇效。三十多岁始在县城开设私人诊所。中华人民共和国成立后参加城镇联合诊所（龙泉中医院前身），担任医师，成为名医。

廖承根（1906—1960），又名廖容，松阳古市人。十五岁开始随父学医，二十岁开始行医，擅长内、妇、儿科。中华人民共和国成立后先后在联合诊所、岗寺乡医院、古市区医院工作。为人诚实谦虚，仁慈为怀，经常主动探望访问其诊治的患者。

吴庚伯（1906—1982），字省三，号苕东居士，原籍浙江余杭闲林镇，徙居丽水。精于中医内科，勤恳为民，鞠躬尽瘁，深受民众敬慕。详见医家选介。

卢国扁（1906—1988），字铭新，丽水城关镇人。江南国医专门学校毕业。

1942年任国民政府军事委员会战时运输统制局管训委员会中校组长。1949年去台湾，任职于运输司令部和军人保险管理委员会。1965年以后，专事医学研究，历任中国医药研究所、卫生署中医研究会委员、中国医史学会理事长、台北中医师公会理事、香港中医师公会顾问、国际针灸学会顾问，执教于香港华侨中医学院。著有《针灸灵龟八法子》《国医根源学》等书。

吕文东（1907—1959），缙云壶镇人。少业儒，暇而自修医业，常至壶镇太和堂药店施治。及长与数人合开天一堂药店，坐堂行医，亦常应邀往诊于外。精究医理，临证善变，不拘古法，尤擅内、儿科，店业盛大，闻名遐迩。

陈俊良（1907—1966），又名左潜，靖修，缙云川石人。十岁左右开始学医，并在“杏林春”坐诊，长于治伤寒，喜用寒凉药，后开设三春堂，坐堂行医。三十岁创一热霍乱方，灵验异常。并长于书法。

何宝旺（1907—1976），又名何国斌，丽水市莲都区碧湖人，自幼从父学医，中医师。对中医妇、幼两科有所专长，擅长运用中药大枫子、马钱子组方，治疗小儿疳积，为方圆百里的疳积患儿解除病苦。1943年加入中国共产党，受上级党组织指派，以行医为名行走乡间，掩护从事地下党组织活动的同志们。中华人民共和国成立后，于1952年下半年，发起组织民间中医师叶挺生、李之光、叶品琦、叶寿屏、夏兰元等人创办丽水县第一家联合诊所——高溪联合诊所，为高溪乡卫生院前身。何宝旺先后于1953年、1958年两次担任联合诊所和高溪乡卫生所所长，1958年获丽水县卫生系统先进工作者称号。其子何良能，传承中医家学，为丽水县第一批师带徒学徒，擅治小儿疳积，从医四十四年。

王琅（1907—1979），又名绍伦，松阳古市镇人，祖籍兰溪，世代以医为业。父王富兴开办王大源国药号，精通中医药，深得地方敬重。幼年随父学医，潜心钻研，学成后一边苦心经营王大源，一边坐堂行医。擅长中医内、儿、外科。经营上讲究中药炮制，注重药品质量。处方原则是“应用则重用”，谓之“用药如用兵，千军虽多不抵猛将一员”。谈吐幽默，态度和蔼，对求医者不分贵贱，一视同仁，深得病家信赖。热心社会工作，抗日战争期间，任古市救济院院长。中华人民共和国成立后，积极投身私营工商业社会主义改造，负责组建古市镇联合诊所，任所长。1956年，松阳县工商业者联合会成立，任副主任委员。当选为松阳县第一、第二、第三届人民代表，县人民委员会委员。1979年9月21日病逝。

蔡文清（1907—1980），字储锵，松阳人。1929年毕业于兰溪中医学校，颇有理论造诣。精治内、儿科，尤擅妇科。

方春福（1907—1981），字复初，缙云五云镇人。十四岁当学徒，二十二岁开明德堂药店。后又跟从义父陈瑞生习医，发奋学习，日有所进，尽得陈氏之传。治病以儿科见长。辑有《经验方》一卷。

王以文（1907—1986），丽水人。1932年入上海私立中国医学院，受业于医坛名宿祝味菊门下，学成回乡行医。详见医家选介。

林松亭（1907—1990），名泉，庆元黄田镇曹岭村人，毕业于上海同德医院。1929年在后田街尾开设林泉诊所。1938年任县立诊疗所主任。抗日战争期间当过军医。日本投降后在曹岭开设百龄门诊所，先后在曹岭、菊隆联合诊所和小梅卫生所工作。从医四十八载。善治麻疹，其"麻疹色喜红润而形喜尖耸"的辨证理论，对中医麻疹学具有一定贡献。

陈筱山（1907—1994），温州市区人，十七岁随父学习中医，后又师从当地名医吴云山医师学习中医伤外科，学成后从事中医伤外科工作。先后参加温州医药联合会、温州神州医学会中医师协会，在温州中医院兼任特约伤外科医师。经中央考试院考试合格，由民国考试院戴传贤签发开业证书，获中医师职称。1954年1月迁居丽水城关镇开设私人中医伤外科诊所。1956年参加城关镇大水门联合诊所，1978年该诊所并入丽水县中医院，他便从事中医伤外科。他自制的中药"升丹""降丹"小膏药治疗疔、疮、疖有奇效，自制的麝香大膏对风湿骨痛有效验，在群众中享有盛誉。

蓝炳瑞（1908—1956），又名葆生，畲族，景宁敕木山村人。幼读四书，十八岁在本村私塾任教。眼见村民无钱治病，遂学先人以草药治病，不计报酬。积累经验，能治麻痘、风痛、腹泻、骨伤诸症，精于伤科，医名与日俱高，邻里求医者渐众。

曹勋（1908—1964），字启元，号昌诗，自称好生老人，龙泉城北人。自幼便从学于当地名医李成蹊，潜心求索四载，上自《内》《难》《伤寒》，下及《本草》《脉诀》，博学无所不窥。宗景岳，慕香岩，然非拘泥，悟曰："中医之治病，不可囿于一家言，宜博采众长而妙用之，方能医大病疗痼疾。"临诊三十载，学验俱丰，大凡内、妇、儿科疾病，治愈者十有八九，浙闽一带，颇有盛名，慕名求医者不绝门户。为便利病患，遂兼开药铺，名之好生药店，深受同道赞许。平生倾心医道，济贫疗疾，救护病危，先人而忧，深受同道推崇。晚年自述："余治医近三十年，虽学识粗浅，技术不精，但为人治病，无不小心审视，重症危症，亦不见却。盖本天地有好生之德，吾人治病，但有一线生机，均未可见难而退也，因自署为‘好生老人’。”

蔡观淮（1908—1972），又名俭清，别号关怀，晚号六三子，松阳西屏人。自幼随父学医。为生计，在乡任教，暇时批阅诸家医籍，在任教期间为人治病，数起沉疴，医名大噪，求诊者踵接，于是弃教行医。擅长儿科麻痘，诊务之余，手不释卷。著有《六三子医业》八卷及《六三子医话》《麻痘大法》《临证治验录》《林原招秘》《松阳民间草药》《松阳中草药标本集锦》等书。

吴朝升（1908—1976），字子旭，号士其，庆元松源镇西门村人。1931 年毕业于上海中医专门学校。后归里设同德堂药店，坐堂行医四十余载。擅长外科痈疽、疔毒、儿科麻疹及妇科产后诸症，自制秘方丸散，对针灸、按摩亦颇有研究。

叶秋元（1909—1976），字胜斋，琼玖子，松阳人。年幼聪明即读父书，十岁丧父后幸得祖父之传，十五岁熟读医书，十七岁开始行医，凡伤寒、温病、内、外、妇、儿科均有研究，尤精于伤寒和儿科麻疹。中华人民共和国成立后先后在联合诊所、新兴乡、樟溪乡卫生所、遂昌县人民医院中医科工作，在省中医进修学校学习。生前曾录有医案，在“文革”中散失。子益继世业，亦颇负盛名。

唐国俊（1909—1994），丽水莲都人，1924 年毕业于浙江省兰溪中医专门学校。后回乡行医，专长中医内科，擅长小儿麻疹诊治，在群众中享有盛誉。详见医家选介。

陈章德（1909—1999），乳名德儿，缙云县黄碧街人。高小毕业后，宿儒名中医虞守一慧眼识英才，选其为东床快婿，并尽传岐黄之术。十九岁时于堂姐夫虞献邦所开中药铺帮忙，受其赞许；晚间学习医书，求教岳丈，医书精进，深得信赖，将店务交由其主持。及长，他回黄碧街自创“道济号”中药铺，坐诊多年，盛名传遐迩。1956 年，药铺并入联合诊所。1960 年，他被调到缙云县人民医院新成立的中医科任中医师。医术精湛，医德高尚，花甲三年还参加函授，获得中医大专学历。曾被选为缙云县第一届政协委员、缙云县第一和第二届人大代表。

吴安仁（1910—1953），又名春，字泰，庆元松源镇后田人。少习医，拜八都杨广林为师。后入北平国医砥柱总社，为北平中国针灸学社社员。函授期间，专心攻读，学识日进。精治温热时感、内科杂病、儿科麻痘诸证，兼工针灸。求治者日以百计，屡起沉疴。设延和堂药店，坐堂行医。

吴士贵（1910—1973），庆元举水乡举水村人。自幼随父习医。父殁，自习医药，勤奋好学，学识日进。设保寿堂药店，坐堂行医。擅长妇科、喉科，热情待人，名驰乡里。

柳毓瑞（1910—1977），景宁沙湾村人。少年习医，设中药店于沙湾，坐堂行医，临证谨慎。民国二十九年（1940）任景宁县国药商业同业公会常务理事。中华人民共和国成立后参加联合诊所。

林成（1911—1970），字延年，号良材，松阳人。毕业于兰溪中医专门学校、杭州中医专科学校。一生博学多闻，通内、妇、儿科，尤擅眼科，自制眼药，使盲者复明无算。曾任松阳县国医支馆馆长。

雷林风（1911—1988），畲族，景宁郑坑乡湖车村人，鉴于畲族山居多伤，萌发治伤之志，远近采集民间治伤验方，屡经实践，积方终成伤骨科草药医，远近多治。惜故后失传。

吴应机（1911—1988），庆元荷地镇荷地村人。自幼从父习医，学成在益寿药店坐堂行医。擅长内科、小儿科。1956 年调入荷地区卫生所。

毛樟根（1911—1988），龙泉上祥镇木岱村人。自幼受外祖父和父亲（均系名医）的医学熏陶，专心学医，熟读中医经典著作，医学功底扎实。1956 年参加八都联合诊所，1959 年被县（市）人民医院聘任为中医师。1962 年参加省中医学院第四期中医函授进修班，学习一年，是年被省卫生厅评为龙泉著名中医师。1978 年被列为省老中医。擅长中医内科、妇科、儿科多发病、常见病的治疗，施治疗效显著，尤其对时行疫病有独到疗效。

林日熙（1912—1977），字宝亭，原籍龙游，徙居遂昌。擅长妇科、小儿科，20 世纪 60 年代初对遂昌麻疹的控制具有很大的贡献。详见医家选介。

林善人（1912—2005），丽水碧湖人，1931 年毕业于浙江兰溪中医专门学校，回乡后协助其父林子崇经营百年老店“天良堂”药店，直至公私合营时期并入德和堂药店。1959 年，林善人在丽水城区大水门仓前桥头独立开设天良堂中药店，采取前堂售药，后堂看病的形式。林善人熟读《黄帝内经》《伤寒论》等中医经典，擅长内科杂症和儿童麻疹等，在城区内享有盛誉，曾任丽水县中医师协会和丽水城区卫生工作者协会代表。

吴志勋（1913—1982），福建省寿宁人，祖籍庆元吴坑。少年习医精心攻读《伤寒论》《金匮要略》《本草纲目》《医宗金鉴》等医著。二十岁开设药店，坐堂行医。1961 年加入石湖公社联合诊所（今贤良镇卫生院），临床法宗张仲景，擅长中医内科杂病。

范水笃（1913—1987），景宁毛垟人，原籍福建寿宁。少苦学中医，行医乡里。1953年为首创建本县第一所大地中医联合诊所。1957年受聘于景宁县人民医院任中医师。1958年到省中医进修学校进修一年，回院推广针灸治病。1963年到基层卫生院从事中医工作，毕生坚守临床一线。

徐肇璋（1914—1970），字达夫，号松兰半医，松阳人。其大伯祖徐文清精医术，达夫受其陶冶，幼即立志学医。后毕业于兰溪中医专门学校，遂行医。对温病学研究颇深。尤精妇、儿科，治愈妇、儿疑难危候不计其数。

叶维简（1914—1970），字光昭，丽水黄畈人。稚年跟随家父（当时名医）学医，披阅各大典籍，尤以钻研《伤寒杂病论》和严谨辨证论治而闻名。基于多年临床实践，掌握药物配伍规律，能举一反三、触类旁通，医名播震乡里，医德深得人心。遗有《旋覆代赭汤临床运用探讨》医著，《桂枝汤在内、外、妇、儿各科运用体会》《桂枝汤在腹水治疗中"攻"和"补"》等多则医话、医案。

徐岩（1914—1985），字寄谷，松阳西屏镇人。1930年考入浙江大学附属高级农业职业学校学习，后入陆军军医学校大学部药科。1936年毕业，任国防部监察局一等正监察军医。1944年任军医署药品种植场研究员。1949年7月加入中国人民解放军，历任中国人民解放军西南军医学院副教授、第二军医大学药学系教授。1954年受聘为中华药学会中药整理委员会委员、教育委员会委员，长期从事中药、草药的应用研究。

徐昌发（1915—1988），又名仁宝，别号焕斋，字为世孝，松阳县西屏人。松阳人尊称之"昌发先生"，是享誉县内外知名的老中医，也是优秀老药工。详见医家选介。

陈国瑜（1916—1995），青田人，生于青田县黄垟村中医骨伤科武术之家。陈氏天资聪颖，自幼随父习医，医术精湛，研制出具有止血消炎、止痛续筋、生肌收口之功效的创伤药、接骨外敷药，并逐渐形成了具有自身特色的手法正骨、夹板固定、中药内服外敷、穴位艾灸的治疗外伤、骨折、感染等骨伤疾病的系列方法。陈氏总结祖传的骨伤知识和临床经验，著成《中医骨伤科学讲义》。

叶益寿（1917—2014），松阳三都酉田人。早期弃学习医，随父叶梦熊研习医书药理，后经各级主管部门考核合格，由中央考试院颁发中医师合格证，并担任松阳县救济院医师。抗日战争时期，担任出征军属义诊医师。在五十多年的行医实践中，他根据临床经验，总结整理成《益寿奇验医案》一部四卷，分为伤寒、瘟病、妇幼、杂症各一卷。

曾剑豪（1919—1984），号大培，龙泉城镇西街人。养真小学毕业，幼年跟随父文年（号宝喜妹）学习祖传中医。1947年通过民国政府考试，获得中医师执业证书。1951年7月参加县卫生工作者协会，任1957年第三届卫生工作者协会执行委员兼防疫宣教股负责人。1955年参加城镇第一中医联合诊所，1956年调入县人民医院任中医师。攻读医学经典著作，对温病有其独特见解，施治疗效显著。1962年省卫生厅公布其为县级著名中医师。

张赞甫（1922—1975），乳名目养，号守岐，龙泉城镇人。十三岁考入杭州私立树范中学。结业后，开始攻读医学经典著作，勤学、慎思，掌握了丰富的医学知识并奠定了扎实的医学基础。他在县城以“张守岐”名号挂牌行医，亦在县城好生药店坐堂行医。中华人民共和国成立后参加城镇第三联合诊所。善用经方、时方，尤其擅长肝、肾疾病及妇科疾病的治疗。

陈位贤（1927—2015），字瑞勋，号凡夫，青田简易师范毕业，自幼学习祖传伤科。1951年2月9日成为景宁县首届中、西医协会会员。1979年任首届中华医学会丽水分会骨、伤科理事；同年被聘入云和职工卫校任中医伤、外科兼课教师。他从事三十余年的医务工作，走中西医结合道路，对破伤风病、脊髓神经损伤、股动脉损伤、败血症、深部脓肿等病的诊治，总结了丰富的经验，为中医伤、外科事业打下扎实的基础。他带徒本县叶寿科；编写了《中医外、伤科集要》《少林寺穴位探讨》等，内容包括中医外科和伤科理、法、方药、治验方、医案等的记录。

周仁余（1927—2020），学名周儒，龙泉龙南乡人，1942—1945年就读于杭州私立树范中学，1956年参加工作，1982年任龙南乡中心卫生院院长，1988年退休，曾当选第七、第八、第九届龙泉县人大代表。20世纪60年代初，地方药材非常稀缺，品种也不全，许多中药都用替代品，如土当归代当归，山海螺代替党参。卫生部门开辟中药种植场，试、引种党参、云木香、黄连、沙参、生地等药材。1960年到1962年三年间，他带徒弟十余人先后到龙南上南坑箩头岭和义和沈地庙药场，一边授业，一边劳动，成功引种米仁、玄参、白芷、郁金、防风、白术等中药，一定程度上缓解了当时地方药品奇缺的状况。

林祖庚（1934—2008），林善人之子。浙江丽水市人，江苏省中西医结合医院主任医师，江苏省名中西医结合专家。1957年本科毕业于南京医科大学，曾在南京中医学院参加为期三年的“西学中”脱产学习。林祖庚曾任江苏省中西医结合学会第一届理事会副秘书长，省学会心身医学专业委员会理事、中国性学会第一届（全国）理事；从事中西医结合外科的临床和科研，承担“胡辛麻镇痛霜的临床和实验研究”“回春丸治疗男性更年期综合征的临床与实验研究”“全柴胡颗粒剂治疗胆石症的临床疗效研究”等课题。林祖庚出版《休克的综合治疗》《疮疡证治》《简明急救学》等著作，发表医学论文九十余篇，并任中国医药科技出版社《中药辞海》编审委员会副主任委员、副主编。他主持的课题“中药麻醉镇痛新药祖师麻甲素临床应用”获1978年全国科学大会奖，“历代中医名家治疗经验电子计算机检索”获1990年江苏省科技进步奖。

吕凤祥（1935—2011），男，主任中医师，浙江省名中医，曾任浙江省中医药学会理事及骨伤分会主任委员，浙江省高级职称评审委员会委员，浙江中医学院骨伤教研室副主任，浙江省中医院骨伤科副主任，浙江省中医药学会骨伤分会顾问，《浙江中医杂志》编委，浙江省中医院技术委员会委员等职。20世纪50年代初，吕凤祥为丽水城关联合医院骨伤科医生，后因丽水、云和合并，被调至云和，后于河南骨伤医学院学习深造，毕业后被分配至省中医院工作。他从事骨伤科临床、教学、科研工作四十余年，擅长运用中医中药治疗因机械、化学因素造成的根性坐骨神经痛、从性坐骨神经痛、干性坐骨神经痛、骨折后期再发性水肿、骨折延迟愈合、脑震荡后遗症、混合型颈椎管狭窄症、强直性脊柱炎、类风湿关节炎、骨与关节结核、骨肿瘤及骨伤科疑难杂症等，并自拟“补肾填精汤”“芪陆汤”“滋阴解痉汤”等方药三十余首。

曾立言（1939—2004），原丽水市中医院副院长，主任中医师，丽水市名中医，出生于丽水青田县，1967年毕业于浙江中医学院中医专业，被分配到青田县章村区卫生院工作并担任副院长，1978年调入丽水市中医院中医内科工作，1986年任副院长。曾立言历任原丽水市中医学会理事长、浙江省中医药学会内科分会委员、老年病专业委员会委员。他具有扎实的理论基础和丰富的临床经验，擅长肾病、内科、儿科，对老年病、肝胆病、小儿麻疹均有一定研究，风格独特，配有经验方药。临床上，他扶危救逆，屡起沉疴，来诊者众。他发表《张仲景对瘀血证的贡献》等论文多篇，主持编撰《莲城中医论文选篇》四册。1999年他被评为丽水地区第一批名中医。

吴卓民（1941—1982），丽水市人民医院原中医科主任，浙江省名中医吴庚伯长子，十七岁随父学医，打下了扎实的中医理论和临床实践基础。1963年到浙江省中医院跟从魏长春院长深造三年，回丽后吴卓民在临床实践中，继承发扬了魏老治病求本、注重用药、讲究时效，和其父辨证施治的医疗原则，在丽水民众中享有盛誉。1975年他被任命为医院中医科主任。

魏争（1944—2008），出生于浙江省温州市，主任中医师，原丽水地区医院中医科主任。1972 年 1 月她毕业于上海中医学院中医临床专业，被分配至丽水地区医院从事中医临床工作，成为中医科的创始人，并首设丽水卫生学校中医课程，亲自带教中医专业的学生，1999 年被评为丽水地区第一批名中医，1994 年被选为丽水地区丽水县第十一届人大代表，认真履行人大代表职责，为丽水的中医药发展积极建言献策。

五、当代省级以上名中医

林兰（1938—），浙江丽水景宁人，第二届全国名中医，第二届首都国医名师，中国中医科学院首席研究员，主任医师，博士研究生导师，传承博士后导师；1963 年毕业于上海中医学院后被分配至中国中医科学院广安门医院工作至今；先后担任国家中医药管理局糖尿病专病医疗中心主任，国家中医药管理局内分泌重点学科学术带头人，中国中西医结合学会内分泌专业委员会主任委员，中国民族医药学会内分泌专业委员会会长，中国中医药信息学会内分泌分会主任委员，国务院学位委员会第四届学科评议组成员，国家药品监督管理局药品评审专家等。

林兰开展“糖尿病中医证治研究”，提出糖尿病三型理论，该理论于 1986 年被原卫生部药政部门纳入《新药（中药）糖尿病（消渴病）临床研究指导原则》；研制系列中药新药，如“降糖甲片”“渴乐宁胶囊”“芪蛭降糖胶囊”“渴络欣胶囊”等，其中“糖心平胶囊”“渴络欣胶囊”“芪蛭降糖胶囊”等获得国家专利；热心于薪火相传，培养了大量中医、中西医结合防治糖尿病等内分泌疾病领域的临床和科研人才。

郑海焕（1946—），男，主任中医师，浙江省名中医，浙江省名中医研究院研究员，曾任世界骨伤联合会理事，中华骨伤学会委员，浙江省骨伤学会委员，丽水市中医药学会理事长、常务副理事长，丽水市中医院副院长，浙江省中医重点专科骨伤科带头人。郑海焕年轻时师从省名中医王以文主任中医师，后分别前往浙江省中医学院、河南洛阳第三期全国正骨学习班、北京中医骨伤研究院深造学习。其临床经验丰富、手法多样、随心应得、药法独特。2000 年 4 月，郑海焕发表《硬膜麻醉下正骨复位治疗腰椎间盘突出症》一文，并获 2002 年浙江省科技成果创新奖三等奖。

吴瑞华（1950—），男，主任中医师，第四批全国老中医药专家学术经验继承工作指导老师，浙江省名中医，浙江省中医重点专科（肝病科）学科带头人，浙江省中医研究院研究员，浙江省中医药学会中医肝病分会委员，中医内科分会委员，丽水市名中医，丽水市中医药学会理事，松阳县中医药学会原理事长。其临床经验丰富，擅长治疗中医肝胆病、脾胃病、慢性肾病等疑难病。吴瑞华主持“大黄䗪虫丸加味治疗肝纤维化、肝硬化”“清脂汤加味治疗脂肪肝”“中医辨治延缓拉米夫定变异与耐药”“苦参素结合辨治抑制乙肝病毒复制”等多项课题，发表专业论文30余篇。

叶一萍（1956—），女，主任中医师，浙江省名中医，第五、第六批全国老中医药专家学术经验继承工作指导老师，国家第一批优秀中医临床人才，丽水市首届绿谷特级名医，丽水市第八批拔尖人才，丽水市第二批名中医，浙江省示范中医科建设项目带头人，中西医结合风湿免疫病学科带头人。叶一萍擅长治疗妇科疾病、脾胃病、呼吸系统疾病、乳腺疾病、肿瘤疾病后期、皮肤科病、血液病及免疫风湿类疾病等疑难病症；主持省部级课题4项，参与课题20余项，获丽水市科技进步奖二等奖及三等奖各1项，发表学术论文50余篇。

江伟华（1957—），女，主任中医师，浙江省名中医，全国首届百名杰出女中医师，全国“五一”巾帼标兵，省中医药重点专科妇科学科带头人，省名中医传承指导老师，丽水市名中医，首届绿谷名医，绿谷特级名医，浙江省中医药大学兼职教授，省中医药学会妇科分会常务委员，省中西医结合学会妇产科分会委员、生殖医学分会委员。江伟华曾跟随国家级名中医何子准、何少山、何嘉琳学习中医妇科临床诊疗技术，在治疗慢性盆腔炎、月经失调、围绝经期综合征、子宫内膜异位症、不孕症、妇科肿瘤等常见病和疑难病方面有较深造诣，在省内享有较高知名度。此外，她主编出版了《江伟华临床经验集》，在龙泉、松阳等地建立省名中医工作站，传承发扬学术思想。

宋力伟（1961—），男，主任中医师，浙江省名中医，浙江省名中医王以文主任医师的学术继承人，丽水市首届绿谷名医，丽水市名中医，全国优秀中医临床人才，丽水市“十佳美德医务人员”，丽水市第四届“敬业奉献道德模范”，担任浙江省中医药学会中医经典与传承研究分会常务委员、男科分会常务委员、肝病分会委员、脾胃病分会委员等职；熟诸中医经典著作及各家学说，临床经验丰富，善于运用中医辨证思维，有解决临床疑难杂症的实际能力，临床擅长中医内科，尤以肝病、脾胃病、男科病的调治见长，在群众中享有较高信誉，在业内有较大影响。宋力伟发表论文近30篇。

倪京丽（1961—），女，主任中医师，浙江省名中医，浙江中医药大学硕士生导师，第七批全国老中医药专家学术经验继承工作指导老师，丽水市绿谷特级名中医，市级名中医，省中医药“十三五”重点建设专科治未病专科带头人，中华中医药学会治未病分会、亚健康分会、名医学术研究分会常务委员，省中医药学会营养与食疗分会、名老中医经验与学术流派传承分会副主任委员。倪京丽擅长治疗中医肝胆病、脾胃病、疲劳综合征、顽固性睡眠障碍、中风后遗症等疑难病。针对亚健康人群，倪京丽以“三因制宜”理论为指导，开展冬令膏方调治。倪京丽在疫疠的中医药防治、畲医药开发应用等方面有丰富的临床经验；在龙泉等地开设“省倪京丽名老中医专家传承工作室”，开展中医药传承工作。

第二节 其他民间医家

庄清莲，丽水莲都人。擅长舒筋保健按摩之法，家传三代，对腰酸背痛、肩颈酸痛之症状疗效突出。

朱君善，丽水莲都人，擅长以喉药粉加粗针点刺治疗咽喉病。祖传药粉，主要成分为贝母、射干等多味草药。

施汉勤，丽水缙云人，1969 年起从事泗山村赤脚医生工作，1989 年取得浙江省乡村医生证书，2006 年考取全国执业中医师资格证书，现坚守于新南村卫生室。浙江省卫生厅评其为“2012 年度浙江省优秀社区责任医师”。

洪方信，丽水云和人，畲族传统医药非物质文化遗产项目代表性传承人。

吴金中，丽水云和人，祖传中医内科第三代继承人，擅长治肝病。家藏《六科准绳》《伤寒论》《陈修园医案》等经典医书。

张其虎，丽水云和人。祖传蛇药及甲肝治疗第四代传人。精通草药，擅长探脉察蛇伤，以蛇药治疗各种蛇毒杂症，疗效显著。其所用抗蛇毒草药主要包括三圈半、七叶一枝花、半边莲、滴水珠等。

华爱珠，丽水云和人。善治多种疑难杂症，对治疗不孕不育症有独到的心得及良好的效果。其自创有牙痛水、冻疮水、骨质增生贴、拔脓膏、止血粉、溃疡粉等配方。

杨贵亮，丽水云和人，祖传四代中医，擅长运用中医中药治疗内科疑难杂症，自创平肝化瘀汤治疗中风后遗症。

吴远龙，三代民间骨伤世家，以“吴氏祖传丐帮接骨术”闻名。2022 年 6 月，吴远龙工作室在庆元县中医院挂牌，吴远龙成为浙江省第一个成立工作室的民间医生。

第三节　医家选介

一、叶法善

叶法善（616—720），字道元，号太素、罗浮真人，括州括苍（今浙江省松阳县古市镇卯山后村）人，唐代道教宗师，在中国道家史上拥有重要的地位。自幼出家，其家五代皆为道士，通阴阳占卜、符箓咒语、厌劾鬼神、摄养治病之术，常在民间施行道法，卓有成效。叶法善的一生颇富传奇色彩。隋大业十二年（616），叶法善出生；12岁学礼乐、研究经史子集、志愿修道，与父亲一同修炼于卯山，常常寻幽访隐，得灵墟福地；15岁中毒将死，幸得天台茅君相救，生还；唐显庆年间，高宗闻其声名，召其入京，封赐官爵，固辞不受，求为道士；高宗、武后、中宗朝50年来，叶法善屡次被诏令入宫，尽礼问道；94岁时奉诏赴阙，帮助李隆基讨伐韦皇后、武三思集团；98岁，唐玄宗加封叶法善为金紫光禄大夫鸿胪卿越国公兼景龙观观主；102岁，奏请朝廷恩准于卯山建道观，唐玄宗准奏，并赐名“淳和仙府”。叶法善享年105岁，于京都景龙观坐化，唐玄宗赐其谥号“越州都督”，并亲拟《步虚词》以纪念之：清溪道士人不识，上天下天鹤一只。洞门深锁碧寒窗，滴露研朱点周易。唐开元二十七年（739），叶法善仙逝19年后唐玄宗为其御撰《叶尊师碑铭并序》，该碑立于景龙观内。

叶法善拥有另一个传奇身份——道医。隋唐以来，道教修炼方式由外炼向内修转变，习医自养、以医传道等逐渐融入道教的修行之中。《旧唐书》有载，叶法善“自曾祖三代为道士，皆有摄养占卜之术”。叶法善祖上有修行道医的悠久传统，其本人年轻时亦游学四海、访师问道，其道师韦善俊、万振等都是当时著名的道医，叶法善尽得真传，习得道医之绝学。叶法善悬壶济世，施惠苍生，被百姓视为华佗再世。

《唐叶真人传》中写道："及会稽理病，屡曾起死。复于扬州，以间开长史妇人之腹，取病以示人，夫人当时病差入故。凡开肠易胃，破腹剪影，一无损坏，亦无痛楚。抉目洗睛，出安纸上，除去膜翳，复纳于中，全不惊动，目明如故。人强与钱，则乞诸贫病。其有狂邪淫祀为灾害者，行履所及，并皆诛戮。名闻远近，并皆告之……高宗欲登封告成，驾幸中岳。忽疫疾流行，扈从者多病死。奉敕命施治，真人一诵咒诀，疫疠消殄，垂死者皆得苏。"《唐叶真人传》或许在描述上有所夸大，但其中记录之事应当也遵照了一定的史实。

叶法善同时也以道医之术服务于帝王，自唐高宗始，其侍奉五朝皇帝，深受皇帝信任，其中一大原因便在于叶法善以道医之术助其养生健体，延年益寿。因身体素质弱而渴望健身养生的高宗，仰慕叶法善的医技，将他请进京城，施道行医。《全唐文》《叶尊师碑》载：李隆基赞叶法善"先朝宠焉，一昼三接""保护朕躬，朕不忘。朕可推而尊之，不可得而臣也"。《唐叶真人传》载："岁辛丑，则天皇后征真人投龙采药，遍祷名山大川，风轩飘飘，驲骑络绎。"武则天诏令叶法善奔赴各名山大川行投龙仪式之余，还需采集养生之药。武则天是唐朝历任帝王中最为长寿的皇帝，这或与叶法善精湛的道医之术有关。

叶法善的道医生涯中，与铁皮石斛有不解之缘。《唐叶真人传》中记载叶法善年少时曾因误服丹药濒死，依靠铁皮石斛的独特功效得以匡救。《旧唐书·孙思邈传》记载孙思邈曾带叶法善至青城山"金壁天仓"采挖铁皮石斛，并亲传其医术。《处州府志》《宣平县志》载叶法善于寿仙谷中发现此地的铁皮石斛为罕见上品，故就地采集炼制丹药。

叶法善道士晚年隐居在寿仙谷一带，采药炮制，炼丹并散之于民，又教会周边百姓服食石斛养生和保护采集石斛之法。叶法善 105 岁仙逝，先后被唐、宋两朝皇帝追封，当地百姓四处建"天师庙"祭奠。邻近寿仙谷的桃溪镇上江村天师庙所藏签书，全部是药方签或养生签（《珍本医籍丛刊·寿世编》，清代青浦诸君子辑），至今还留有诸多御用秘方，供当代人治病、养生之用。从唐代中叶伊始，采集、销售中药就成了寿仙谷乡间很多老百姓赖以生存的产业之一。明崇祯丙子年（1636）开始修订的《宣平县志》记载：石斛，俗名吊兰……人有取来，以沙石栽之，或以物盛挂檐下，经年不死，俗名为千年润。清光绪年间的《武川备考》记载：光绪二十三年，药农买屋于大南门内为公所。

二、杜光庭

杜光庭（850—933），字圣宾，号东瀛子，处州（今丽水）缙云人，唐末五代道士。杜光庭幼习儒学，后进京赴考，不第，返回故土，与道学结缘，感慨世事无常，遂入道，于天台山修行。后漫游四方、拜谒名士、广寻道理，声誉渐隆。唐僖宗慕其声名，诏而问之，一见大悦，遂令披戴，赐以紫服象简，充麟德殿文章应制。唐昭宗文德元年（888），唐僖宗驾崩，时局动荡，杜光庭于蜀地弘道。唐昭宗大顺二年（891），王建入主蜀中，杜光庭受其赏识，受封为光禄大夫、尚书户部侍郎、上柱国、蔡国公，号"广成先生"。王衍继位，亲授道箓于苑中，封其为传真天师、崇真馆大学士。杜光庭晚年归隐于青城山白云溪，建飨和阁，悟道修炼。

杜光庭一生成就斐然，在道教、文学、书法、地理、医学、养生学等领域都颇有建树。杜光庭是哲学家、思想家、道教集大成者。他融合儒释道三教之精华，全面系统总结汉唐历代道家思想，编著《道德真经广圣义》，对后世道教发展影响深远。唐僖宗封其为"道门领袖"，时人誉其为"学海千寻，辞林万叶，扶宗立教，天下第一"。他文学造诣非凡，《全唐诗》第854卷专载录其诗。现代伟大文学家鲁迅评价他创作的传奇小说《虬髯客传》"流传乃独广"，当代武侠小说泰斗金庸称杜光庭为中国武侠小说鼻祖。他在书法上亦有所成，北宋《宣和书谱》卷五记载："杜光庭喜自录所为诗文，而字皆楷书，人争得之，故其书因诗文而有传。要之，得烟霞气味，虽不可比拟羲（王羲之）、献（王献之），而迈往绝人，亦非世俗所能到也。"于此可窥见其书法造诣之高。杜光庭对地理也颇有研究，他曾登界游方，足迹遍布大江南北，留下《洞天福地岳渎名山记》《天坛王屋山圣迹记》《青城山记》等地理佳作。

除此之外，他还是医学家、养生家。他撰著的脉学著作《玉函经》《了证歌》等备受历代医家推崇，促进了古代脉学发展、普及。《玉函经》为脉理著述，重点论述脉证关系及脉象的生理病理情况，以死脉为中心，兼论各脉主病，对根据脉象来判断疾病的生死预后有许多独到的阐释。全书编为"生死歌诀"上、中、下篇，以易背易记的七言歌诀形式阐述指下诊脉的丰富内容，正所谓"玉函歌诀最玄微，俗眼庸人难探赜"。杜光庭指出："医门广博，脉理元微。凡称诊脉之流，多昧死生之理""余幼访明师，遍寻奇士，粗研精于奥义，敢缄秘于卑怀。谨傍《难经》，略依诀证，乃成生死歌诀一门。"

杜光庭洞晓养生于身心健康的意义，他在其所著《道德真经广圣义》中全面阐述了自己的道家养生观，提出了以人为本、养人为先的思想。概括地说，杜光庭的道家养生观有如下几点。

1. 以人为本，道生万物，人为万物之灵。“惟人万物之灵者。”（卷三十一）“天生烝民，爱之甚矣，五味以食之，五色以章之，五声以悦之，五香以娱之，五利以用之，五气以和之，五官以司之，五纬以主之，五教以劝之，五常以禀之，五福以将之，居五灵之首，为万汇之长，得不自贵而保爱之乎。”（卷三十六）杜光庭认为道在物先，道生万物，人为万物之灵，天对人非常厚爱，人要自贵而保爱。

2. 道在则生，道去则死。“道以至柔，无乎不在，贯通万物，流注群形，得之则生，失之则死，故保养道存则生全。”（卷三十四）“道法自然。”（第二十五章）道者，自然规律也。他认为只有崇尚自然，顺乎自然规律的才是科学的，有益于众生的才是科学的，有助于生态平衡的才是科学的。违反道，将受道的报应；违反自然，将受自然的报复。

3. 预防为主，保养身心，理身理国。“知理身则知理国矣。爱其民，所以安国也。吝其气，所以全身也。民散则国亡，气竭则身死。亡者不可存，死者不可生。所以至人销未起之患，理未病之疾。”（卷八）他将养生理身同理国联系，同社会生存环境联系，还提出要未病先防。这是杜光庭道家养生观的与众不同之处，高瞻而远瞩。

4. 养生得法，人的寿命可达一百二十岁。“河图曰：人之生也，天与之算，四万三千二百算，主日也，与之纪，一百二十纪，主年也，此为生人一期之数矣。”（卷二十七）“修之可以延益也。”（卷二十七）他认为一般人讲究养生，就是追求身体健康，延年益寿，人如果保养得好，寿命预期可以达到一百二十岁。

5. 修炼得法，与道合真，可以长生不老。“理身者，宝气啬神，气全神王，形神交固，则命纪遐延，斯神仙可致也。”（卷三十六）“得金丹不死之道，则延而过之。”（卷二十七）“其出死之表，长生为期者，在乎修真炼形。”（卷三十六）他从道家的观点出发，认为修道者养生，不仅追求健康长寿，而且企求长生不老，这些目标均可通过修道辅以服食金丹来实现。当然，自古人生谁无老？这只是道家“得道成仙”的传说而已，此所谓的长生不老，我们不妨理解为达到养生长寿的最高境界即可。

6. 理心、修心和静心。“理身之道，先理其心。心之理也，必在乎道。得道则心理，失道则心乱。心理则谦让，心乱则交争。”（卷十九）“人以逐欲而动则迁情，息念而静则合道。”（卷十五）“适分知足，惟在于心。”（卷三十五）他认为养生最主要的就是使生活归于简单朴素，消除过分的欲望。欲望从心贪而来，故养生要从心养起，就是要保持心理健康，保持心理平衡。

7. 修道之法万殊，致道在于守一。“抱一者，守道也。”（卷十一）守一或抱一，是道家的整体思维。“修道之法则有万殊，其致道者在于守一。”（卷十九）“理身不欲多其事，修道不欲多其门。”他认为理身修道有多种方法，要因人、因时、因地制宜，采用合适的方法，适合自已的才是最好的。因为每个人的生理状态不同，所处环境不同，所处时间不同。不可能有某一种方法是适合所有人的。

8. 有生必有死，不养生过分。“人生天地间，有生必有死。生者天地之委和，死者天地之委顺，安其和而处其顺，是得其常也。”（卷二十七）“事由自然，莫出于己。顺天之时，随地之性。因人之心。”（卷八）他认为人要明白人有生必有死的道理，懂得生之路死之由，在追求养生的同时，又不必过度强求养生，要顺其自然。不为生之所系，不为死之所拘，既而不系不拘，故能无生无死，潇洒人生走一回。

杜光庭倾其毕生心血致力于道教教义、斋醮科范、史地图谱等道教学问的整理研究，亦重视道教医学、养生学的研究，著书立说，颇有建树。一位道教大师在处州成长，让道家养生的“清静无为”“返璞归真”“顺应自然”的思想，深深融入处州的人文特质中，对于促进丽水生态养生城市的建设，指导公众养生保健都有重要的意义。

三、陈言

陈言，字无择，号沐溪，另号鹤溪道人，处州（今丽水）青田人，主要生活于南宋时期。陈言从小勤奋学习，尤喜医学专业书籍，20岁左右出门行医济世，以儒学治医学，医德高尚，先在括苍山脉一带行医，后居于温州坐诊，是一位儒、医兼通又精于临证的医学家，在当时极有影响。同时，陈言的学说为永嘉医派奠定了坚实的学术基础，所以他又是永嘉医派的创始人。

陈言的籍贯在学术界有所争议，有青田人、景宁人、括苍人、莆田人、永嘉人等诸说，但多数证据皆指向其为青田鹤溪人。陈言在其著作《三因方》序中署名为“青田鹤溪陈言无择”，是证明其籍贯最有力的实据。《光绪处州府志·艺术》亦有记载：“陈言，字无择，青田人。”南宋藏书家陈振孙在《直斋书录解题》中提及：“《三因极一方》六卷，括苍陈言无择撰。”青田在唐景云元年（710）之前隶属括苍县，所以称其为括苍陈言亦无不妥。

陈言曾给宋代宁陵程迥（可久）撰写的《医经正本书》题跋，曰："……淳熙丁酉之孟夏，获与进贤令君程公可久会于松阳，辱示《医经正本书》一卷……六月一日鹤溪老人陈言无择跋。"淳熙丁酉年为1177年，可推算此时陈言约为56岁。其与友人相会于松阳（今丽水市松阳县）交流学术，结合古代交通不便，日常活动范围有限之境况，可推断陈言有段时间长居处州，其足迹不仅涉及青田或永嘉，还辐射周边地区，且具有不小的学术影响力。这从侧面佐证了陈言籍贯确为青田。

刘时觉教授在其《永嘉医派研究》中以陈言《三因方·序》所署"青田鹤溪陈言无择"中"鹤溪"一词为切入点，认为"鹤溪"为地名，考证鹤溪镇所属县治为今浙江景宁畲族自治县。

温州市博物馆2006年收藏的宋进士陈君横墓志拓片，为陈言籍贯提供了新的佐证，《陈横墓志》记载："有宋进士陈君横，字伯英，处州青田陈氏之裔。父讳言，字无择……"

南宋绍兴三十一年（1161），陈言编著《依源指治》，托表弟叶桷帮忙刊行，后因叶桷不久去世而作罢。淳熙元年（1174），陈言在《依源指治》的基础上予以总结、提高，创立"三因极一"学说，归纳病因分内、外、不内外三因，从因辨证，详列主治，选集方剂，编撰《三因极一病证方论》（原题《三因极一病源论粹》，简称《三因方》），共18卷，分180门类，录医方1050余首。该书继承、发展了《黄帝内经》《伤寒杂病论》等病因学理论，并以病因为纲，脉、病、证、治为目建立了中医病因辨证论治方法体系，实践了由博返约、执简驭繁的方剂学治学思想与学术理念，确定了陈言在中医学上的地位。陈氏认为，三因可以单独致病，也可相兼为病，在三因致病的过程中，还可产生瘀血、痰饮等新的致病因素。《三因方》作为最早一本比较全面、比较具体的病因病理学中医著作，为后世医家提供了病因学的理论基础。

四、陈中立

陈中立（1180—1246），字从叟，号丹山道人，生于温州乐清，徙居青田为人治病，寓居于县城和义坊（金巷口一带）。少聪慧，长成后精通医术。以儒医名于瓯（温州）处（处州）间。《康熙青田县志》中记载："陈中立，业医好善乐施，有病求治，不择贵贱咸往。尝以腊月晦见二卒缚一少年，问其故，以负富人贷。告中立代偿之后，少年以荒山为报。中立一夕梦人送以大盘龙，问其山名适符，遂以厝其亲。及人圹，有声如雷。”陈中立学识渊博，医术精湛，救人无数，名传瓯江与括苍山等浙南地区。

《陈氏宗谱》记载：“唯无择言公偕弟丹山中立公之后迁居青田。”清光绪二年（1876）庚午科举人，曾任台州府太平县鹤鸣书院山长的章楷，在《重修陈氏宗谱序》中记载：“唯无择言公偕弟丹山中立公之后，自宋以来食指蕃衍，代有达人。”陈言、陈中立共为青田一世祖。自青田陈氏始祖定居以来，距今已近八百年，陈氏后裔中饱学之士辈出，科举入仕者不可胜数，更有众多子孙传承儒医之道，悬壶济世。陈氏逐渐发展为青田望族，成为著名的中医中药世家。

五、叶子奇

叶子奇（约1327—1390），字世杰，一名琦，号静斋，浙江龙泉人，元末明初大学者。叶子奇自幼敏而好学，涉猎广泛，才华横溢，在诸多领域都有一番造诣，其中不乏古代医学。

元代末年，叶子奇与青田刘基、浦江宋濂同为浙西有名的学者。后来刘基、宋濂都做了明朝的显宦，子奇却没有受到明太祖朱元璋的重用，只做了巴陵县（今湖南岳阳市）主簿。洪武十一年（1378），叶子奇因事株连下狱，在狱中，撰写了一部享有盛名的综合性笔记体著作，名为《草木子》。此书是他在狱中随时所写的笔记，到出狱后才完成。他的笔记何以命名为“草木子”呢？他在《草木子》卷首自序中说：“幽忧于狱，恐一旦身先朝露，与草木同腐，实切悲之。因思虞卿以穷愁而著书；左丘以失明，厥有《国语》；马迁以腐刑，厥有《史记》。是皆因愤难以摅其思志，庶几托空言存名于天地之间也。囿中独坐，闲而无事，见有旧签簿烂碎，遂以瓦研墨，遇有所得，即书之。日积月累，忽然满卷，然其字画模糊，略辨而已，及事得释，归而续成之，因号曰‘草木子’。”

《草木子》原稿分二十二篇，到正德十一年（1516），他的裔孙叶溥刊行时，改并为八篇，分四卷。万历年间重版，林有麟作序，称：“词简而理当，旨玄而味隽，上自玑衡堪舆，下至医卜、农圃、昆虫、卉木，无不探玄奥、析精微，发前人之所未发。”

本书涉及的范围颇为广泛，从天文星躔、律历推步、时政得失、兵荒灾乱及自然界的现象、动植物的形态，叶子奇都广博搜罗，仔细探讨，书中亦涉及医学及药学，在明人的笔记中，颇为突出。其哲学观主张唯物，有“北人不梦象，南人不梦驼”之说，阐明精神与物质的关系。《草木子》虽非本草著作，但其《观物篇》中，对人体、动物、植物及医学知识的理解与认识，有颇多新见，《本草纲目》亦数引其说。

《草木子》内容涉及自然、社会、理学等各个方面，以记元朝官职、科举、地方行政、殡葬、刑法、钞法、海运诸制为主。风俗、掌故、宗教、文字等都较有参考价值，对元末农民起义的记载，多可补史之缺。同时，叶氏对《证类本草》也备感兴趣，但又“颇感其诸家言语重复冗杂”，于是在崇安《类编本草集注》的基础上，钩玄提要，折中补阙，编成《本草节要》十卷、《医书节要》十卷，书佚。

六、陈定

陈定（？—1443），字以静，明代青田人，正传公之次子也。幼失怙，由母诸氏、祖母林氏抚育成长。笃学励行，以慈孝闻于乡间，尤精于医。明洪武二十三年（1390）、二十七年（1394），青田疫病流行，求诊者满门。尝考证张仲景、刘河间、李知先医学著作，撰《伤寒铃领》一篇，又有《痘疹歌诀》等书。其谓人身气血与天地相流通，作《人身肖天地图》以开后学，又载“赞曰：观其外也，貌恭而体舒，究其中也，心广而理具。惟诚敬以律成，非礼仪而弗趋，振八世之箕裘，洞三因之机枢，审脉证而决人命之生死，施药石而起患者之沾濡”。陈定继承了祖辈刻苦好学的传统，深得“三因”理论的精髓。陈定对瘟疫、儿科造诣极深。当乡间发生瘟疫，众多医生束手无策时，陈定能独当一面，施药救人，遏制瘟疫传播。

七、江志贤

江志贤（1862—1937），字士先，晚号梅溪老人，享年七十六岁，祖籍安徽旌德，清咸丰末年，随父定居遂昌县城。稍长，回旌德考中秀才，继而赴宁波研读。士先好学深思，除习四书五经外，复涉猎医书，精研医学，以期济世。四十岁后，旌德同宗江少楼为江宁（今南京）知县，知士先医术精湛，遂邀往江宁行医，逾年而闻名遐迩。

光绪三十四年（1908），光绪皇帝、慈禧太后相继患病，迭经御医精心治疗，病无起色。朝议以为御医所奏不为无理，于是决定在南京招考医师。通报既发，各地医师入京应试者不下数百人，士先亦以机会难得，报名应试。笔试既毕，按卷评比，计录取十一名，士先名列第七。接着命此十一人到医院参加临床实验考试，每人诊断十个病号，须将病源、脉色、处方等详写入卷。考试结束，士先由第七名升为第四名。朝臣认为士先等可以上京议方，士先正拟动身，忽接朝廷电报，光绪皇帝、慈禧太后相继病逝，遂作罢。所取十人最终留在南京江南医院任职，士先担任内科医官。士先入京以后，行医交友，相知日众，遂携带子侄入京读书，并介绍妻舅张克峻任职南洋劝业所。

1912年，士先因长子病亡及家乡好友多次恳邀，还乡行医，不久后与王卫卿医师于城东同善堂合办广仁医院。1914年，他创办遂昌县女子初级小学于青云里。

士先以擅治温病称于时，认为温病虽分卫气营血，但临床所见常交错再现，如身热恶寒，舌质红绛，是卫分未罢，已涉营分，气分热兼卫分邪留不解者，更为常见；又认为气分多兼证，多夹痰、湿、食积等，虽高热不可过用辛凉，如不顾兼证，专主寒凉，则易使病邪抑遏不解，病趋难治。士先医术精湛，求医者甚多，闻名遐迩。

八、叶起鸿

叶起鸿（1810—1868），字蔡泉、秀亭，号如松，松阳人（三都酉田村人），世称“酉田先生”。十五岁即受业于本邑名医詹忠门下，勤勉好学，尽得师术，年方二十即开业行医，悬壶未久，医名大播。松阳、遂昌、丽水、云和、宣平等县，求医者络绎不绝。因医德高尚，医术精湛，同治四年（1865）宣平县令汪荣赠之“术继天士”匾额，同治六年（1867）松阳县令徐葆清赠之“和缓同仁”匾额。所著《妇科切要》传世。其后，六世业医，均享盛名。

九、虞守一

虞守一（1869—1952），原名钦，字品重，号守一，乳名汝金，缙云黄碧人。天资聪明，曾举秀才，善作诗文。虞父廷杨及叔廷华均早逝，故守一壮年即肩负重荷。偶患病疾，几为庸医所误，又鉴于父叔病折，母罹虚疾，举家陷于病痛，感医道诚为人生大事，足以“拯危难，利民生”，乃矢志探研医学，博览群书。《虞氏宗谱》载其传云：“……至其运用之妙，若有神助，举凡沉疴宿疾，一着手而有起色。有病痛，不问风雨寒暑，未尝不往……以故近之本邑，远之环缙邻邑，莫不争相迎迓焉！”

守一参透医理，深谙阴阳五行辨证变化之道。他说：“历史经验成方，均系妙方，但病情未必与其巧合，故不能死泥验方盲目袭用。诊病处方，妙在能变，不能死信书，泥古不变，要师古而不泥，自创机杼。”他曾远赴龙泉为富商诊治沉疴，名医金子久与守一识见一致，但所处之方富商不敢服，守一嘱服勿疑，结果久病获痊。

守一待人接物，淳朴诚恳，抱己饥己溺之忧、救病扶危之志，故不避风霜雨雪，严寒酷暑，延则必往，诊治必尽其术，赖以回春复健者不胜枚举，医德为人所景仰，故陈文鼎先生誉之为“浊世之麟凰”。著有《医案集》一部，手稿一箱，惜毁于抗日战争期间。

一〇、叶寿椿

叶寿椿（1879—1941），字晓珊，名少山，出身于碧湖世儒门第。祖文涛，字松华，清贡生，曾受聘为县学训导之职，精医学。父大汾，字蕴山，清附贡生，曾任本县钱谷师爷。少山先生天资聪颖，年十八即中举秀才。时其祖年八十余，双目失明，但求医者众，由其代写方笺。其祖谆谆教导，加之自己刻苦钻研，医理颇有心得。先生遵祖遗训“术未精不医、症未明不药”，故虽有患者求治，先生均婉言辞谢，专心钻研医道，以求大成。

民国时期，广除科举，先生与阙雨三、魏志千等，为百年树人培养人才计，设立碧湖震丽两等小学（今碧湖小学前身），亲任教师。叶少山先生在教读之余，本其素志，博览历代医学名著，医理大有进展，乃辞去教学之职，出而为群众治病，精于医道，闻名遐迩。

抗日战争时期，省府机关纷迁碧湖，人口骤增，患者求治者益众。省联立中等学校，慕先生之名聘之为校医；省儿童保育院，以先生精于小儿科，亦邀请先生为该院中医师。1940年秋，儿童保育院儿童发病者甚多，其中惊风与抽搐症最烈，先生抱救死扶伤心愿，以自配珍贵神效的回春散及追魂夺命丹急救，夺回无数孤儿生命。少山先生一生处世之道堪为后人楷模，学者慎予特为之铭曰：仁术济人，闾里称扬；慈善积德，世祚绵长。其所著《验方新录》，毁于战事。

一一、李师昉

李师昉（1881—1963），字成溪，浙江龙泉人。三岁丧父，由寡母抚养成人。自幼聪颖好学，晚清时得中庠生。十六岁因仰慕舅父周保来先生回春之术，遂弃儒从医，叩拜舅父为师，苦心攻读医经，尽得师传。

1916年李师昉毕业于浙江公立医学专门学校，经省警务处考核，获得中医师证书，曾任县立第二国民学校校长、县通俗讲演所所长、县救济院院长等职多年。1953 年，李师昉带头加入卫生工作者协会，并协同组织龙泉城镇第三联合诊所，竭尽全力为防病治病做好工作。此外，他还担任了龙泉县中医学徒班主教，编写《临床经验讲义》。1956 年 4 月，龙泉县人民医院设立中医科，李师昉担任中医师。

李师昉从医六十余载，博览医书，刻苦钻研，对中医各科均有较深造诣。他在临证中明于辨证，喜用经方，善用附子，尤以治疗血证为特长。自 1954 年起，他连年当选县人民代表大会代表，1962 年被评为地区著名老中医师，1981 年被选入《浙江当代中医名人志》。

一二、江聘三

江聘三（1882—1947），又名江士珍，乳名旦儿，云和县朱村乡桑岭根村人。生性聪明，勤奋好学，熟读名家著作，十六岁时正值清末最后一次科举，考取秀才。但其不愿步入仕途，立志学医。因此刻苦钻研中医，博采众家之长，又善于积累临床经验，十八九岁时，在医务界已崭露头角，二十几岁就声名远扬。江聘三一生中医治过不少危急重症及疑难病症，确有手到病除、着手回春、起死回生之妙，被公认为处属一代名医。

先生治病与众不同，往往别出心裁，多收奇效，至今民间传闻甚广。其对官绅富豪不怕不捧，对穷苦百姓却十分同情体贴。先生认为择医如择相，用药如用兵，要求诊断准确，用药分两不差，他交代患者买药要打另包，药取回后，他会一味一味核对检查，对慎用之药，亲自过厘秤，如有差错，立即追究。因此各药铺老板见是江先生开的方笺，自然加倍小心，不敢草率。先生能誉满处州，与这种严谨作风分不开。

早在 20 世纪 30 年代初期，江聘三在家乡创办淑庐中医专修所（可视为处州第一所中医学堂），招收有志习医青年二十余人。先生不辞劳苦，亲自执教，毫无保留地把自己的知识和经验传授给他们。当今处属老中医中就有一些他的学生。先生亦热心教育事业，在家乡废私塾，创办桑岭根初级小学，受到群众赞扬。

一三、庄虞卿

庄虞卿（1883—1955），名熊（家名兆熊），以字行，享年七十三岁，丽水人。父儒而医，早殁。庄氏幼承庭训，涉猎医典。自卒业于处州师范后，从事教育工作。朋侪故旧因知庄氏医有根柢，咸来就诊，无不应手而验，医名因之日著。后承母命，弃教业医，研求《内经》《难经》有素，旁通诸家学说，曾任浙江省第十一中学（丽水中学前身）校医，每遇沉疴危疾，多有起死回生之验，医名蜚声遐迩。

1924年，他离开故处赴省城发展医学事业，先任浙江省警务处医官，后转至浙江海盐中医局任主任，兼任海盐初中学校校医。1929年，他的名字被何廉臣编入《全国国医名录》，成为一代名医。1930年行医于上海，为上海特别市卫生局登记医生，受邀担任全浙公会、宁波同乡会医务主任及常年医师，在上海海宁路高寿里开诊所，并到爱文义路联珠里全浙公会坐诊。他曾担任上海美术专科学校校医，上海社会局、上海法学院特约中医师，神州国医学会学术组研究员等职。20世纪30年代，庄虞卿被聘为上海中国医学院教授，讲授中医病理学，在上海期间，获得在沪的浙江辛亥革命元老褚辅成等的赏识。褚辅成送给他一副对联："利在所轻义自重，德之既高文不卑。"

1935年，受日本攻打上海战事之影响，庄虞卿携子回到丽水，在太平坊局弄的老宅处挂上从上海带回的"国医庄虞卿"牌子，开张行医。他切脉灵验，因此成为中医界的高手，众人皆称之为神医，求医者众多。

1942年8月28日，侵华日军在丽水投放会致人身患鼠疫、伤寒、副伤寒等传染病的细菌，致使疫病在丽水山城蔓延。1944年日寇再次在丽水投放鼠疫细菌，疫势汹涌。庄虞卿与丽水中医公会众中医奋起与疫疠抗争，为民众辟瘟除疫。他的医寓中堂、轩间及外面弄堂都坐满了等候看病的患者。此后，他与唐国俊、王会贞、王以文等人合编《鼠疫验案》，此书载有十余则治疗当时鼠疫病的验案，1944年年底于丽水刊行，为单行小本，约三千字。他的处方公开放在太平坊局弄口同德堂药店施药恤贫，救了不少鼠疫患者。

1953年12月，他开始担任丽水县卫生工作者协会主任委员。1954年，他牵头创办了丽水中医联合诊所（丽水中医院前身）。1955年5月，经选举后，他继续担任县卫生工作者协会主任委员。他是丽水县第一届县政协委员和丽水县第一届人大代表。1955年9月1日，庄虞卿终因肺炎病逝于家中。

虞卿一生，治病无数，善于总结，先后著有《虞卿诊籍》《感证崇源》（一名《感证宝笺》）等书，惜未付梓。书中所列病案，均详细记录病家姓名，初复诊时间，症状，病因分析诊断，治疗大法，处方用药，以及病之转归，预后，并认真分析，区别他病之疑似，以示教后人。

附：庄虞卿议案摘要

1. 伏风阴疟案

【病者】吕仲远，年逾三稔，体弱，住太平坊。

【病名】伏风阴疟。

【原因】平素体衰，因感风伏而不发，直至深秋，发为阴疟。

【证候】寒热往来，三日一发，汗多苔白，饮食少思。

【诊断】脉左寸虚大，右关弦缓，脉症合参，此由伏风而变三阴疟也。夫胃者卫之源，脾者营之本，饮食少思，脾胃之衰弱可知，正因脾胃累虚，营卫不和，而作寒热，正《内经》所谓秋成风疟也。

【疗法】只宜脾胃双补，不必治疟，俾营卫调而寒热自已，此从源本施治，上乘法也。用桂枝、黄芪护卫，归、芍养营，参、草补益脾胃，姜、枣调和营卫。

【处方】川桂枝一钱、生黄芪三钱、当归二钱、生白芍二钱、西潞党二钱、清炙草一钱、生姜一钱、大枣三枚。

【效果】十日寒热势衰，继以补中益气汤善其后，两旬，疟遂痊愈。

按：阴疟之为病，阳分大虚必挟寒，阴分大虚必挟热，况汗多苔白，饮食少思，脾胃之虚寒，尤为显著。方用桂枝汤加参、芪、当归，营卫双调，确是对症疗治，自有奇功可据也。寒甚者，丁香、附子，亦可加入。

2. 鹤膝风案

【病者】武桂章，年逾四稔，体弱，寓上真殿。

【病名】鹤膝风。

【原因】平素气血衰弱，风、寒、湿三气乘虚而痹于膝。

【证候】两膝肿大，上下股胫枯细，足膝疼痛，筋脉不舒。

【诊断】脉左尺浮缓，右尺迟弦，脉症合参，此鹤膝风症也。膝内隐痛，寒胜也；筋急而挛，风胜也；筋缓无力，湿胜也，风、寒、湿三气合痹于膝，故胫细而膝肿。但邪之所凑，其气必虚。治宜养其气血，俾肌肉渐荣，后治其膝可也。此与治左右偏枯之症大同，夫既偏枯矣，急溉其未枯者，得以通气而复荣，切不可急攻其痹，以致足痿不用。

【疗法】用当归、川芎、酒芍、西潞党、生芪、炙草、生白术、茯苓以补其气血，细辛、独活、灵仙、防风、秦艽、桂枝以祛其风寒，防己、川断、苡仁、木瓜、怀牛膝、五加皮舒筋而渗湿，加海桐皮、片姜黄、海风藤宣络而止痛。

【处方】全当归二钱、川芎一钱、酒白芍二钱、生黄芪三钱、炙甘草八分、生白术钱半、云茯苓三钱、北细辛七分、威灵仙一钱、独活一钱、青防风钱半、左秦艽钱半、川桂枝一钱、生苡仁五钱、木瓜一钱、怀牛膝钱半、五加皮钱半、海桐皮钱半、片姜黄一钱、海风藤钱半，每日服二剂。

【效果】十日痛稍愈，足能伸缩，两旬膝肿退，四旬扶杖能行，两月步履如常矣。

按：鹤膝风初起，膝盖骨内作痛，如风气一样，因循日久，膝肿粗大，上下股胫枯细，形似鹤膝，总由足三阴亏损，风寒湿流注之为病也。此案发明因症，确实高明。方从大防风汤加减，看似药品太多，实则如韩信将兵，多多益善。四旬扶杖能行，两月步履如常，信然。

3. 膝眼风案

【病者】郑周坂人，年逾三稔，体强，住米湖。

【病名】膝眼风。

【原因】初受风湿而不觉，继服滋补而疾作。

【证候】膝盖上下隐隐作痛，两膝胖肿，屈不能伸。

【诊断】脉左手浮紧，右手细缓，脉症合参，此膝眼风症也。其痛游走不定，风胜也；外见胖肿，湿胜也；屈不能伸，风湿袭于筋也。但风湿为痹，尽属外邪，《经》虽云"邪之所凑，其气必虚"，然留而不去则成为实。治宜祛风渗湿，勿投滋补，庶无留邪之患。

【疗法】治风先治血，用当归、川芎、酒芍以活其血，灵仙、秦艽、防风、独活以祛其风，生苡仁、木瓜、茯苓以渗其湿，怀牛膝、千年健以壮其筋骨；痛久必入络，加钩藤、海风藤以通其络。然风湿去后，血液必伤，继以加减四物汤合新绛旋覆汤，养血舒络以善后。

【处方】全当归钱半、川芎一钱、酒白芍钱半、威灵仙一钱、防风一钱、左秦艽钱半、独活一钱、北细辛七分、生苡仁四钱、木瓜七分、浙茯苓三钱、牛膝钱半、千年健钱半、双钩藤钱半、海风藤钱半，每日服两剂。

【次方】酒洗当归钱半、细生地三钱、真新绛钱半、旋覆花钱半（包煎）、清炙草七分、酒洗白芍三钱、青葱管三寸（冲）、炒香桑枝三两（煎汤代水）。

【效果】十日肿痛稍愈，半月足能伸屈，月余已能步履，终用接方以收全功。

按：膝眼风者，在膝盖下左右两旁空陷中隐隐疼痛是也。如风胜其痛则走注不定，寒胜则痛如锥刺，湿胜则外见胖肿。屈不能伸者，其病在筋；伸不能屈者，其病在骨；动移不遂者，沉寒痼冷之候也。日久失治，即渐成鹤膝风。此案辨证处方，理明辞达，法美意良，可为后学标准，惟沉寒痼冷者不效。

4. 伤寒戴阳证案

【病者】戴刘氏，年逾五稔，形肥，住西园庙街。

【病名】伤寒戴阳。

【原因】平时气逆痰多，近日复感暴寒。

【证候】初起发热恶寒，舌苔黑润，口虽渴而饮水不多，越三日气急痰鸣，头面嫩红，神昏不语，手足厥冷，大汗淋漓。

【诊断】脉两寸浮滑而细，两尺豁大而空，脉症合参，此伤寒戴阳证也。寒邪激动水饮，以致水饮泛滥，故痰声辘辘，阴霾四布，真阳飞越，故面赤汗流，手足如冰，舌黑口渴者，乃其阳式微，如釜底无薪，津液不能升腾之象，病势至此，一发千钧，急救之法，其惟挽正回阳乎？

【疗法】先用黑锡丹以镇其上脱之阳，复用参、附、芪、术、炙草以固其表里之衰，更加法夏、茯苓、生牡蛎，化痰收涩以为佐，俟其汗止阳回，手足温和，再加龟板、鳖甲、生芍、熟地之类以潜之。盖阳气以潜藏为贵，潜则弗亢，潜则可久，易道也。

【处方】黑锡丹五钱（炖），服五钱即止。

【次方】西潞党三钱、附片二钱、炙黄芪三钱、生白术二钱、法夏二钱、清炙草一钱、茯苓三钱、生牡蛎五钱，每日二剂。

【三方】前方加龟板八钱、炙鳖甲五钱、生白芍二钱、熟地四钱。

【效果】黑锡丹服下，立刻痰平气顺，一日汗止能言，手足温和。惟神识未清，自言自笑，遍身搔痒，此心阳尚未复元之象，即于原方加炒枣仁二钱、红枣五枚。越三日，诸症悉退，月余，康健如常矣。

按：伤寒戴阳，《伤寒论》所谓“少阴病，手足厥逆，其人面色赤”是也。惟戴阳之面赤，嫩红带白，与面色缘缘正赤者不同，为最危急之虚脱症。先重用黑锡丹，以敛上越之虚阳，固属急救之良法；继用参附、芪附、术附三方，合二陈去广皮加牡蛎，挽正回阳，蠲痰固脱，法亦细密周到；妙在终加龟、鳖、芍、地、枣仁、红枣潜镇摄纳，深得“阴平阳秘，精神乃治”之经旨，真精心结撰之佳案，吾无间然矣。

5. 燥疫白喉案

【病者】项云禅令郎，年五岁，体弱，住吉祥巷。

【病名】燥疫白喉。

【原因】素体阴虚，肝热内盛，至深秋复感温燥而发喉症。

【证候】初起恶寒发热，满喉皆粉白，音哑鼻塞，面青神倦，大便溏泻。

【诊断】脉浮无力，左关弦数，舌红苔粉白，指纹青紫。脉症合参，此真白喉证也。

【疗法】治之之法，惟有以厚重之药镇其上层，如巨砖盖鼎使焰不上腾，复以清凉之药润其次层，如以湿棉御炮使火不内射，既镇且润，火毒自驳驯而下行。惟大便泄泻太甚，又宜兼顾脾气，庶无滑脱之虞。方用生地、玄参、丹皮、炒芍以清其血分之热，川贝、麦冬、生草、石膏以清其气分之火，加薄荷、银花、连翘以消其肿而解其毒，粳米以补其脾而挽其泻。白喉兼泻，《白喉议》原有加藿香、砂仁之训。但香砂辛温，利于泻不利于喉，兹易以粳米，较用香砂似觉平稳，盖粳米甘凉，清热补脾两擅其长故也。外以瓜霜散加牛黄频吹，以清毒而消肿。

【处方】细生地五钱、原麦冬三钱、炒白芍二钱、生粳米一合、苏薄荷一钱、乌元参四钱、湖丹皮二钱、生石膏三钱（研细）、川贝母二钱、生甘草一钱，每日服两剂。

【次方】西瓜霜一钱、飞朱砂三分、梅花片一分、人中白二分（煅）、西牛黄二分、雄黄精三分，研细末，频吹喉内白点上。

【效果】二日神色明亮，白块束小。五日泄泻亦减。七日白点退净，饮食如常。十日声音稍亮。再以竹叶、石膏、北沙参、破麦冬、生苡仁、生甘草、川贝母治之，两旬，诸恙悉退矣。

按：此法治真白喉证，感邪已轻内热尚重者用之。惟五岁小孩日服两剂，分量尚嫌太重，故善用者斟酌之。

6. 霍乱转筋案

【病者】余南，年逾三稔，师范学校学生，住校。

【病名】霍乱转筋。

【原因】天气炎热，因热贪凉，饮冷过度，脾受湿侵。

【证候】吐泻转筋，苔黄口渴，手足厥冷，小便微黄。

【诊断】两手无脉。此系阴阳逆乱，清浊混淆，气机郁塞，脉息因之潜伏，非气血散上神脱脉绝也。《灵枢·经脉》云："足太阴厥气上逆则霍乱。"足太阴脾土脏也，其应在湿，其性喜燥，镇中枢而主升清降浊之司，饮冷过多，湿盛于中，升降之机为之阻滞，则浊反厥逆于上，清反抑陷于下，而为霍乱转筋者，风木之变也。湿土为风木所克，湿热烁于筋则为转筋。苔黄口渴、小便黄者，为湿郁化热之象。张路玉云：“霍乱有一毫口渴，即是伏热，种种燥热之药，误服即死。”按张君此言，独具只眼，堪为治霍乱之金针。

【疗法】用茯苓、泽泻、猪苓、广皮为君以祛其湿，焦栀、香豉为臣以解其郁热，佐苡仁、木瓜、木香以舒筋而调气，使以扁豆花消其暑，每日服三剂。外以好烧酒辣蓼，令人用力摩擦其转筋之处。

【处方】茯苓四钱、泽泻三钱、猪苓二钱、广皮二钱、焦栀二钱、香豉三钱、苡仁五钱、木瓜一钱、木香八分、扁豆花三十朵。

【外治】烧酒六两，辣蓼一把。

【效果】擦将一时许，筋乃不转。一日吐泻止，三日诸恙退。继用调理，康健如常。

按：诊断颇有发明，处方亦尚稳健，此为湿热霍乱之正治法。

7. 干霍乱案

【病者】马金玩乃室，年逾三稔，体强，住回回堂后。

【病名】干霍乱。

【原因】痰食停滞，胸闷不食，复受暑秽，倏忽病作。

【证候】心腹绞痛，欲吐不吐，欲泻不泻，面青舌强，足膝拘挛。

【诊断】左手脉涩，右关滑实。脉症合参，此干霍乱证也。既因停积而壅塞腑气，复受秽浊而阻逆经气，则中州扰乱，胃脘气逆，此腹痛而不吐泻等症所由作也。面青舌强者，是邪已入营，营血凝而不流之象。骤发之病，勿虑其虚，非内外急救，鲜克有济。周时内饮食米汤，切勿下咽，免致胀逆莫救。

【疗法】内外兼治。以磁锋刺委中穴深青色之筋出血，以泄其毒，复用盐汤探吐，以宣其滞。得吐后，再以栀子豉汤加香附、益母草、川朴、阳、法夏、茯苓、生草调气行血，解毒安中，以善其后，日服二剂。

【处方】磁锋，极尖锐者二枚；盐一撮，放刀上用火炙透，用阴阳水和服，以鹅羽探吐。

【次方】栀炭一钱五分、香豉三钱、制香附二钱、川朴一钱、菖蒲八分、法夏一钱、茯苓三钱、益母草二钱、生草五分。

【效果】磁锋砭后，手足遂舒。用盐汤探吐，当吐黄碧色之痰涎碗许，腹痛遂愈。三日胃能纳食，五日康健如常矣。

按：干霍乱病因不一，骤伤饮食者宜探吐，宿食为患者宜消导，气郁感邪者宜宣豁，暑火直侵者宜清解。前哲张三锡、郭右陶早有发明。张氏曰：“干霍乱俗名绞肠痧，急宜探吐，得吐则生，不吐则死。吐后方可理气和中，随症调治。”郭氏曰：“心胸胀闷，腹中疞痛，或如板硬，或如绳缚，或如筋吊，或如锥刺刀刲，虽痛极而不吐泻者，名干霍乱。乃邪已入营，宜以针刺出血，则毒有所泄，然后再审其因而药之。”此案内外急救，深得两家之心传，宜其应手奏功也。

8. 热毒赤痢案

【病者】卢从之，年逾四稔，体弱，住泗洲楼。

【病名】热毒赤痢。

【原因】平时阴虚，目疾时作，夏受暑而不觉，至秋后乃发赤痢。

【证候】手足麻木，腹中绞痛，下痢纯赤，小便涩少。

【诊断】脉左关弦长，右手虚缓。脉症合参，此暑邪与积热下陷足厥阴肝。肝主筋，所以手足筋麻；肝主痛，所以腹痛；肝藏血，肝病而失其藏血之司，所以血痢时下。种种现象，莫非肝病。

【疗法】治宜滋养肝血，清解伏热，用阿胶、归、芍以养其肝血，白头翁、川连、黄柏、黄芩、秦皮、丹皮以清肝经之湿热，再加金银花、生甘草、滑石以解暑而清热毒。

【处方】陈阿胶钱半（烊冲）、油当归钱半、生白芍三钱、青子芩一钱、小川连一钱、川黄柏一钱、北秦皮一钱、粉丹皮钱半、双宝花三钱、白头翁钱半、生甘草八分、飞滑石三钱（包煎），每日服二剂。

【效果】三日痢减，七日诸恙悉退，十日其病霍然矣。

按：此治厥阴热痢之正法。方用《金匮》白头翁加阿胶甘草汤为主，因其平日阴虚，再加归、芍养血和肝，芩、丹、滑、银肃清伏热。疗法固恰当周到，断语亦深切病机。

9. 胃肠实热案

【病者】刘式聪内室，年逾四稔，体强，住西乡石牛。

【病名】胃肠实热。

【原因】初患温热，又复生产，邪热乘虚而陷入阳明，遂成实热之证。

【证候】单热不寒，舌黑口渴，两耳无闻，腹痛胸满，大便旬余不解。

【诊断】脉左手沉数，右手沉实。脉症合参，此手足阳明实热证也。口渴舌黑，邪火内焚者，火极似水也。大便闭、耳无闻者，热蒸清窍也。夫胃气以下行为顺，今为邪热蕴结，失其下行之效用，逆致腹痛胸满，病已结热在里，非下夺决无生理，勿守丹溪“产后以大补气血为主”之诫，宜遵景岳“产后有火，不得不清，有内伤停滞，不得不开通”之训。俟下后病退，再服调补之剂。

【疗法】急则治标，仿仲景治产后实热例，用大承气汤以夺其邪。下后，即用归、芍、地以养其血，元、麦、生草以滋其液，治分标本先后，庶无实实虚虚之弊。

【处方】生锦纹三钱、芒硝钱半、川朴一钱、枳实一钱，水六杯，先煮枳、朴，后纳硝、黄，煮取三杯，分二次服，一剂知，即勿服。

【次方】当归身三钱、大生地四钱、生白芍三钱、元参钱半、破麦冬三钱、生甘草八分。

【效果】一日大便利，耳能闻，舌黑退，胸腹舒，改服次方，旬余就痊。

按：辨证处方，殊有卓识，非精研《金匮》妇人方者不敢用。

一四、叶子正

叶子正（1883—1967），字挺生，缙云城南乡吴岭村人。子正出身世代医家，四岁丧父，其母积忧多病，晨昏定省，不容远离；家务猬集，无可旁贷。因此遂绝意从科举登仕途，专攻岐黄。其曾祖与祖父皆善医，家中收藏中医经典书籍甚多，遂一一取而熟读之。一面临床实践，辨证论治；一面寻师访友，交流经验。不数年，医术大进，对于内、外、妇、幼及五官各科均富有医治经验，尤精于治疗麻痘和眼疾，登门求治或备轿迎医者日多，而尤以在丽水北乡一带声名最大。

20 世纪 50 年代初，叶子正参加吴岭联合诊所，虽已年逾七十，但仍热爱其医务工作，若患者指名要求其出诊，子正从不推辞。行医达五十余年之久，患者受其惠者不可胜计。子正医师朴实敦厚，讷言敏行，毕生专心致志于医学事业。平日除应诊外，勤于总结经验，著述颇丰，编有《补正脉象》《目疾辨治》《针灸疗法》各二卷，《汇撰病源》《妇科要略》《外科穴治》《静坐要诀》各一卷，《麻痘全书》三卷。惜诸书均未付印，惟所存手稿都完好无缺。由于声誉留传，迄今仍常有人至其家翻阅验方。

一五、吴胜斋

吴胜斋（1895—1973），名凯，字胜斋，小名宝书。吴胜斋出身中医世家（其父吴醴泉是大柘著名中医师），弱冠多病，毕业于南京东南大学预科后，回乡在遂昌县立第一高小任教职，后转第二高小任教。20 世纪 20 年代末期，辞教职，专心从事中医之研究。20 世纪 30 年代一度赴衢州行医，与叶伯敬等齐名。抗日战争时，始迁回大柘，继承父业，自开庆生国药店以来，求医者众，医名渐著。他医术高明，待人和蔼，治病不厌其烦，除处方给药外，还谆谆告以摄生之道。

吴胜斋致力于中医临床工作四十余年，医疗经验丰富，其学术观点主要有：主张防病胜于治病；提倡清心寡欲，保存真气，气血调和，阴平阳秘；主张静坐养身要持之以恒，排除杂念，沟通任督二脉之气以归丹田而贮之；情绪安定，思想乐观，心胸宽阔，少动肝火，配合慎饮食，戒烟酒，节色欲，坚持活动，做到未病先防。

胜斋治病，首重诊断，四诊合参。他对《内经》《难经》中有关诊断疾病诸章，颇有研究，对“望诊”与“脉诊”尤有心得。他常对后学者说：“诊脉察色为中医诊病之特色，绝不能废之，废之则四诊不全，辨证施治从何而得。”

其治病要则不离肺、脾、肾。盖肺主皮毛，司呼吸，皮毛为护理肌表之宫城。所以肺弱之人，在病前宜服补肺之药，如三才汤、百合固金汤加减出入。外感病应环绕肺脏，以透邪解表为主。至于内伤病，他认为应以培土生金为主，盖脾胃为仓廪之官，水谷之海，职司运化。胃主纳，脾主运，为后天之本，无论内伤外感疾病，随时要注意“脾胃”。盖脾胃为人身生化之源，生化之源竭，则疾病难已。脾喜燥恶湿，胃喜凉恶热，夏令湿邪易郁滞，宜用藿朴平胃散为主加减出入，重在脾；暑邪郁热于阳明气分，则用白虎汤加减出入，重在胃。内伤脾胃虚弱，则用四君子汤、五味异功散、补中益气汤等加减出入。调理多服尤佳。至于治肾病，必须照顾到肝、脾，所谓乙癸同源，水不涵木，此肾与肝为母子之脏故也。同样，肾阳不足之水肿病，与脾阳不振有密切关系，临床上总是脾肾同治。肾阴不足者，左归饮（丸）出入为主；肾阳不足者，右归饮（丸）为主；肾阴阳不足者，济生肾气丸加龟鹿二仙胶。以上为吴老治肝、脾、肾方面用药之大旨。

其治妇产科病以脾胃为主，兼疏肝滋肾。胜斋认为女子以肝为先天，脾、肾为后天。青年妇女因哺育子女及房事过劳，往往肾亏为多，治当以滋肾为主，疏肝为辅；中年妇女脾胃虚弱较多，宜扶脾兼以疏肝为主；老年妇女血虚肝旺为多，肾阴亦常不足，宜养血疏肝健脾滋肾治之。由于冲脉隶属于阳明，与任脉、肾脉有关，故肝、脾、肾三经实为妇女病之主宰。盖脾胃为生化之源，后天精血由脾胃水谷精微所化。所以脾、肾健旺之妇女则体多强壮，很少有胎、产、经、带之疾病；反之，脾、肾虚弱之妇女，由于生化之源不足，则冲脉血海空虚，体格多虚弱，胎、产、经、带之病纷至沓来矣。故妇女病，以脾、胃为主兼疏肝滋肾，法在其中矣。

中华人民共和国成立后，吴胜斋曾任大柘公社联合诊所所长，1953 年出席浙江省首届中医代表会议，1954—1958 年，当选第一、第二届县人民委员会委员。其著有《胜斋医验案》(未刊)。

一六、吴庚伯

吴庚伯（1906—1982），字省三，号苕东居士，老宅位于丽水城关三坊口 301 号，原籍浙江余杭闲林镇，从医六十余年，为浙江省名老中医。

吴庚伯生于书香门第，其父吴东升，清末秀才，以教私塾为生，善书擘窠大字。吴庚伯幼承家学，喜读诗文、书法，爱读四书五经。十三岁毕业于余杭高小，十四岁进余杭锡箔店当学徒，专长书写对联等事宜。为精于医道，吴庚伯十六岁拜其舅父单懋清名医为师。单懋清专收了吴庚伯等十余名学徒，他传徒教学极为严谨，规定学制六年，学徒们均住宿余杭，实行学徒分食制。单懋清精于中医内科，喜于接收新鲜事物，善将中西医结合应用于临床。单懋清作为吴庚伯的舅父，对吴要求严格，所以吴在其门下不得懈怠。吴当六年学徒，日夜钻研医术，博览群书，勤于临床诊治。业成后，吴留在单身边，一起行医，悬壶于杭州、上海等地。

民国二十二年（1933），经上海市卫生局中医试验委员会甄别考核，吴庚伯正式获得中医医士职业执照，在上海辣斐德路自设诊所，因医术精湛，名扬于沪。1935 年，上海发生轰动全国的抗日救国会“七君子”事件，吴庚伯曾被当局指定为“七君子”保健医师，与沈钧儒、邹韬奋、史良、章乃器、沙千里等交情颇深。1937 年“淞沪战事”爆发，吴庚伯随难民潮颠沛流离，辗转回浙江。1938 年杭城陷敌，他又避难于金华兰溪游埠继续行医。1938 年，吴偶见《东南日报》登有省立处州中学招考文书一名的信息，即赴丽水应考，赵仲苏校长欣赏其深厚的国学和书法功底，遂予录取，从此其定居于丽水山城。1940 年他在三坊口自设诊所。后因日寇侵袭，吴庚伯避难于青田石砚一带行医，门庭若市，深受患者爱戴。1945 年日本投降，抗战胜利，吴庚伯遂回丽水，当地百姓依依不舍。

20 世纪 50 年代初，吴庚伯参与组织筹建丽水城关联合诊所（丽水市中医院前身)。1956 年 10 月吴庚伯被丽水县人民委员会聘请为丽水医院（丽水市人民医院）中医科医师。时逢浙江省中医院成立，省卫生厅曾聘吴庚伯，因丽水医院缺人才，领导挽留之，后一直在丽水市人民医院中医科工作。他在丽水市人民医院几十年，兢兢业业，专心致志，精于中医内科。

20世纪50年代末至60年代初，温州、青田、丽水等地突发较大规模的乙型脑炎疫情，病死者众。吴庚伯日夜奔赴三地，深入疫区，亲临重症会诊，并根据天时、病症判定此波疫情是属温热病中的暑温，经辨证施治、合理处方，用清热、解毒、养阴、息风之法力挽狂澜，用中医中药成功挽救了一百多例濒死的危重症患者的生命，受到温州专员公署通令嘉奖（当时丽水与温州同专区）。

吴庚伯重视祖国医学理论，深研《黄帝内经》《难经》《伤寒杂病论》《温热经纬》等经典著作，将理、法、方、药融会贯通，先后撰写学术论文多篇。20世纪50年代，吴庚伯著有《古今医谭》专著。在临床实践中，先生"理、法、方、药"精准，注重辨证论治，屡起沉疴，早于1962年被浙江省卫生厅评定为浙江省著名老中医。

先生毕生从事中医事业，杏林六十年，精内科、善书法、工诗词，晚年精心带教培养了大批中医院校学生和"西学中"实习生，其中不乏如今已成为浙江省名中医的张融碧等许多国家栋梁之材。其历任丽水县人民卫生协会副主任委员，丽水县人民委员会（人民政府）委员，丽水县第一至第六届人民代表大会主席团成员，第六届政协丽水县委员会副主席，丽水地区学术委员会副主任，中华全国中医药学会浙江省分会理事。

一七、林日熙

林日熙，字永昶，1912年出生于龙游县上街乡贺田村，1930年考入兰溪中医专科学校，三年后学成回乡开始行医，1936年参加中央国医馆浙江分馆举办的国医训练班，除学习中医理论外，还习练针灸、推拿、中医伤科，并初次接触战地急救技术，医术精进，遂回转家乡服务桑梓。为逃避抓壮丁，林日熙于1939—1940年来到遂昌，从此在遂昌做了一辈子医师，被遂昌百姓尊称为"林先生"。

1941年林日熙被遂昌佛教会施医所聘为医生，在佛教会坐堂行医。1945年与郑东川合伙，在县城南街开设广济药局。1947年与几位同道在遂昌公园设立中医贫病免费诊疗所，为穷苦贫病者义诊救治。1948年林先生独资在南大街周一大绸布店对面的一家三开间的店面房子竖起林万春国药号的牌子，自行配制一些成药，如六味地黄丸、杞菊地黄丸、十全大补丸、外用黑膏药等。

林先生是遂昌最早学习和实践中西医结合的医生。1952年衢州专区首次举办中西医结合学习班，他毅然将医药业务交给妻子和药师打理，四十岁时再次走进课堂专心学习西医一年。学成归来，他开始娴熟地应用中西医知识诊治患者，成为遂昌开创中西医结合之法第一人。

1955年，他与著名西医医师徐杰联合成立遂昌县城区中西医联合诊所，林日熙任主任，徐杰任副主任，成员有吴诚、童卓群、黄肇铭、范昱初等，还有药剂师、药工、助产士、护士等共十三人。1956年他在南街夫人殿旧址上新建一座医院，奠定了如今遂昌县中医院的基础。

行医四十多年，他擅长中医妇科和小儿科。林先生多年真诚地为遂昌患者服务，博得了广大群众的赞誉，1956年被选为县人民代表大会代表，并任县人民委员会委员，后又兼任妙高镇民办初级中学校长，于1977年8月查出肺癌晚期，当年12月4日中午在家中辞世。

一八、徐昌发

徐昌发（1915—1988），又名仁宝，别号焕斋，字世孝，松阳县西屏人，为松阳东里徐氏第四十二代。松阳人尊称他为“昌发先生”，是享誉县内外的知名老中医，也是优秀老药工。

昌发先生世居西屏，其五代先祖均为良医。早年，昌发先生就读于县城官立毓秀高等小学堂，1928年7月毕业后，随父学习中药业。1929年春节过后，其父将时年十四岁的昌发先生送到古市镇体仁中药局，正式开始学习中药。1931年春回到其父在古市乡下朱坑村开设的“同济堂中药店”继续随父学习，之后，迁居西屏祖家随三伯父徐履中学习中医。1933年9月，承继父业，在古市朱坑父遗药铺经营中药业。1936年正月过后，创办“同福堂”中药店。

1949年5月松阳解放后，承传祖业的昌发先生在经营打理“同福堂”中药店的同时，研习中医药典籍，提高诊治水平，1954年秋，时值全国政协常委、中国科学院生物学部委员、江苏省中医院院长叶橘泉老先生创办的国医研究院在南京开办农村防疗中医进修社，经过遴选和考核，昌发先生有幸入选参加了学习，后又被我国现代著名中医教育家、现代中医史上积极主张中西医结合的著名国医、北京中医研究院附属内科主任、老教授时逸人先生选中，师从其门下“通函研究中国医学”，系统学习了生理、病理、内经、妇科、儿科、诊断、处方、药物、传染病、伤寒、疼痛共十一种科目，1955年冬专赴南京朱雀路慧圆街润德里30号时逸人诊室，通过严格的考试并随恩师时逸人诊病开方实习，成为恩师最为得意的四位关门弟子之一。昌发特别见长于妇科、儿科与疑难杂症，于南京深造回家乡后，正式成为“坐堂医师”，治愈了许多乡人患有的疑难杂症，民望日高。

1956 年“同福堂”加入“公私合营”的队列，并逐步被改造为国营药店。1971 年年初，上级要求普及中草药知识，昌发先生受委派，负责善应堂中草药推广服务部的筹办，培养“赤脚医生”。

1985 年 10 月，国家医药管理局在全国开展挖掘、表彰老中医、老药工活动，同年 12 月，昌发先生和胞弟徐昌连一道荣获此奖。1986 年春，国家医药管理局和浙江省人民政府在杭州之江饭店召开表彰大会，作为优秀老药工的代表，同时也是资深坐堂老中医，松阳县仅昌发先生一人受特别邀请与会。会上颁发的第 110287 号荣誉证书上称“徐昌发同志，为表彰您在发展祖国传统医药学、保障人民身体健康的工作中做出的贡献，特颁发荣誉证书，以资鼓励”，时任全国人大常委会委员长彭真在荣誉证书上题词“光荣的老药工的经验是我国传统医药的一个宝库”。

一九、唐国俊

唐国俊（1909—1994），丽水莲都人，1924 年毕业于浙江省兰溪中医专门学校。后回乡行医，专长中医内科，擅长小儿麻疹诊治，在群众中享有盛誉。

1933 年 3 月，丽水成立国医公会，1936 年改称丽水县中医公会，唐国俊为主席，1939 年改名丽水中医师公会，唐国俊为理事长。1933 年国药业同业公会、中医公会及药业同业公会组织药物监督组成立，唐国俊、倪政新为理事长，唐国俊、倪政新为正、副组长，对贵重的丸、散、膏、丹制作进行质量监督。

1943 年 11 月，丽水县中医师公会筹备会成立，唐国俊等五人为筹备委员。

1944 年日寇再次在丽水投放鼠疫细菌，疫势汹涌。庄虞卿与唐国俊、吴庚伯、王以文、王会贞等众中医奋起与疫疠抗争，又一起合编《鼠疫验案》一书，1944 年年底在丽水刊行，指导了丽水的抗疫工作。

1949 年年初，唐国俊在《实现新中国医学几个要求》一文中提及，新中国医学要实现加速发展，需要加强中西医统一合作，做到“西医中国化”“中医科学化”。

20 世纪 50 年代初，唐国俊、尤惺波等在梅山背开设中西医联合诊所，后并入城关联合医院，唐医师做过一段时间负责人，医院之后迁址到大众街烟虹背现址，唐医师也是积极推动者之一。1962 年浙江省卫生厅公布唐国俊为县著名中医师。《唐国俊医师治疗麻疹用药心得》《唐国俊医师运用四君子汤的临床经验》等论文于 1984 年在《浙江中医杂志》发表。

二〇、何公旦

何公旦（1876—1941），号颂华，仁和（今杭州市）人，生于清光绪二年（1876），幼习儒，擅诗词，由儒而通医，博采名家之长而业益精，屡起大症，病家辗转相传，医名已远及湘、滇、蜀、粤、鲁等地。1937年抗日战争全面爆发，杭城沦陷，丽水成了大后方。何公旦携全家人投奔自己的学生何洪基（时任缙云县县长），避战乱于相对安全的缙云县。起初，何公旦居于五云镇东门村，后闻舒洪镇仁岸村全村皆为何氏族人，顿觉有了归宿，遂迁至仁岸村。在缙云生活的前后四年时间里，他与村民同吃同住同劳动，与当地百姓结下了深厚的情谊。他在缙云的时候并没有开正式医馆，但是村里人只要生病都自己寻上门来，不管有没有钱，何老一视同仁，尽心尽力地医治。当时正值全国抗战最艰苦的阶段，疫病流行、民不聊生，天花、鼠疫、疟疾等急性、烈性传染病随处可见，只要本村乃至隔壁一些村子有人得病，何老不顾安危，凭着扎实的医学功底和独到的临证经验，沉着应付，时出奇效。济世救民就是何老一生的真实写照。何公旦心系民生，情怀中医，诚昭日月，他在缙云百姓的心中，今犹有存。何公旦的次子何任继承父业，薪火相传，于1938年考取上海新中国医学院，系浙江中医学院首任院长，2009年被评为我国首届国医大师。

二一、王以文

王以文（1907—1986），丽水人。其内兄患病，因医治不当而亡，遂弃教从医，1932年考入上海私立中国医学院，师从薛文元院长、祝味菊教授、朱鹤皋三位风格迥异的名医，学到了很多宝贵经验，为后期的临床奠定了坚实基础。三年后回乡行医，注重实践，边医边学，系统地自修了西医课程，取他人之长为其所用。1954年，他加入城关联合诊所，1958年被调至县城关医院，擅长内、妇科，尤以难症见长，诸如癫、狂、痫、中风、噎嗝等。“中西医学各有所长，亦各有所短，应取人之长，以克己之短，不应存有门户之见。”他结合现代医学知识来充实中医诊断，辨证治病，提高诊疗效果。同时他注重内外合治，效仿古代医家医针并茂，为患者开具内服汤药并配合外治，治疗了多例病症，效极佳。临床五十年，他撰有《临床心得集》寄望后辈。王以文被聘为中华全国中医学会浙江分会顾问；曾任丽水中医院主任中医师，副院长兼中医内科主任；1983年被审定列为浙江省著名中医。王以文一生勤求古训，博采众方，刻苦专研，谙熟经典，学验俱丰，为丽水人民所称道。

附：王以文“医林求索五十年”（宋力伟整理）

医林求索五十年

弃教从医　就读上海

我系浙江丽水人，现年七十八岁。两岁时，父母染病双亡，全赖老祖母抚养长大。八岁入学，历七年高小毕业，考入浙江十一师范，两年后转入温州第十中学高中师范科。越两年，因家道贫寒而辍学，由亲朋介绍前往淳安县警察所任笔政，嗣因身体孱弱，不愿为五斗而作幕僚，遂辞职还乡，在岩泉小学当教员，住一同学家中。该同学以开中药铺为业，藏有大量中医书籍，我见之颇感兴趣，遂萌生习医之念，白昼教书，夜习俞跗之学，先后阅读了《药性赋》《汤头歌诀》《濒湖脉学》《神农本草经》《内经知要》《伤寒论》《金匮要略》《温病条辨》《温热经纬》等书。

1932 年 7 月间，我内兄患温病，发热，大便四日未解，人事不知，舌苔焦黑。延请两位医师会诊，议用犀角地黄之类。我见此状，疑为阳明燥结，津液内竭之证，不禁插言：“此证是否可用增液承气汤？”一医见我年轻，不予理睬，并斥之曰：“我们议方，不许多言。”竟投犀角地黄汤，连进两剂，终致内闭外脱而亡。我有鉴于此，深慨庸医残生，而悯苍生之不幸，学医之志益坚。同年 9 月，适值上海中国医学院招生，我遂辞教职前往应考，获录为该校三年级插班生，属第五届毕业生。

在学校，我深受秦伯未、包识生、沈仲圭、严苍山等名师的亲切教诲。此时除进一步研究经典著作外，我还经常翻阅金元四大家及其他书籍。

毕业实习时，我跟随薛文元院长、祝味菊教授、朱鹤皋教授三位风格不同的老师，向他们学习。薛文元属温热派，处方平稳，疗效显著；祝味菊使用附子别具心裁，时人称之为“祝附子”；朱鹤皋以擅长妇科而驰名沪上。从他们那里我学到了许多宝贵经验，这给我以后的临床奠定了坚实基础。

注重实践　边医边学

三年后我毕业回归故里悬壶，时年二十七。新开业时，由于我年纪轻，诊务清淡。一日遇一老翁，体羸水泻，神识模糊，汗出肢厥，几成欲脱，我投以附子理中汤两剂而获效。此后群众信誉日增，业务渐趋兴隆，随后被浙江省立第十一中学聘为校医。抗日战争爆发后，日寇轰炸，房屋被毁，书籍丢失殆尽，随后我避难乡下，重开诊所，并设药铺，有条件对中药来源、性味、功用进行实物研究。此时我医誉益盛，四乡登门求治者踵趾相接。之后，我又较系统地自修了西医教程，取他人之长，为我所用。我还阅读了《临证指南医案》《医学衷中参西录》《张氏医通》《景岳全书》《皇汉医学丛书》等中医书籍。1954年我加入联合医疗机构，1957年被丽水人民医院聘任为中医师，同年赴杭学习针灸三个月。学习期间，我因劳累过度，左目患视网膜脱离而不幸失明。1958年我被调往丽水城关医院（丽水中医院前身）负责带徒工作。1982年我晋升为主治中医师，同年担任中医院副院长，1983年我被省卫生厅定为高级中医师并晋升为主任中医师。

病分时杂　治重标本

我平生注重临床，临证首分时病与杂病。时病多起病急，病程短，邪气有余，正气未虚，治疗当以祛邪为主。内伤杂病大多起病慢，病程长，正气不足，且多兼夹痰食瘀湿为患，治宜以固本为主，参以祛邪。由于时病与杂病的标本缓急不同，治法亦异，故临证辨明时病与杂病是非常重要的。我曾遇一男性农民，因罹病一月，头昏肢倦，耳鸣如塞，腰背酸楚，前医投以滋补剂而病愈甚，前来求治。观其脉症，颇似肝肾阴虚之象，细虑前医经用六味等剂而病增，究属何故？详询起病过程，自诉初起曾发寒热，尔后即感头昏重，胸闷泛漾，不思食，身热不扬，汗出不彻，时值暮春，雨水连绵，恍悟为外湿所感，予三仁汤加减，服药三剂，病竟若失。可见，病分时杂，诚为临证之首务。

治疗时病要注意时令的变化，随着时令的不同而选择相应的药物方剂，不可偏执一方，以通治四时百疾。如一刘姓妇女，发热微恶寒，汗出神疲，四肢酸楚，骨节疼痛，下肢逆冷至膝，时值夏暑季节，虽气候炎热，仍喜厚衣衾以护暖，医曾予桂枝、麻黄附子、桂枝芍药知母等汤治之，虽汗出寒罢而热仍不退，始终稽留在38.0℃左右，转延我处时，诉身热，不为汗衰，口渴喜饮，头顶痛，腹痛便溏，纳呆呕恶，苔薄腻微黄，脉濡。显系暑湿为患，给予清暑化湿法：青蒿15g、荷叶10g、六一散12g、葛根10g、黄芩6g、石斛12g、天花粉12g、焦栀子10g、枳壳5g、谷芽12g、麦芽12g。服药三帖，热退身凉，诸症减轻，再三剂，病已霍然。

《医学心悟·伤寒类伤寒辨》中曾述："一夏月有病头痛发热，身重腹痛，谵语自汗，两胫逆冷者，湿温也。其人常伤于湿，因而中暑，暑湿相搏，名曰湿温，切忌发汗，汗之名重暍，为难治，苍术白虎汤主之。按伤寒发厥胫冷，臂亦冷，湿温发厥，胫冷臂不冷，以此为别。”此诚为经验之谈。

内伤杂病首宜辨清“虚实”两端，随证论治，方不致有误。如治一少女，患面神经瘫痪，口眼歪斜，前医以为风痰入络，投以搜风化痰之品十余剂无效，邀我往诊，察其形体羸瘦，脉象细弱乏力，乃属正气亏虚，遂以《金匮要略》“内虚邪中”立论，予十全大补合人参再造丸数剂而病除。

衷中参西　辨证治病

中西医学各有所长，亦各有所短，应取人之长，以克己之短，不应存有门户之见，“他山之石，可以攻玉”。在现代医学发展的今天，单凭中医辨证似乎不够，必须结合现代医学知识来充实中医诊断，尤其是对于传统医学上未提到的病症，如前列腺肥大症、肺吸虫病等，必须做到辨证与辨病相结合，方能提高诊疗效果。

在前列腺肥大症的治疗上，一般认为年迈之体，概属肾亏，投以滋补之品反而愈补愈涩，更不可一见尿涩，辄用通利之剂，致使膀胱胀急，益增其苦，我参考现代医学对本病的认识，结合多年临床观察，认为前列腺与排尿排精密切相关，患者平素疲劳过度，或阳弱强忍房事，导致败精浊液稽留腺体，膀胱湿热下注，两相交结，久而久之，气病及血，瘀积肥大，阻塞水道，从而造成排尿不畅等症。鉴于这一管见，我主张不重利尿而重化瘀。药取丹参、丹皮、桃仁、三七活血化瘀消肿，王不留行通利血脉，走而“不留”，官桂、知母、川柏清下焦湿热，助膀胱气化，米仁、冬瓜仁清热利湿、消肿散结，牛膝化瘀下行，直达病所。诸药合用，共奏活血化瘀、清热利湿之功。临床随症化裁，每每应手。

肺吸虫病是一种寄生虫疾病。现代医学认为本病系因生食或半熟食含有肺吸虫囊蚴的溪蟹、蝲蛄等所致的疾病。中医对本病少有认识，治疗上无常法可循。近十年来，我采取中医辨证与西医辨病相结合，以雷公藤为主药，诊治25例，除一例效果不明显外，其余全部治愈。如一男青年，患癫痫病2年，屡经治疗，至今未愈，近日发作频繁，来我处求诊，诉头昏痛，夜寐多梦，纳便调，苔薄黄，脉弦细滑，血常规检查结果显示：HB13.0g/dL、RBC450万/mm^3、WBC7000/mm^3、N52%、L32%、E16%。追述该男子孩童时曾有大量食生蟹史。予肺吸虫皮试，呈强阳性。我遂开具处方：雷公藤5g、郁金30g，白矾1.5g（冲）、小麦30g、甘草10g、大枣30g、菊花10g、钩藤12g（后入）、川芎6g、代赭石30g（先煎）。服药1个月，头昏消失，夜寐安，痫病未见发作，血检嗜酸性细胞降至2%，余项正常，原方去雷公藤调服10剂，停药，追访3年，后未再发。又如一急性肾炎后期患者，自觉症状减轻以至消失，惟尿检尚发现异常，此时纯按中医辨治则会感到茫然，我根据临床体会，常以滋肾消炎方（自订方）为主，结合尿检情况随症加减，如出现管型尿则加地肤子，蛋白尿则加苦参，尿液中出现红细胞则加重剂桑叶等，临床多获良效。

内外合治　痼疾可拔

自古医家医针并茂，盖因通晓针灸之理，即能明辨人身之经络，病邪之所侵，从而能指导临床用药，况且针灸具有简、便、廉、验之特点，施之得当，常收意想不到之效，故我主张习医者还须谙习针灸。记得10年前，我曾治一演员，声音嘶哑，经用中药养阴开音及西药抗炎润喉剂，获效甚微，因当晚需参加演出，急来我处求医，我用针刺其喇嘛穴，留针半小时，随后即感咽喉轻松舒适，吞咽自利，嗓音竟转清亮，届时即能登台歌唱。

治病不仅应用汤药内服，有的同时配合外治法，每能提高疗效。如我在治疗骨质增生症时，在施以内服应证汤药的同时，予外敷验方消癥散，治疗多例患者，效佳。又如治疗银屑病患者时，有时单服汤药疗效不显，配合验方红梅映月丹外涂，疗效满意。有一陈姓妇女，患严重银屑病多年，多方医药无效，我给予清热凉血解毒汤药内服，外涂红梅映月丹，治疗3个月，皮损基本消失。

虚心求教　不耻下问

治病不仅要虚心向行家学习，还要向患者求教，比如我治疗吸虫病用雷公藤就是得自患者的启发。20年前，我县港口地方，有一单身汉前往嘉兴做工，不慎感染血吸虫病，回家四处求医，亦来我处诊治，但均未获效，病情日渐加重，兼之生活窘迫，自认为必死无疑，遂生自杀之念，采食雷公藤。怎知服药后，吐泻交作，翌日诸症消失，后至我处检查，腹水减，肝肿消，一如常人，追问服药经过，大为惊奇，如此妙药回春，实发前人所未发，颇感兴趣，嗣后，我亲往采掘雷公藤，研究使用。为了慎重起见，先自行口服，试探毒性，掌握剂量，自此之后转治肺吸虫病，经多年临床反复实践，以雷公藤治疗该病确有特效。惟本品毒性猛烈，须严格掌握剂量，不可过剂，否则容易中毒。

学无止境　寄望后辈

我一生忙于诊务，且经历坎坷，无暇著述。原积有大量医案，惜在“文革”中被付之一炬，至今思来，十分痛惜，加之视力欠佳，书写不便，仅将自己临床常用验方、验案、一得之见，整理成《临症心得集》一书。

学无止境。我虽年逾古稀，仍在不断求索，只是老之已至，力不从心，愿将五十年行医之心得总结出来，以供后学借鉴，并寄望后辈，发扬光大，为振兴中医事业贡献力量。

第四章 医籍揽胜

第一节 历代医籍

一、元代及元代以前医籍

1.《广成先生玉函经》

《广成先生玉函经》3卷，唐缙云杜光庭（圣宾，东瀛子，广成先生）撰，宋南康崔嘉彦（希范，子虚，紫虚真人）注。

自序曰：医门广博，脉理玄微，凡称诊脉之流，多昧生死之理，倘精心于指下，必驰誉于寰中。可疗者圆散宜投，难起者资财慎取，免沉声迹，图显功能。余幼访名师，遍寻奇士，粗研精于奥义，敢缄秘于卑怀，谨傍《难经》，略依诀证，乃成生死歌诀之门，非敢矜于实学，欲请示于后昆者焉。

2.《杜天师了证歌》

《杜天师了证歌》，唐缙云杜光庭（圣宾，东瀛子，广成先生）撰。

《四库全书提要》曰：旧本题唐杜光庭撰。光庭字圣宾，晚自号东瀛子，括苍人。应百篇举不第，入天台山为道士。僖宗幸蜀，召见，赐紫衣，充麟德殿文章应制。王建据蜀，赐号广成先生，除谏议大夫，进户部侍郎，后归老于青城山。此书题曰"天师"，据陶岳《五代史补》，亦王建时所称也。考光庭所著多神怪之谈，不闻以医显，此书殆出伪托，其词亦不类唐末五代人。钱曾《读书敏求记》以为真出光庭，殊失鉴别。其注称宋人高氏、伍氏所作而不题其名。后附《持脉备要论》30篇，亦不知谁作。多引王叔和《脉诀》，而不知叔和有《脉经》，此则北宋以后人之误矣。

3.《医书会同》

《医书会同》，佚，宋括苍鲍志大撰。

熊均（宗立）《各方类证医书大全·医学源流》载：鲍志大，江南括苍人。官至承直郎，博学宏词科。精通医术，编集《医书会同》。

4.《何氏方》

《何氏方》2卷，佚，宋括苍何偁撰。

陈振孙曰:《何氏方》两卷，太常博士括苍何偁（德扬）撰。

乾隆元年《浙江通志·经籍》曰：据《书录解题》载，括苍何偁（德扬）撰。按《宋史·艺文志》作《经验良方》二卷。

5.《依源指治》

《依源指治》6卷，佚，宋青田陈言（无择）撰。

陈言曰：余绍兴辛巳为叶表弟桷伯材集方六卷，前叙阴阳病脉证，次及所因之说，集注《脉经》，类分八十一门，方若干道，题曰《依源指治》。伯材在行朝得书，欲托贵人刊行，未几下世，遂已。

6.《三因极一病证方论》

《三因极一病证方论》，宋青田陈言（无择）撰。

自序曰：余绍兴辛巳为叶表弟桷伯材集方六卷。前叙阴阳病脉证，次及所因之说，集注《脉经》，类分八十一门，方若干道，题曰《依源指治》，伯材在行朝得书，欲托贵人刊行，未几下世，遂已。淳熙甲午，复与友人汤致德远庆德夫，论及医事之要，无出三因，辨因之初，无逾脉息，遂举《脉经》曰：关前一分，人命之主，左为人迎，右为气口，盖以人迎候外因，气口候内因，其不应人迎、气口者，皆不内外因，倘识三因，病无余蕴。故曰：医事之要，无出此也，因编集应用诸方，类分一百八十门，得方一千五十余道，题曰《三因极一病源论粹》。或曰：现行医方山积，便可指示，何用此为，殊不知晋汉所集，不识时宜，或诠次混淆，或附会杂糅，古文简脱，章旨不明，俗书无经，性理乖误，庸辈妄用，无验有伤，不削繁芜，罔知枢要？乃辨论前人所不了义，庶几开古贤之蹊径，为进学之㭨幪，使夫见月忘指可也，于是乎书。青田鹤溪陈言无择序。

7.《三因司天方》

《三因司天方》1卷，宋青田陈言（无择）撰，清江阴缪问（芳远）释。

陈言原叙曰：夫五运六气，乃天地阴阳运行升降之常道也。五运流行有太过不及之异，六气升降别有逆从胜复之差。凡不合于德化政令者，则为变眚，皆能病人。故经云：六经波荡，五气倾移，太过不及，专胜兼并，所谓治化，人应之也。或遇变眚，聿兴灾沴，因郁而发以乱其真常不德而致折伤，复随人胜气虚实而为病者，谓之时气，与夫感冒中伤，天行疫沴，迥然不同。前哲夫知天地有余不足，违戾之气，还以天地所生德味而平治之。经论昭然，人鲜解意，恐成湮没，故叙而记之。

8.《纂类本草》

《纂类本草》，佚，宋缙云鹤溪俾犹子撰。

《纂类本草》约成书于乾道（1165—1173）年间，不著撰人，或疑南宋陈言撰。原书佚，部分佚文存于《宝庆本草折衷》中。陈衍曰:《纂类本草》，乾道中有缙云先生，不著姓氏，取《嘉祐本草》药物削冗举要，混合经注，各条以名、体、性、用四字而类之；依嘉祐之本编排部品，中间以一种药析为两条、为三条者多矣；外各立条例，以记名字之节重、德味之单复及炮炙反恶、升合分两诸说，冠之卷首。此书约而易守，炳而易见，真得论述之法。鹤溪道人为序，序谓“鹤溪俾犹子编括”。按《三因方》，鹤溪乃陈言（无择）之道号，即其所居地名也，属缙云郡，故题此书曰“缙云”焉。(《宝庆本草折衷·诸贤著述年辰》)

9.《选奇方》《选奇方后集》

《选奇方》10卷，《选奇方后集》10卷，佚，宋青田余纲（尧举，修真居士）撰。

光绪元年《青田县志·仙释》曰：余纲，字尧举，黄严人。少业儒，长慕老庄之学，自号修真居士。白玉蟾访之不遇，题屋壁曰：半斤雷火烧红杏，一点露珠凝碧荷。锦帐中间藏玉兔，银瓶里面养金鹅。铅花朵朵开青蕊，汞叶枝枝发翠柯。我欲刀圭分付汝，料应汝未识黄婆。纲著有《选奇方》十卷、《后集》十卷。有明清抄本《芝田余居士证论选奇方后集》，五卷存四卷（缺第一卷），全书共一百四十八页两册。

二、明代医籍

1.《经验良方》

《经验良方》，佚，明丽水陈应元（菊庭）撰。

同治十三年《丽水县志·人物》曰：陈应元，字菊庭，性孝友，尤善岐黄。明季时，邑中苦疫，所全活甚众。药不计值，人尤德之。子启慧、启秀传其术。著《经验良方》，为医家所宗。

2.《窦太师标幽赋笺注》

《窦太师标幽赋笺注》，佚，明丽水祝定（伯静）笺注。

同治十三年《丽水县志·人物》曰：祝定，字伯静，以医鸣。洪武初，授本府医学提领，转正科，注《窦太师标幽赋》。医家咸宗之。

3.《药性便览》

《药性便览》2册，明括苍戚日旻（肇升）撰。

现存抄本，藏中国科学院图书馆。

4.《食疗便民》

《食疗便民》4卷，佚，明括苍吴球（茭山）撰。

陈莘曰：翁博学慕古，轻财重义，少尝游心经术，医业独得其精，乃修《方脉主意》《活人心统》《食疗便民》《诸症辨疑》等书一十六卷。(《题茭山吴翁小像》)

5.《方脉主意》

《方脉主意》2卷，阙，明括苍吴球（茭山）撰。

自序曰：人生天地间，至重者莫过于儒道，而医道次焉。何也？盖儒者讲明六经，躬行万善，上继往圣，下开末学，有功于斯世斯民，岂小补之哉？而医者明脉处方以尽其变，得以起死回生，使人无夭折之患，医道其尚矣乎？予一日晚静坐玩《内经》，见儒之四书六经、诸子百家皆有主意为作文之切要，医家方脉亦岂无主意为治病之良规？然愚之肤见，大凡治病又先识症之真，立一主意，然后用药，庶无差失。如某病诊得某脉，合用某方，为之主意，若意之所主少有所失，而疗治之方未免有所差谬，疗治之方少有差谬，而欲死者生、夭者寿，未之有也。愚故集平生经验方脉，编辑歌括，与夫四气七情、三因七诊、五邪六郁、七表八里、十剂七方类成册，名曰《方脉主意》。或者曰：子犹有《辨疑录》，人皆爱之，今复有此，可以法当时传后世，岂少补哉？遂出寿诸梓，与先《诸症辨疑录》及《用药纂要》《脉诀辨义》并行焉，庶几为初学之一助云。时嘉靖肆年七月望日，丽水茭山后学吴球序。

6.《新刊京本脉诀疏义》

《新刊京本脉诀疏义》1卷，明括苍吴球（茭山）撰。

广西师范大学出版社将其收入《美国哈佛大学哈佛燕京图书馆藏中文善本汇刊》并影印出版。

7.《活人心统》

《活人心统》4卷，明括苍吴球（茭山）撰。

吴球曰：一日静坐观《内经》，见东垣集升举血气，丹溪补阴治湿热，及王汝言痰火耳鸣、阳明齿痛，予抚几而叹：先生真微妙也，芳名垂于百世矣。视世之一二医者，得新意弗彰，遇奇方隐秘，其用心何如也？余观为善阴骘，因而思之：于公治狱，大开方便之门；窦氏活人，高折五枝之桂；埋蛇为宰相

之荣，渡蚁为科甲之选。况医有起死回生，有功于斯世斯民，岂小补之哉？略辑此为卫生之助。(《医之可法》)

8.《诸证辨疑》

《诸证辨疑》4卷，明括苍吴球（茭山）撰。

有明刻本残卷藏中国中医科学院。

9.《杏林捷径》

《杏林捷径》，佚，明代宣平俞镠撰。

民国二十三年《宣平县志·人物志》曰：俞镠，字世宝，居俞源。通经史，工诗文，薄功名，寄身空谷。精习岐黄，著有《杏林捷径》行世，邑人梁镈序其卷首。

10.《人身肖天地图》

《人身肖天地图》，佚，明青田陈定（以静）撰。

光绪元年《青田县志·艺文志》载录于《痘疹歌诀》条。

11.《痘疹歌诀》

《痘疹歌诀》，佚，明青田陈定（以静）撰。

光绪元年《青田县志·艺文志》载录。

12.《伤寒铃领》

《伤寒铃领》，佚，明青田陈定（以静）撰。

光绪元年《青田县志·人物志》曰：陈定，字以静，明医术。洪武庚午、甲戌，里中大疫，求诊者满门。尝作《训范》以训其子。考摭张仲景、刘河间、李知先三家之书，作《伤寒铃领》一篇。又为《痘疹歌诀》。正统癸酉卒。

13.《秘传刘伯温家藏接骨金疮禁方》《金疮秘传禁方》《刘伯温先生跌打损伤秘方》《跌打损伤方》

《秘传刘伯温家藏接骨金疮禁方》《金疮秘传禁方》《刘伯温先生跌打损伤秘方》《跌打损伤方》，明青田刘基（伯温）撰。

14.《多能鄙事》

《多能鄙事》12卷，明青田刘基（伯温）撰。

《四库全书提要》曰：旧本题明刘基撰。基有《清类天文分野之书》，已著录。是书凡饮食、器用、方药、农圃、牧养、阴阳、占卜之法，无不备载，颇适于用。然体琐碎，若小儿四季关、百日关之类俱见胪列，殊失雅训。立名取孔子之言，亦属僭妄，殆托名之基者也。

15.《博爱编》《葆和集》

《博爱编》《葆和集》，佚，明缙云李范撰。

旧志《闺操传》云：明庠生李素妻，年十九适李，未逾年夫亡。抚遗孤范及长，令习岐黄以济人，不责其报。著《博爱编》《葆和集》，承母训也。（道光二十八年《缙云县志·艺文录》）

16.《李应时卫生全书》

《李应时卫生全书》，佚，明缙云李应时（霖泉）撰。

《缙云县志》曰：李鋕《乐必堂文集》序曰：昔许允宗以医鸣，或劝其著书，则曰：医者意也，意所解，口不能宣。此其见卓矣。然观秦越人之遇长桑君、淳于意之遇公乘阳庆，类以禁方相授受。自岐伯以降，孰有出二子右者？犹亦有所资藉，则奈何尽废书哉？余从兄霖泉君，幼尝与余同学，后弃而业医，医辄奇中。盖出先叔父好溪先生庭授，而得自神解者尤多也。乃其素所契悟与所经验者，手录成帙。凡脉理之细络、药性之嫌疑、六气之顺逆、五色之奇正，纤细明备。尝语余曰：此《卫生全书》也。若其熟此乎，可已病却老。时余强健，莫之试也，太阿虽铦，弗试弗知其利也，然而心窃藏之矣。迩且卧病金陵，一时称名医者多却走，复有方外士语余以偃仰呴嘘之术，如其言试之，卒无当焉。于是乞假还，就理于君，日翻阅是书，取其中吾病者试之，罔不应效。乃知卫生长年，果无逾是书，又安所事挢引按抏者为哉？盖朝夕手玩不忍释，不啻饥渴之于饮食矣。余独怪君生平未尝执方，往往出意见全活人甚众，庶几哉视见垣一方人，可称奇胲之术者，乃惓惓集方书之谓君何？曰：匠皆公输，无规矩可制方圆；乐皆师旷，无六律可正五音。不尔，未可废也。信斯言也，盖仁者之心乎？其见过允宗氏又远矣。余将为君谋梓之，以示诸未可废者。（道光二十八年《缙云县志·艺文录》）

17.《醒脾铁镜》《醒脾铁镜余录》

《醒脾铁镜》《醒脾铁镜余录》，佚，明缙云李月岩撰。

《缙云县志》曰：明代刑部尚书李鋕为其《余录》作序。其书陈醒脾之法，据李鋕称，脾困者阅是书，足以心旷神怡，眠食安然，不药而愈。

18.《养生真诀》

《养生真诀》，佚，明代缙云陈有道（子安）撰。

《缙云县志》曰：陈有道，字子安。天姿英敏，博览群书，有声黉序间，以亲丧哀毁成疾，遂废笔砚。时二弟皆幼，待治产婚娶，又身训之凡。二十年不懈，秉性温厚好施，遇公事辄义形于色，多为人所敬服。晚构青玉堂，肆志诗歌，尤长于笺翰。卒年八十二，著有《养生真诀》《戒杀牛文》《书玉堂吟槁》。

19.《神针论补》

《神针论补》，佚，明松阳徐自新（元白）撰。

乾隆三十三年《松阳县志·人物志》曰：徐自新，字元白，性洒脱，居家淡泊。与人交无贫富，凡有托者，视事若己，忘身赴之。又多才艺，善针灸、医药、堪舆等术。所著《医案》《神针论补》，有回生术。壬辰冬，有僧雪如病笃求诊，会大风雪，往救之，得活。途归冒寒卒，年七十。

20.《（元白）医案》

《（元白）医案》，佚，明松阳徐自新（元白）撰，乾隆三十三年《松阳县志·人物志》载录。

21.《医意经验集》

《医意经验集》，佚，明松阳孟大纪（子政）撰。

《松阳县志》曰：孟大纪，字子政，号东泉，例授修职郎。宏览载籍，博游才艺。加以慈爱济人心切，精研于“桐雷”之秘笈。家颇饶裕，金液银丸不惜重价购置。求如水火，无弗与者，较以董仙栽杏，犹伤廉欤。著《医意经验集》。(《处州医药》)

22.《灵兰指要》《存爱遗论》

《灵兰指要》《存爱遗论》，佚，明龙泉陈孝积撰。

乾隆二十七年《龙泉县志·人物志》曰：陈孝积，北隅人，号倥侗子。永乐时，以医道倡于邑。涉猎史学。所著有《龙泉景物志》《灵兰指要》《存爱遗论》等集行世。

23.《本草节要》

《本草节要》10卷，佚，明代龙泉叶子奇撰。

自序略曰:《本草》之经，其初止于三百六十余种而已，以上药一百二十种为君，养命以应天；中药一百二十种为臣，养性以应人；下药一百二十五种为佐使，主治病以应地。以义言之，固足以符天数而相同，此造端立言之初意也。至于后贤继作，因而重之，以为七百三十种，列于副品，则固已多于旧矣。及夫唐苏恭之《注》、吴蜀《图经》之出，及陶隐居辨论、陈藏器《拾遗》，其多已至一千八十二种，而附见之品不与焉，可谓悉乎其备矣。予尝诵读是书，切加爱焉，颇病其诸家言语重复冗杂。年老居闲无事，因取崇安《类编本草集注》，钩元提要，定其文之可存者以为《节要》一书。故首《本经》

则究其性之体，次《图经》则识其形之名，参众论则审其辨之明，备名方则验其功之效，而终之以寇宗爽《衍义》之说，以折衷群言而补其阙漏者焉。既不径约而失之空疏，又不繁猥而流于泛滥，庶乎词简而义赅，语精而意备。（乾隆二十七年《龙泉县志·艺文志》）

乾隆二十七年《龙泉县志·人物志》曰：叶子奇，一名锜，号静斋。少颖悟，专心于内圣外王之学，凡天文、地理、岁闰、音乐之书，无不研究。知圣贤之学不贵多闻，而明通公溥之功，一以静为主，遂自号静斋。尝作《太元本旨究通》，衍皇极之说，儒者称之。又有《范通》《元理》《本草节要》等书行于世。

24.《医书节要》

《医书节要》10卷，佚，明代龙泉叶子奇撰。乾隆元年《浙江通志·经籍》著录此书。

25.《广惠集方》

《广惠集方》，佚，明代云和金忠（尚义）著。乾隆元年《浙江通志·经籍》著录。

同治二年《云和县志·人物》曰：金忠，字尚义，先世丽水人，占籍云和。补邑庠生，登天顺八年进士，授监察御史。使车所至，闻者披靡。

三、清代医籍

1.《麻科辑要》

《麻科辑要》，清代丽水周丰功（观成）撰。

周氏四代皆儒而医者，于麻之一科，尤识涯涘，因症施药，屡试屡验。为启迪后学者，就平时临床所得，掇治成编，按证列方，遂成书。是书为1916年付梓出版，华新印刷局印刷，北京会文堂为总发行所。全书共万余字数，凡麻之前、后、兼夹诸证，无不列具。致疾之由，施治之方，条贯毕具，文简而法备，理著而用宏。麻科之详，非它之前麻书可比，虽限于麻之一科，不及其它，要亦足贵。（2013年《丽水市莲都区卫生志》）

2.《验方新录》

《验方新录》，佚，清丽水叶寿椿（晓珊，少山）撰。

3.《伤寒大乘》

《伤寒大乘》，7卷，清代丽水沈元凯（苍舒，少微山人）辑。

有稿本藏中国中医科学院。

4.《病案》

《病案》，佚，清青田杨文耀（敏卿）撰。

杨氏世业医，幼攻儒，旋习医，有声郡邑间。善用经方，轻不易药。常谓：若一方增损三味，实已失原方宗旨。善治斑疹，著有《病案》一书。(《处州医药》)

5.《风温简便方》

《风温简便方》，清青田李芝岩撰。

引言曰：青田李芝岩所定，专治四时风温及痧疹极效，如遇急证怪证，详参《温病条辨摘要》。

6.《紫虚口诀》

《紫虚口诀》2 卷，佚，清缙云陶瑞鳌撰。

道光二十八年《缙云县志·列传》曰：陶瑞鳌，缙云人，号道柱，康熙间庠生。业岐黄，尤精女科。传授紫虚真人口诀，汇方一百四十有奇。著有《紫虚口诀》两卷。

7.《医案集》

《医案集》，佚，清缙云虞守一撰。

虞守一曾著《医案集》一部及手稿，惜毁于抗战期间。

8.《刮瞽重光》《治验眼科医案》《治目规臬》《医辑便览》《内症医案》

《刮瞽重光》5 卷,《治验眼科医案》2 卷,《治目规臬》,《医辑便览》,《内症医案》，佚，清缙云钭生倪（瑞卿）撰。

钭氏幼聪慧，为光绪年间秀才。后习医业，擅长眼科，旁通内科。撰辑有《刮瞽重光》五卷、《治验眼科医案》二卷、《治目规臬》一卷及《医辑便览》《内症医案》等。生平行医于缙云、仙居接壤处，屡起眼科重疾。(《处州医药》)

9.《祖上万古传书》

《祖上万古传书》，清缙云杨定财撰，成书于清光绪岁次戊戌年孟夏月。

该书系手抄本，有五十余页，为杨定财的裔孙杨恒山转抄于民国戊辰年荷月，记载了吉肠痧、哑中风、乳痈、火疮等疾病的中草药验方，并说明配伍、剂量、用法、预后等。

10.《草药金丹》

《草药金丹》2 卷，佚，清松阳高肯构撰。

民国十四年《松阳县志·人物》曰：高肯构，象溪人，邑庠生。胸襟洒落，寄迹风尘，放怀山水。后于黄山遇道人授以易数之学，悉心研求，著有《卜筮断验》一册。凡人事凶吉、天时水旱，无不应验，惜未付梓而毁于兵燹，术竟不传。

11.《医案遗稿》

《医案遗稿》，佚，清松阳叶葆元（善甫）撰。

12.《医学发明》

《医学发明》，佚，清松阳张麟书（镜斋）撰。

民国十四年《松阳县志·艺文》载录。

13.《经验医方》

《经验医方》，佚，清松阳张麟书（镜斋）撰。

民国十四年《松阳县志·人物》曰：张麟书，号镜斋，岁贡生，平乡人。博学多能，专精医术，名噪一时。凡有痼疾，一经疗治，无不立愈。有童子手足病风痹，寸步不能移，为立一方，嘱以百剂。已服五十剂，病者请改方，张曰：定服百剂。后如命面服，遂愈。著有《经验医方》行世。寿逾古稀，人皆称为明医。

14.《外科摘要》

《外科摘要》，佚，清松阳詹东（碧峰）撰。

詹东，字碧峰，号仰溪先生，清代松阳人。业医尤精外科，著有《外科摘要》。

15.《妇科切要》

《妇科切要》，佚，清松阳叶起鸿（蔡泉）撰。

16.《医案》

《医案》，佚，清松阳叶书田（心耕）撰。

叶书田系叶起鸿之子，继父业。幼时习儒，继而弃儒随父学医，以“不为良相，亦为良医”之古训自勉。精研医籍，熟研药理，因念医能救人之疾苦，济生民于寿域，故以医问世，悬壶济世。时在松阳、宣平、丽水、云和等周边县城乡颇有名气。所著《医案》传世。(《处州医药》)

17.《集效全书》

《集效全书》，佚，清松阳叶琼瑶（含辉）撰。

叶琼瑶系叶书田长子。十七岁随父叶书田习医，深得家传。自悬壶行医以来，辨证立方迥异流辈，疑难奇症得其医治，病即霍然。在松阳、宣平、丽水、云和、遂昌等周边城乡声名大噪。著有《集效全书》。(《处州医药》)

18.《内经翼注》

《内经翼注》，清遂昌周长友（邦珍）撰。

光绪《处州府志·艺术》曰：周长有，字邦桢，遂昌人。业儒未就，即习医，究心《内经》数十年不释手。年九十余卒。著有《内经翼注》十二卷。

光绪《遂昌县志·艺文》曰:《内经翼注》十二卷，国朝周长有撰，长有孙禀生庆棠家藏本。按：长有，字邦桢，居北乡之应村。业儒不就，弃而学医。存有《涂鸦集》一册，间及地理之学。阅其书，知天资卓越，非寻常碌碌者。惜生长山区，无名师益友相切劘，故词多疵类，绝少完善之作。然其议论识见，固有一二可采者。

《内经翼注自序》略曰：自汉而降以至于今，著作甚繁，然观坡仙于《楞伽经跋》云：经之有《难经》，句句皆理，字字皆法，亦岂知《难经》出自《内经》而仅得其十一？《难经》而然,《内经》可知矣。况《内经》为三坟之一，上极天文，下穷地纪，中悉人事，大而阴阳气化，小而草木昆虫，无不该具。非有圣贤之资，莫究其元。故《曲礼》曰：君有疾饮药，臣先尝之，亲有疾饮药，子先尝之，医不三世，不服其药。孔子曰：南人有言，人而无恒，不可以作巫医。善夫！此皆言医不易为，有明征也。第其书义理深渊，文辞精奥，习之者重年皓首莫测隐秘，虽赖历代名贤相承阐注，各言所知，而其显义粗得解释，然其浅深详略，披读之下，注释犹多疑义。愚因不鄙醯鸡，妄加注论，虽曰山僻井蛙，既未读书，且不知医，续貂之诮诚知不免。第念壁影萤光，可资智士，竹头木屑，曾利兵家，倘有补于万一，不足资乎末光？是以脱稿成牒，幸质高明，教予不逮。时大清道光六年岁次丙戌仲夏之吉，自序于高棠草舍。

《内经翼注凡例》曰：此书原系前贤张介宾先生所汇，名曰《类经》，别门分类，逐条注释，愚何赘焉？况愚不知医，固无所置喙。然而又曰：知者千虑或有一失，愚者千虑或有一得，故于其文之晓畅者悉照原解，其义之未著者则加剖析，亦曰妄附骥尾，享帚自珍云。

19.《望春独活》《临诊日记》《医事摘录》

《望春独活》《临诊日记》《医事摘录》，佚，清遂昌吴景明（延方，达乐）撰。

《浙江历代医林人物》曰：吴景明，字延方，号达乐，曾举秀才，后跟族叔习医，苦读医典。学成后，先在关川开办吴寿仁堂药店，后迁山前家中，坐堂行医四十余年。四方患者，不畏路远，慕名求医。长内妇科，善血证，习用经方，并专外科，医术精湛，疗效卓著。龙泉民众自筹经费开山筑路三十余里，直达其门下，名望之高，可见一斑。著有《望春独活》《临诊日记》《医事摘录》，未刊。

20.《疟疾寒热虚实辨》

《疟疾寒热虚实辨》，佚，清龙泉季忠允（心镜）撰。

光绪三年《处州府志·人物志》曰：季忠允，字心镜，龙泉岁贡生。少颖异，长通经史，工绘事，兼精医理。贫者邀之立至，不计酬，且施以药。著有《疟疾寒热虚实辨》。临危，援笔赋诗而逝，年五十六。

21.《国术点穴秘诀伤穴治法合刊》

《国术点穴秘诀伤穴治法合刊》，清龙泉梅占春撰。

曹仁伯序曰：接骨疗伤，在医术中实居重要，然今之读仲景书者多鄙弃不习，故操是术者泰半属之于技击家，而技击家亦借此以为业焉。龙泉梅生继春，世精技击，兼业接骨疗伤，颇称道于乡里。梅生犹以不足，负笈从余习仲景书，孜孜不倦，甘之若有余味，几忘其家传之学矣。既而袖出其曾祖占春公所编书一卷相示曰：此点穴接骨疗伤之秘诀也，家传已数世。兹者习仲景而不忍坠先人之业，尤不愿此书之湮没，乞一序以行世。余感生之意，爰濡笔序其巅末如此云。时道光十五年岁次乙未孟春之月，常熟曹仁伯序。

22.《脉论》

《脉论》，佚，清龙泉吴观乐（日盛、审音、聘卿）撰。

《浙江历代医林人物》曰：吴观乐又名日盛，字审音，号聘卿，同治十三年子患天花，几不救，又痛母逝，遂弃儒从医，拜投名师之门，精读医典，擅长麻痘，名噪一时。著有《脉论》。

23.《儿科麻疹辑要》《妇科胎前产后诸疾》

《儿科麻疹辑要》《妇科胎前产后诸疾》，佚，清龙泉许银汉撰。

许银汉自幼习儒，而立中举。后不步仕途，专攻岐黄行医济世，擅长内、妇、儿科。平生因体弱病残，体验益深，特怜他人，有求必应，求诊者盈门。乡里九旬老人忆述，昔常自言自语，怜叹贫民生灵涂炭之苦。行医数十载，摘有《儿科麻疹辑要》《妇科胎前产后诸疾》，惜被后裔散失。(《处州医药》)

24.《伤寒辨论》

《伤寒辨论》，佚，清庆元陈于公撰。

光绪三年《处州府志·人物志》曰：陈于公，庆元人。少业儒，后工医。有产妇将娩而气绝，诊之曰：尚可生也。取黄土一块摊脐上，用铜盆盛水置耳边，细蔑敲盘，不数刻而生。人问其故。曰：此妇下焦热甚，是以气绝。吾用黄土以清其火，复以金水应之，心清魂定，儿下而母生矣。邑宰王开泰颇知医道，误自下药，病转剧。召其切脉，曰：无能为也，不过七日矣，可速料理诸务。王闻之叹曰：真良医也。如期果终。所著有《伤寒辨论》等书。

25.《杂病》《麻痘症治》

《杂病》《麻痘症治》，佚，清庆元姚安世撰。

姚安世学问渊博，补秀才，性孤傲，从师杭州名医朱某。时巡抚内室病危招医，诸医虚实难定。姚揭帖往诊：知其水路至浙，涉水雨淋，湿邪致病。命取干柴烧焦泥地，趁热以棉被，令患者卧于被上，时烈日当空，异热非凡，阳光直射，少刻患者汗出而愈。由是声名大震，四方求医者日踵于门。安世常用简单手术或汤药，治疗疑难诸症，奏效如神，为当时一些名医所不解，至今民间轶闻甚多，有《杂病》及《麻痘症治》两书传世。(《处州医药》)

26.《经验医方》

《经验医方》，佚，清景宁潘可藻（宾文，懒庵）撰。

同治十二年《景宁县志·人物志》曰：潘可藻，字宾文，号懒庵，景宁人。少负奇气，淹通典籍，工诗文绘事，旁及岐黄、术数诸学。以康熙辛卯贡，雍正五年选训导，不仕。尝制丹丸施人，至老不倦。辑《经验医方》，两修《邑乘》，所著有《懒庵集》。邑令李鐄称为才高八斗。

四、民国中医医籍

1.《古今医谭》

《古今医谭》4卷[①]，民国丽水吴庚伯（省三、茗东居士）撰。

吴庚伯（1906—1982），字省三，号茗东居士，原籍浙江余杭闲林镇，徙居丽水。幼承家学，喜习诗文、书法，爱读四书五经。后改学中医，自设诊所。师从余杭清代名医仲昂庭、葛载初、单懋清等诸位医家。业成后，悬壶于杭州、上海等地……吴在丽水市人民医院几十年，精于中医内科，勤恳为民，鞠躬尽瘁，深受民众敬慕，著有《古今医谭》专著及学术论文数篇，1962年被浙江省卫生厅评定为浙江省著名中医。(《处州医药》)

2.《生民医案·附子证治》

《生民医案·附子证治》，佚，民国丽水林云海撰。

① 编者按：本书编纂之时《古今医谭》四卷尚未出版。据吴庚伯子女所述，此书近期将在浙江省立同德医院陈明显医生及浙江省中医药研究院、浙江科学技术出版社的帮助和支持下影印出版。

林素于山区悬壶，山区时病多阴寒之证，多用温热之药辄瘳。他善施附子，颇具独特见解，因此将毕生施用附子经验，整理成书，又复访名师以相印证。全书近二万余字数，成稿于1925年。所列症状，理、法、方、药毕具。详辨证，明医理。症状之变化，重症之转归，更为细列详述，阐发达微（未付梓）。

3.《鼠疫验案》

《鼠疫验案》，民国丽水唐国俊、庄虞卿、王以文、王会贞等合编。

1944年8月，侵华日军自丽水二次退却，丽水山城鼠疫流行猖獗。丽水中医公会奋起与疫疠抗争，为民辟瘟除疫。昔鼠疫一症，最为凶险，所病经治而生者仅十数人，但终于力挽狂澜，遏止了疫情的蔓延流行。是书载有十余则当时治疗鼠疫病之验案，1944年底于丽水刊行，为单行小本，约三千字左右。（2013年《丽水市莲都区卫生志》）

4.《古方百法》

《古方百法》，佚，民国丽水王景祥撰。

是书为抄辑加批之本，于1932年完书（未付梓）。作者从《伤寒论》《金匮要略》中摘取平时临床得心应手之方一百首，拟定一百法，如桂枝汤为活血养荣法，麻黄汤为宣肺散寒法，分为八大类：补益类；攻破类；宣散类；渗利类；疏通类；温凉类；调理类；敛涩类。共计一百篇，每篇先方名，次药名，再次说明，最后引证，遇有附注，则立末尾。方中药名，以主药列在最前，使读者易知主脑。每方依性味功能，拟定一法，构成四字一句，以便学者记诵。王氏认为："我国医方，代有发明，其神秘不可思议，值得我们研究者，其唯古方耳……经云：知其要者一言而终，不知其要，流散无穷。谚云：良工示人规矩，不能示人巧，至仿而效之，推而广之，是在后之学者，能通此理，于医思过半矣。"（2013年《丽水市莲都区卫生志》）

5.《感证崇原》

《感证崇原》，佚，民国丽水庄虞卿（甲强）撰。

是书专为外感所写，故对六气分门别类，条分缕析，汇集众说，由博返约，反复辩论，不厌其详。其中言论，有来于古贤，有出自心裁，摄取先贤之精华，采后贤补充之学说，纳己之临床见解，作述相半。作者认为，风、寒、暑、湿、燥、火，既可分而致病，亦可合而成疾，错综变化，一言难尽。唯六气之原理既明，则合病、并病、兼证、夹证不难按图而索，举一反三。是书将温病视为伏火而论，以季节主六气：大寒至惊蛰主气风木；春分至立夏主气君火；小满至小暑主气相火；大暑至白露主气湿土；秋风至立冬主气燥金；小雪至小寒主气寒水；而湿又寄旺于四季之末。外感之病，千变万化，证候之多，不胜枚举，然推其原因，总不外乎六气之变化，如六气之变化洞然熟悉，则万病是能迎刃而解。是书议论甚详，方剂较少。序曰：盖气化之明，自能处方。故每证中列举数方以为例，后学者可触类引申，而医疗之大法，用之亦已不穷，足见庄氏循导之匠心。全书万余字，脱稿于 1936 年（未付梓）。（2013 年《丽水市莲都区卫生志》）

6.《虞卿诊籍》

《虞卿诊籍》，佚，民国丽水庄虞卿（甲强）撰。

是书所载各科临床验案，为庄氏一生经验之结晶。书成于 1930 年。所列内、杂病为多，妇、外等诸科病为少。每案均详细、如实记录病家姓氏，初、复诊时间，症状、病因分析诊断，治疗大法，处方用药及病之转归、预后。每述一案，认真分析，区别它病之疑似，咸悉心以示教后学者。是书成稿于 1930 年，万余字数（未付梓）。（2013 年《丽水市莲都区卫生志》）

7.《中医学浅说》

《中医学浅说》，未见，民国丽水梁献庭撰。

梁献庭擅长中医内、儿、妇科，在四十余年的行医带徒生涯中“勤求古训，博采众方”，对仲景学说和金元四大家及明清著名医家的研究有高深造诣，运用五运六气学说辨证论治，严谨用药，治愈了众多重危患者，享誉乡里。著有《中医学浅说》。（2013 年《丽水市莲都区卫生志》）

8.《旋覆代赭汤临床运用探讨》

《旋覆代赭汤临床运用探讨》，未见，民国丽水叶维简撰。

叶维简稚年跟随家父（当时名医）学医，披阅各大典籍，尤以钻研《伤寒杂病论》和严谨辨证论治而闻名。基于多年临床实践，掌握药物配伍规律，能举一反三、触类旁通，医名播震乡里，医德深得人心。获丽水县名中医、浙江省名中医称号（时任卫生局局长周鼎铭通知）。遗有《旋覆代赭汤临床运用探讨》医著，《桂枝汤在内、外、妇、儿各科运用体会》《桂枝汤在腹水治疗中“攻”和“补”》等多则医话、医案。（《处州医药》）

9.《补正脉象》《目疾辨治》《针灸疗法》《汇撰病源》《妇科药略》《外科穴治》《静坐要诀》

《补正脉象》《目疾辨治》《针灸疗法》《汇撰病源》《妇科药略》《外科穴治》《静坐要诀》，民国缙云叶子正（挺生）撰。

叶子正，字挺生，民国缙云吴岭人。出身世代医家，熟读医学典籍。凡内、外、妇、幼及五官各科均有丰富经验。尤精麻痘、眼科。行医五十余年。有《补正脉象》《目疾辨治》《针灸疗法》《汇撰病源》《妇科要略》《外科穴治》《静坐要诀》等稿本，现存完整。(《处州医药》)

10.《临床处方》

《临床处方》，未见，民国缙云李定（慎微）撰。

李定，字慎微，民国缙云人。世居五云镇之崇儒坊。家非素封，赖其父高森公之勤俭治生，家业骎起。十八岁出洋留学，毕业于日本千叶医科大学，获博士学位。在日本娶妻，后同归中国任教，曾为浙江公立医药专门学校教授，并任校长。平生著书甚丰，如《临床处方》《解剖学》等。李定昆仲四人均得学成致用，济世利民，为邑人所称颂。(《处州医药》)

11.《经验方》

《经验方》，佚，民国缙云何寿坑（鹤屏）辑。

何寿坑，字鹤屏，原籍兰溪，后定居缙云。其幼而颖悟。及长，从师业医。生平治学严谨，尤精《叶天士女科》及《医宗金鉴》两书。治以妇科见长，临证擅用验方。某妇妊娠将足月，因不得尿而住院，邀其会诊。经其诊治，疏以炙芪、升麻等升提之品，三剂即小便通，十日后产一子。某病者雷公藤中毒，何寿坑投以鲜凤尾草、车前草，捣汁服即愈。曾开万松堂药店，利用中草药为百姓治病，深受欢迎。辑有《经验方》(现已散失)。医术高明，求医者甚众。(《处州医药》)

12.《经验方》

《经验方》1卷，未见，民国缙云方春福（复初）辑。

方春福，字复初，民国缙云五云镇人。十四岁当学徒，二十二岁开明德堂药店。后又跟从义父陈瑞生习医，发奋学习，日有所进，尽得陈氏之传。治病以儿科见长。辑有《经验方》一卷。(《处州医药》)

13.《焦桐医业集》

《焦桐医业集》，未见，民国松阳蔡琴（焦桐）撰。

蔡琴，字焦桐，民国松阳西屏人。幼年师事同邑名医何海潮有年，后毕业于中央国医馆特训班和浙江大麻中医专门学校，为该校校长金子久得意门生。毕业后入里从事医业，精内科、妇科、杂病。1940年8月曾任松阳县国医支馆馆长。医名播于处州地区。著有《焦桐医业集》。(《处州医药》)

14.《医案集》

《医案集》，佚，民国松阳叶冠春（秀芳、雨培）撰。

叶冠春，字秀芳，号雨培，民国松阳西屏人。清秀才，以教书为业。中年顽疾缠身，遂立志弃教习医，潜心奋发，熟读医著。后求学于上海恽铁樵举办的中医函授学校，遂开业行医。处方多宗《伤寒论》，擅长诊治伤寒诸症及妇儿科疾病，屡起沉疴痼疾。著有《医案集》，今佚。(《处州医药》)

15.《六三子医业》《六三子医话》《麻痘大法》《临证治验录》《林原招秘》《松阳民间草药》《松阳中草药标本集锦》

《六三子医业》8卷，《六三子医话》《麻痘大法》《临证治验录》《林原招秘》《松阳民间草药》《松阳中草药标本集锦》，未见，民国松阳蔡观淮（俭清、关怀）撰。

蔡观淮，又名俭清，别号关怀，晚号六三子，民国松阳西屏人。自幼随父学医。为生计，在乡任教，暇时批阅诸家医籍，在任教期间为人治病，数起沉疴，医名大噪，求诊者踵接，于是弃教行医。擅长儿科麻痘，诊务之余，手不释卷。著有《六三子医业》八卷及《六三子医话》《麻痘大法》《临证治验录》《林原招秘》《松阳民间草药》《松阳中草药标本集锦》等书。(《处州医药》)

16.《梦熊诊所医书》

《梦熊诊所医书》，未见，民国松阳叶梦熊（延长、锡周、琼玖子）撰。

叶梦熊，字延长，号锡周，琼玖子，民国松阳三都酉田人。七岁入私塾，十一岁随父叶琼玖习医，就学于松阳毓秀小学。后弃学习医，再次随祖叶书田、父叶琼玖习医，幸得祖辈亲传，从父志，承祖业……行医达六十多年，临床经验丰富，对伤寒、瘟病、外科、内科、妇科、儿科等疑难病症的研究，心得颇深。著有《梦熊诊所医书》。(《处州医药》)

17.《益寿奇验医案》

《益寿奇验医案》4卷，未见，民国松阳叶益寿撰。

叶益寿，民国松阳三都酉田人，早期弃学习医，随父叶梦熊研习医书药理，后经各级主管部门考核合格，由中央考试院颁发中医师合格证，并担任松阳县救济院医师……在五十多年的行医实践中，他根据临床经验，总结整理成《益寿奇验医案》一部四卷，分为伤寒、瘟病、妇幼、杂症各一卷。(《处州医药》)

18.《胜斋医验案》

《胜斋医验案》，未见，民国松阳吴凯（胜斋、宝书）撰。

吴凯，字胜斋，号宝书，民国遂昌人。随父习医，业成开设吴济生堂药店，坐堂行医，偶尔亦游医于衢州、松阳一带。对前来求医者有请必应，不避辛劳，跋山涉水，救死扶伤。擅长内科、妇科，兼通外科。临床四十年，医疗经验丰富，求医者遍及全县及龙泉、松阳等邻县。著有《胜斋医验案》（未刊）。（《处州医药》）

19.《蝶梦轩医案》《一梦轩医案》

《蝶梦轩医案》《一梦轩医案》，未见，民国松阳何梦（九龄、海潮、庭侬）撰。

何梦，字九龄，学名海潮，号庭侬（民众称之丁侬先生），民国松阳水南人。邑庠生。其父何倚衡以医名，因世家业医，遂弃儒攻医，精岐黄之术。对《伤寒》《金匮要略》详为深究，推崇徐灵胎、丁福保……著有《蝶梦轩医案》《一梦轩医案》。以《心得集》一书加以详述治病，提出不同见解。学徒蔡焦桐、蔡文清等，亦为医林高手。（《处州医药》）

20.《祖传伤寒提纲入门看症法》《杂病录》

《祖传伤寒提纲入门看症法》《杂病录》，未见，民国龙泉曾文年（锡九、保喜妹）撰。

曾文年，字锡九，号保喜妹，民国龙泉城镇人。幼年进私塾，读儒书，好诗文，善书法，耽嗜典籍……平生识深验丰，临床多科皆有独到之处，故求医者日众，求学者日增，名望日高。力挽沉疴，不分贵贱，贫者相求，则尽财竭力。壮岁之年编撰《祖传伤寒提纲入门看症法》和《杂病录》及便于背诵记忆的《汤头歌括》。子剑豪及孙皆习医，为四代家传。（《处州医药》）

21.《临证验录》《制约心得》

《临证验录》《制约心得》，佚，民国龙泉叶芝青（和发）撰。

叶芝青，字和发，民国龙泉八都镇人。自幼聪俊胜人，并立志以学医救世、普济众生为己任。遂多方拜师，广交医友，迹遍浙闽毗邻。收集民间验方，从中尽得效益。平生酷嗜中医典籍，尤精《医宗金鉴·外科要诀》，理、法、方、药靡不贯通，丸、散、膏、丹益俱精良……为启迪后人，撰有《临证验录》《制约心得》，后因故散失。（《处州医药》）

22.《麻痘》

《麻痘》，未见，民国龙泉项正和（万里）撰。

项正和，名万里，民国龙泉道太乡人。就读私塾五年，1921—1926年拜龙泉城关镇中医名师徐存济（字渡舟）为师，出师后留用三年……擅长中医儿、

妇科，治儿科的麻痘有独到之处，深得群众信赖。行医不计贫富，为贫施医不计酬。著有《麻痘》一书。(《处州医药》)

23.《临床经验讲义》

《临床经验讲义》，未见，民国龙泉李师昉（成溪）撰。

李师昉（1881—1963），字成溪，浙江龙泉人。享年八十二岁。三岁丧父，由寡母抚养成人。自幼聪颖好学，晚清时得中庠生。……稍有空暇，他就伏案疾笔，编写《临床经验讲义》，交流于同仁。(《处州医药》)

24.《鼠疫商榷》《麻疹辨证施治》《小儿掌脉》

《鼠疫商榷》《麻疹辨证施治》《小儿掌脉》，未见，民国云和陈甸臣（禹畸）撰。

陈甸臣（1893—1959），又名陈禹畸，民国云和城内人。继承祖传医术，擅长内、儿科，善治疑难杂病。刻苦攻读《伤寒论》《幼儿集成》等医学著作，善于总结临床经验，集医学之精华。著有《鼠疫商榷》《麻疹辨证施治》《小儿掌脉》等书，深受医学界赞誉。(《处州医药》)

25.《赖天竹医案》

《赖天竹医案》，未见，清景宁赖扬休（天竹）撰。

赖扬休，清景宁毛垟下圩村人。专长儿科，著有《赖天竹医案》。(《处州医药》)

五、新中国成立以来中医药医籍

中医药相关著作（截至2022年12月31日）

序号	著作名称	主编	出版单位	出版年份
1	《休克的综合治疗》	林祖庚	江苏科学技术出版社	1978
2	《疮疡诊治》	林祖庚	浙江科学技术出版社	1991
3	《中医平衡奥秘》	林竹山、林绿冬	北京科学技术出版社	1993
4	《中西医结合糖尿病学》	林兰	中国医药科技出版社	1999
5	《中西医结合糖尿病研究进展》	林兰	海洋出版社	2000
6	《中国畲族医药学》	雷后兴、李水福	中国中医药出版社	2007
7	《陈友芝中医治癌百例》	陈友芝	浙江人民出版社	2007

续表

序号	著作名称	主编	出版单位	出版年份
8	《青田民间中草药识别和临床应用》	王一安	吉林大学出版社	2009
9	《中医临床思辨录》	柳育泉	中医古籍出版社	2009
10	《糖尿病的中西医结合论治》	林兰	北京科学技术出版社	2010
11	《正确选用补品》	施仁潮、刘忠达	金盾出版社	2012
12	《青田凉茶》	王一安	天津科学技术出版社	2013
13	《浙江丽水药物志》	程文亮、李建良、何伯伟、华金渭	中国农业科学技术出版社	2014
14	《中国畲药学》	雷后兴、李建良	人民军医出版社	2014
15	《中医教您防治肺结核》	刘忠达	人民军医出版社	2014
16	《畲族医药（痧症疗法）》	鄢连和	浙江摄影出版社	2014
17	《民间常用畲医药集》	叶挺梅	科学技术文献出版社	2014
18	《吴泽民国医选粹》	吴靖年	人民卫生出版社	2014
19	《中医伤・骨科备要》	陈景文	银河出版社（香港）	2014
20	《处州医药》	陈力	浙江古籍出版社	2014
21	《处州十大人物・陈言》	陈力	中国文史出版社	2016
22	《处州十大人物・杜光庭》	吕丰平	中国文史出版社	2016
23	《新编中医诊疗常识》	叶纪沟	安徽科学技术出版社	2016
24	《结核病中西医治疗学》	王玉、崔文玉、陈心智	中国中医药出版社	2017
25	《整合畲药学研究》	程科军、李水福	科学出版社	2017
26	《中草药民间单方验方大全》	孟文贤	中国科学技术出版社	2018
27	《畲药物种 DNA 条形码鉴定》	程科军、吕群丹、黄刚	科学出版社	2018

续表

序号	著作名称	主编	出版单位	出版年份
28	《中国畲药植物图鉴：上卷》	梅旭东、沈晓霞、王志安、江建铭	浙江科学技术出版社	2018
29	《中国畲药植物图鉴：下卷》	梅旭东、沈晓霞、王志安、江建铭	浙江科学技术出版社	2018
30	《畲药学》	程科军、金叶	科学出版社	2019
31	《中国畲药图谱》	雷后兴、雷建光、王晓杭、陈思宇、李建良	天津出版传媒集团	2019
32	《丽水特色中药（第一辑）》	刘敏、姚国平、范蕾、李水福	科学技术文献出版社	2019
33	《丽水特色中药（第二辑）》	范蕾、钟洪伟、李水福、雷后兴	中国农业科学技术出版社	2020
34	《松阳常用中草药（第一辑）》	叶关毅	浙江科学技术出版社	2020
35	《华侨中医药防控新冠肺炎手册》	陈礼平	浙江科学技术出版社	2021
36	《特色畲药科普汇编》	袁宙新、林娜、张晓芹	科学技术文献出版社	2022
37	《实用畲族药膳学》	何富乐、雷建光、邱胜平、雷后兴	中国纺织出版社	2022
38	《丽水特色中药（第三辑）》	范蕾、金俊、李水福、袁宙新	中国农业科学技术出版社	2022
39	《中国中药材及饮片真伪鉴别图典》	张继	广东科技出版社	2022
40	《特色畲药精选》	雷后兴、林娜、张晓芹、袁宙新	科学技术文献出版社	2022
41	《实用畲族药膳学》	何富乐、雷建光、邱胜平、雷后兴	中国纺织出版社	2022
42	《民间草药精粹》	范康生	浙江科学技术出版社	2022
43	《江伟华临床经验集》	江伟华、邱伟文、张尊敬、叶咏菊	科学技术文献出版社	2023
44	《浙西南中医养生指引》	张尊敬	科学技术文献出版社	2023

第二节　医籍选介

一、《三因极一病证方论》

《三因极一病证方论》又名《三因极一病源论粹》，简称《三因方》。《三因方》成书于南宋乾道九年（1173）至淳熙元年（1174）间。陈言在《三因方·料简诸疫证治》中说："余……至癸巳复作此书。"所谓"此书"即指《三因方》或曰《三因极一病源论粹》，因《三因方》序中明确说："淳熙甲午复与友人汤致德远、庆德夫，论及医事之要无出三因，辨因之初无逾脉息。遂举《脉经》曰：关前一分，人命之主。左为人迎，右为气口。盖以人迎候外因，气口候内因。其不应人迎气口，皆不内外因。倘识三因，病无余蕴。故曰医事之要无出此也。因编集应用诸方，类分一百八十门，得方一千五十余道，题曰'三因极一病源论粹'。"

全书十八卷，分为一百八十门，陈言自序谓收方一千零五十余首，实收方九百二十五首。本书理、法、方、药完备，是第一部研究病因学说，并用以指导临床实践的专著，集中体现了陈言的学术思想和理论建树。陈言继承《黄帝内经》《金匮要略》的病因学，穷研受病之源，把各种复杂的疾病分归于内因、外因、不内外因的"三因"，并对脉法和临床各科多种疾病证治等进行了探讨，其目的在于阐明"分别三因，归于一治"，故名之为《三因方》。

《三因方》在编排体例上，先为总论，其次是"外所因病""内所因病"及"不内外因病"。论述方法上，每病先述病因，每以《内经》《难经》、仲景之说为准，条分缕析，再综合辨析各种证候，论述治则，后列方剂。所选方多取自前人名方，亦有陈氏自制效验方，以及民间单验方。全书贯穿了以三因统诸病，从病证论三因的内核。对每一种病均有证有论，有法有方。论从证出，法随论定，方证一致，辨析严谨，论述简赅，颇多创见，符合临床实际，故对后世有广泛影响。

卷一论脉法。陈言援引《内经》脉学理论，探讨了十二经脉循行、脉诊分位、五脏六经属脉、病脉、二十四脉名状及所主病证等问题。

卷二前半部分讨论了太医习业、五科七事，重点阐发了三因学说，并论药物功过、脏腑配天地等问题。

卷二后半部分至卷七为论外因病。记有中风、中寒、中暑、中湿、痹病、历节、脚气、伤风、伤寒、阴阳毒、结胸、胸痞、劳复、阴阳易、发斑、坏伤寒、狐惑病、谵语、伤暑、伤湿、寒湿、风湿、风湿寒、风湿温、暑湿风温、五运六气所致病、疫病、疟疾、疝病、眩晕、厥证、痉病、破伤风等病证和治疗方剂。

卷八为论内因病。载有肝胆、心小肠、脾胃、肺大肠、肾膀胱、心主三焦等脏腑之虚实寒热，以及痼冷、积热、五积、六聚、息积、五劳、六极、七气、五噎、五膈等病证及治疗方剂。

卷九至卷十五为论三因病。记有胸痞、健忘、虚烦、五痿、失血、癥瘕、癫痫、狂证、心痛、劳瘵、疰忤、蛊毒、蛇虫伤、五绝、惊悸、自汗、消渴、五疸、胀满、霍乱、呕吐、哕逆、吞酸、泄泻、滞下、秘结、脱肛、淋闭、遗尿、失禁、九虫、咳嗽、痰饮、喘证、肺痿、肺痈、腰痛、虚损、水肿、气分、阴癫、痈疽、疮漏、瘰疬、瘿瘤、附骨疽、疔肿、肠痈、五痔、疮疡、癞风、癣、大风等病证及治疗方剂。

卷十六论斑疮、丹毒、瘾疹、胡臭漏腋、头痛，以及眼、鼻、唇、口、齿、舌、咽喉、耳病证治及方剂。

卷十七至卷十八论妇产科、儿科病证及治疗方剂。

《三因方》既是一部病因专著，又是一部临床实用型著作。是书结合病证治疗，阐发了三因学说，把复杂的病因归为“三因”，强调临证施治必先详审其病，标志着病因学理论发展已趋成熟。各病证有论有方，论述简赅，条理清晰，一目了然，对于指导临证实践有重要作用。但由于著者受所处历史时代和认识所限，其“三因”学说不可能完美无缺，包罗所有的致病之因。历代医家和著述均有评价。

《四库全书总目提要》评：“是书分别三因，归于一治，其说出《金匮要略》……每类有论有方，文辞典雅而理致简赅，非他家鄙俚冗杂之比。苏轼传圣散子方，叶梦得《避暑录话》极论其谬，而不能明其所以然。言亦指其通治伤寒诸证之非，而独谓其方为寒疫所不废，可谓持平。吴澄集有《易简归一》

序称近代医方惟陈氏无择议论最有根柢，而其药多不验。严子礼剽取其论，而附以平日所用经验之药则兼美矣。是严氏《济生方》其源出于此书也。”

《郑堂读书记》认为：“陈氏称三因者，内因、外因、不内外因，其说出《金匮要略》，其所述方论，往往皆古书也。今按言原序，以医事之要，无出三因，辨因之初，无逾脉息，遂举《脉经》曰：关前一分人命之主，左为人迎，右为气口，盖以人迎候外因，气口候内因，其不应人迎气口，皆不内外因，倘识三因，病无余蕴，故曰医事之要，无出此也……其书条理分明，而方论简要，文辞典雅，非他家冗杂鄙俚之比，严子礼用和《济生方》即滥觞于此也。”

《三因方》作为中医学最早的较为全面、较为具体的病因病理学专著，国内外尚存许多版本：古代的刻本有南宋刻配补元麻沙复刻本、元刻本、四库全书本、清光绪二十三年青莲花馆刊本及清代手抄本多种；近代刻本则有1920—1927年上海文瑞楼石印本、1934年上海鸿章书局石印本、1957年人民卫生出版社铅印本等；国外刻本有日本宽文二年（1662）刊本、日本元禄六年（1693）越后刊本、日本文化十一年（1814）石田治兵卫刊本。悠悠岁月，八百多年过去了，陈言的名著《三因方》至今仍是中医病因病理学的重要文献。

二、《三因司天方》

清缪问对陈无择《三因极一病证方论》中的运气十六方详加阐释，著成一书，名《三因司天方》。缪问在嘉庆年间得到了姜体乾先生收藏的“宋版陈无择《三因司天方》”，并据此加以研究编写。序文曰：“余弃举业，悬壶事亲，每读司天运气之说，几欲废书而叹。恨古人不立说著方，以为天地间一大缺陷也。后见吾邑姜体乾先生治病神效，读其方必多至二十余品，心窃非之。然人所不能措手者，投剂辄效，殊难窥其底蕴也。后登堂造请，乃出宋版陈无择《三因司天方》以示，余始知先生之用药，无问内外气血，每于《司天方》中或采取数味，或竟用全方，然后杂以六经补泻之品。故其方似庞杂而治病实有奇功，于是录其全本而归……”

全书卷一为凡例，卷二为宋陈无择“司天方”。全书共载十六方，其中天干十方，地支六方，分别是六甲年附子山萸汤、六乙年紫菀汤、六丙年川连茯苓汤、六丁年苁蓉牛膝汤、六戊年麦冬汤、六己年白术厚朴汤、六庚年牛膝木瓜汤、六辛年五味子汤、六壬年茯苓汤、六癸年黄芪茯苓汤；子午正阳汤、丑未备化汤、寅申升明汤、卯酉审平汤、辰戌静顺汤、巳亥敷和汤。

三、《广成先生玉函经》

该书以七言歌诀形式撰写，共两百句，分上中下三篇，主要论述了脉证关系及脉象反映的生理病理情况，并以死脉为中心，兼论各脉主病，论脉理，辨五色，察五气。书中重点强调了涩、代二脉在预后判断中的作用，并结合阴阳、五行、四时等理论，阐述了凭脉决生死的原由。下卷详述了十六脉，包括浮、弦、紧、实、芤、沉、伏、迟、弱、濡、洪、数、微、细、促、结等，并详细介绍了各脉的主证。书末还附有妇人脉、小儿脉和舌诊内容。

四、《活人心统》

《活人心统》是明代吴球在嘉靖十八年（1539）所撰的一部综合性医书，目前在国内已经失传。人民卫生出版社出版其点校本，底本为日本江户初期抄本，现藏于日本国立公文书馆内阁文库。

《活人心统》分为四卷，书首有郑临的序言，作者的医学主张及画像，张敦仁的像赞，以及陈莘的题识。首卷论述了医学理论和实践的基本原则，包括五十八条治疗症纲纪。其中吴球不仅阐述了病因、药物和治法，还提出了学习医术的方法和要求，批评了当时医界的弊端，介绍了辨别和制作药物的技巧。他的观点涉及医德、医品、治疗、辨药、制药等方面，多有独到之处。值得一提的是，该卷中还有很多“开后学正大之路”的言论，如学医必须读儒书、须有恒心且不能只图私利。后三卷按照病证分类，共一百零一论。各论中以病分门别类，门下设论，论下立治法活套、附方。书中设有风、痹、寒、暑、湿、痰、火、伤寒等一百余门，并附近一百方，涉及内、外、妇、儿、五官各科，以及急救、中毒诸类疾病，所论与同时期的其他书无大的区别，唯在论述中更注重治疗之圆机活法，各病证后列有“活套”专论为其特色。李时珍在《本草纲目》中引用该书内容十余条。

第五章

专科世家

第一节　丽水南山中医骨伤科

丽水南山中医骨伤科历史悠久，其祖传的南山骨伤回春术（也称南山骨伤疗法）技艺问世已有120余年的历史。处州碧湖人吴振兴（1879—1927）于1898年始创南山中医骨伤诊所，第二代传人是吴宝庆，第三代传人吴法朝系丽水南山法朝骨伤医院创始人，第四代传人吴伟是南山骨伤回春术非遗代表性传承人。

南山骨伤回春术技艺以手法整复、杉树皮夹板外固定、百草伤膏疗法为特色，形成了“手法精准整复、杉树皮弹性固定、整体辨证施治、伤药内服外用、续筋接骨养护、动静合理结合、功能康复锻炼”的骨伤诊疗体系。2016年3月，南山骨伤回春术技艺被列入第六批丽水市非物质文化遗产代表性项目。2023年3月，“南山中医骨伤科”入选第六批浙江省非物质文化遗产代表性项目名录。

第二节 丽水南山吴氏骨伤科

清道光年间，南山村吴国蛟，专治跌打损伤，南山吴氏骨伤科由此诞生，至今已有100多年的历史。第五代传人吴法敏系丽水南山法敏骨伤医院创始人，第六代传人是吴肖波。

南山吴氏骨伤科主要特色是正骨手法；以杉树皮或竹片小夹板固定；在继承吴氏祖先接骨秘方和辨证论治的基础上，研制了内服、外用系列中草药品种，如接骨特号伤药、接骨Ⅰ号Ⅱ号膏药、接骨Ⅰ号Ⅱ号散剂、筋骨痛消贴、接骨贴、跌打散等。

第三节 缙云县田氏伤科

清光绪年间，缙云田氏伤科即行医于民间，至今已发展至第五代传人。1988年田氏伤科诊所正式成立，现已建成占地面积3万多平方米、医疗区用房面积2.5万平方米的县级民营伤科医院。2011年“田氏接骨术”被列为浙江省非物质文化遗产。2013年，该院脊柱外科被列入浙江省第一批非公立医疗机构临床特色学科建设计划名单中。

第四节 缙云县钭氏伤科

缙云县钭氏伤科医院是一所具有百年历史的县级民营专科医院，是丽水、金华等地区交通事故救治和多家保险公司的定点医院。2003 年医院投资 5000 多万元，新建本地区一流宾馆式、花园式、现代化专科医院，并于 2004 年 6 月投入使用，医院占地面积 3 万余平方米，建筑面积 2.5 万平方米，开放床位 280 张，设有颈肩腰腿痛专科、脊柱外科、四肢创伤科、关节外科、手显微外科、脑外科、普外科、重症监护、内科等专科。

第五节 松阳三都叶氏中医药世家

三都叶氏中医药世家，从“酉田先生”叶起鸿至叶书田、叶琼瑶、叶梦熊及至其“玄孙”（第五代孙）叶益寿、叶益丰，系五代嫡亲传承，代代均成为县内外深孚民望的“名中医”，长达近200年未曾中断。叶起鸿，受业于詹忠先生门下，所著《妇科切要》传世。第二代传承人叶书田，幼时习儒，后随父秀亭习医。精研医籍，熟研药理，著有《医案》传世。第三代传承人叶琼瑶，辨证立方迥异流辈，疑难奇症得其医治，病即霍然，著有《集效全书》传世。第四代传承人叶梦熊，18岁开始行医，行医达60多年，临床经验丰富，著有《梦熊诊所医书》传世。第五代传承人叶益寿，在50多年的行医实践中，根据其临床经验，分著伤寒、瘟病、妇幼、杂症各一卷，总结整理成《益寿奇验医案》传世。

第六节 松阳东里徐氏中医药世家

自南宋绍熙年间本宗始迁祖孟文公（“孟”字辈）肇基，至民国年间“昌”字辈，凡800余年间31代人中，载入《松阳县志·徐姓》中被列为“贤达之士”的共有199人，其中，读书人165人（含进士10人、贡元8人），从事中医药业者有16人。从第39代徐克成到第41代徐昌发、徐昌连兄弟，为嫡亲四代传承：徐克成之长子徐承德、三子徐承玑，徐承德之三子徐履中、五子徐履厚，徐履厚之长子徐昌发、次子徐昌连，均因殚精岐黄或熟稔中药而闻名。松阳东里徐氏中医药世家的主要特点如下所述。

一是由儒业医。松阳西屏东里徐氏大多原本是读书人，有的不仅通诗赋，且多才艺，之后或因“传家以仁厚为本”，或受祖上的教育影响，最终由习儒修文转向从药业医。

二是开设药店。东里徐氏从第37代“开明先生”到第42代“昌发先生”6代人中，除第38代鲜有从药业医者外，几乎代代都在县城东城片、主街开设中药店，经营中药生意并坐堂行医，两者相辅相成。

三是坐堂诊疗。东里徐氏中医药世家，在经营自己开设的中药店的同时，则以“坐堂”为主要方式，为上门求诊的患者诊治。

四是求学广博。松阳东里徐氏中医药世家，由于具有较好的文化根底，熟稔中药材，通晓中药理，还特别精研医理，自行创制医治疑难杂症的特效药物，重视中草药应用研究，开创中药学工作，不少传承人不仅悉心学习祖传医术，还拓宽眼界，非常重视师从当代名国医，通过函授研究中国医学。

第七节 龙泉谢氏骨伤科

龙泉谢氏骨伤科始于谢汉定（1864—1961），他是龙泉小梅镇人，是晚清至民国年间龙泉县的一名治伤专家。其第二代传承人是谢卓霞。第三代传承人是徐火林、谢森全、谢建林。第四代传承人是谢建伟。谢氏骨伤现开设有两家骨伤专科医院：龙泉谢氏骨伤医院和谢氏中西医结合骨伤专科医院。谢氏骨伤科常用的中医药验方有两种。

1. 内服消肿散药粉，主治急性外伤肿痛、颈肩腰腿关节痛等。功效是活血散瘀，止痛消肿。处方包含落得打、伸筋草、三棱、莪术等 10 余味中草药。

2. 外敷消肿散药膏，主治骨伤后期肿痛。

第八节 景宁金田陈氏伤科

创始人：陈祖茂，为金田陈氏中医伤、骨科之鼻祖。

第二代：陈元广，讳大元，字玉环。

第三代：陈汉忠，讳德昌，字占五。

第四代：陈家豪，字兆祥，号邦兴，录有《伤科验方》留于世。

第五代：陈承芳，字寿图，号拯民氏，录《少林治伤秘诀》《方药》《穴位伤》《手法正骨》等手抄本、《精选古方》《医案》供后人参考。

第六代：陈宝东，字旭东，号建阳。重整祖传《三十六主穴伤插图、附方》手抄本等留传于世，录有《精选良方》。

第七代：陈位贤，字瑞勋，号凡夫，编写有《中医外、伤科集要》《少林寺穴位探讨》等。

第八代：陈景文，编写有《古今方药精选》。

第九节　景宁雷氏畲医

雷氏家族，从清咸丰年间畲医始祖雷仁祥开始，一直到当代浙江省非物质文化遗产“畲医畲药”代表性传承人雷建光，家族从医已累计五世，广泛收集畲族民间单方、验方、秘方和医史、医理等资料，建立了畲药数据库和畲药展示馆，收集畲药标本、种植畲药共600余种。

第一代：雷氏家族始祖，雷仁祥，年少到福建莆田南少林寺，学得一身武功和少林医伤秘方。

第二代：雷意林，景宁东坑黄山头人，畲族，自幼随父雷仁祥学医习武，熟练掌握畲医畲药，擅长畲医骨伤及痧症疗法，是畲族有名的畲医。

第三代：雷正元，景宁东坑黄山头人，畲族，自幼随父雷意林学医，传承了祖辈的畲医畲药事业，重视医德，在景宁畲乡有一定知名度。

第四代：雷茂祯，景宁东坑黄山头人，畲族，自幼随父雷正元学医，全面继承了祖辈畲医畲药的医技医德，特别是骨伤及痧症疗法名震周边临县，人们常说，“伤筋断骨不用愁，只需顾老雷来瞅瞅”，雷茂祯被传为接筋骨的神医。

第五代：雷建光，自幼随父雷茂祯识畲药学畲医，2008年被评为浙江省第三批非物质文化遗产代表性传承人，是畲乡名中医及全国民族医药先进个人。

第六章 医药团体

第一节　丽水市医药团体

一、早期医药团体

民国二十二年（1933）3 月 17 日，丽水县国医公会成立，王景祥为常务委员。民国二十五年（1936），该公会改称丽水县中医公会，唐国俊为主席。民国二十九年（1940），公会改名丽水中医师公会，唐国俊为理事长。民国三十二年（1943）11 月，又成立丽水县中医师公会筹备会，推举唐国俊等 5 人为筹备委员。

民国二十二年（1933），国药业同业公会成立，诸葛芳为主席。后因公会吸收西药业人员，改称药业同业公会，倪政新为理事长。中医公会及药业同业公会组织药物监督组，唐国俊、倪政新分别担任正、副组长，该组负责对药店炮制的贵重丸、散、膏、丹进行质量监督。

民国三十四年（1945），丽水县西医师公会成立，洪天遂为理事长。

1950 年初，丽水县医务工作者协会（会员 22 人）、丽水县中医师协会（会员 33 人）分别成立。

（一）丽水城区卫生工作者协会

1951 年，丽水县医务工作者协会和丽水县中医师协会根据丽水专员公署批示，合并改组为丽水城区卫生工作者协会。当年 10 月 28 日，两协会分别移交给丽水城区卫生工作者协会筹备委员会。11 月 23 日，丽水城区卫生工作者协会成立大会在城关镇梅山背 8 号召开，到会 51 人。大会选出第一届执行委员：周耀华、唐国俊、端木树人、潘秀芝、吴庚伯、吴竹如、李涵凌 7 人，周耀华任主任委员，唐国俊为副主任委员。协会下分西医师、中医师两组，西医师组 29 人，中医师组 31 人。

（二）丽水县卫生工作者协会

1952年12月，丽水县卫生工作者协会成立，会员52人，预备会员166人，黄宗山为主任委员。1953年12月，主任委员移交给庄虞卿。1955年，会员发展至293人。当年5月21—23日，协会召开第五次会员代表大会，到会代表32人，选举出执行委员13人（吴日祥、程亨、王文斗、吴庚伯、庄虞卿、洪尧钦、黄桂良、毛万德、唐国俊、叶雷法、李之光、王宗兴），候补委员2人（徐志清、吴竹如）。经上报批准，庄虞卿担任主任委员，王文斗、吴庚伯担任副主任委员。同年7月，庄虞卿被免去主任委员职务，由县卫生院院长王文斗兼任主任委员。自此以后，县卫生工作者协会主任委员均由卫生行政领导人员兼任。1957年，孙士章兼任主任委员。此后，协会工作一度停顿。1965年5月22日，县人委卫生科通知恢复卫生工作者协会组织，并于5月29日召开筹备委员会，委员包括周鼎铭等10人。

根据县卫生工作者协会章程规定，各区设区卫生工作者协会，乡村或地段设卫生工作者小组，为本会的基层组织。县卫生工作者协会代表大会一般每年召开一次。“文革”中该组织消失，所有资料损失殆尽。

二、近现代医药团体

（一）丽水市中医药学会

丽水市中医药学会成立于1983年5月，挂靠在丽水市中医院，是全市中医药科学技术工作者和管理工作者及中医药医疗、教育、科研、预防、康复等单位自愿结成的、依法登记成立的全市性、学术性、非营利性法人社会团体，是党和政府联系中医药科学技术工作者的纽带，是我市科学技术协会的组成部分，是发展我市中医药科技事业的重要社会力量。

1. 发展概况

（1）1983年5月23日成立，选举产生第一届理事会理事7人。

理事长：朱学葵

副理事长：忻鸿竞、郑海焕

秘书长：徐国华

副秘书长：陶亦鸣

聘请王以文、唐国俊二人为学会顾问。

（2）1986年2月2日召开会员代表大会，选举产生第二届理事会理事14人。

理事长：朱学葵

副理事长：徐向东、郑海焕、褚关金

秘书长：陶亦鸣

副秘书长：郑元博

（3）1990 年 10 月 31 日，召开会员代表会，选举产生第三届理事会理事 15 人。

名誉理事长：朱学葵

理事长：曾立言

副理事长：褚关金、陶亦鸣

秘书长：张祖联

副秘书长：郑元博、蔡思隆

（4）1999 年 8 月 10 日召开了丽水市中医药学会第四届会员代表大会，会议选举产生了第四届理事会成员共 15 名。

理事长：郑海焕

副理事长：黄刚、陈国臻

秘书长：林绿东（兼）

（5）2003 年 9 月 22 日召开了丽水市中医药学会第五届会员大会，会议选举产生了第五届理事会。

会长：刘忠达

副会长：王伟杰、陈丽娜、郑海焕、李水福、夏承义、马翔华等

秘书长：夏承义（兼）

副秘书长：林绿冬

聘请陈志诚为第五届学会顾问。

（6）2015 年 8 月 11 日召开了丽水市中医药学会第六届会员代表大会，选举产生了新一届理事会，其中常务理事 15 人、理事 58 人、青年理事 20 人、顾问 4 人。

会长：刘忠达

副会长：王伟杰、王巧明、马翔华、曾春来、王济纬、季长友

秘书长：王巧明（兼）

副秘书长：上官文静、吴丽芳

聘请郑海焕、陈丽娜、李水福、夏承义为第六届学会顾问。

（7）2017 年 9 月 12 日丽水市中医药学会召开了六届四次常务理事会扩大会议。会议一致通过增补雷后兴为学会理事、常务理事、副会长，陈才兴为学

会理事、常务理事，邹新花、雷强、周健、占桂平、郭兴化为学会理事。

2. 学会工作

（1）积极加强组织建设

学会先后聘请省中医药学会肖鲁伟会长、中华中医药学会谢阳谷副会长、首位女性国医大师刘敏如及往届学会会长、副会长中的知名专家担任学会顾问。先后成立中医骨伤科分会、中医护理分会、中药饮片价格分会、针灸推拿分会、心脑血管病分会、中医治未病与传承分会、呼吸与感染分会、中医儿科分会、中医妇科分会。不定期向省中医药学会推荐专科分会委员，累计200余人次。

（2）积极承担政府职能

受市卫健委的委托，2018年之前学会一直承担全市中医（中西医结合）执业医师实践技能考试工作，累计服务考生5000余人次。配合市卫健委（市卫生局）起草丽水市中医药发展“十一五”“十二五”“十三五”“十四五”规划，并开展中（终）期评估工作。配合中共丽水市委宣传部制定出台了《丽水市中医药文化推进行动方案（2019—2025年）》，并组织实施。协助省中医药学会开展“民间特色医药技术”调研搜集，对丽水地区10余个具有特色的中医药技术项目及持有人进行深度访谈，调查民间特色医药技术的名称、辐射区域、历史渊源、代表性传承人、主要内容、相关成果、生存与发展问题；同时，开展了丽水地区“百岁老人走访”工作。组织了“悦读中医之星”“基层中医方歌背诵竞赛”等丽水地区竞赛活动。2022年，学会启动《浙派中医·丽水卷》编撰工作。

（3）积极加强人才培养

学会先后开设了“丽水市首期中医护理骨干培训班”“丽水市首期中药炮制传承人才培训班”“丽水市中医药适宜技术培训班”“全市小儿推拿培训班”“中医药健康管理服务技术培训班”，助推各级各类中医药人才培训。积极推进“西学中”工作，2005年以来，市中医药学会联合市中医院先后开展了4期“护学中”“西学中”培训班，共招录420名学员，其中部分学员已通过考核结业。2017经省中管局批准与浙江中医药大学联合开设了“西学中”培训班，经过为期2年的理论学习、临床实践，最终102名学员通过考核，取得了“西学中”证书。2021年开展了推荐浙江省优秀中青年中医师和全市优秀中青年中医师评选活动，刘笑静获浙江省优秀中青年中医师称号，18人获丽水市优秀中青年中医师称号。

（4）积极开展学术交流

学会成立以来以繁荣和开展中医药学术活动为中心工作，先后举办和承办国家、省级、市级有一定规模的学术活动50余项。尤近年来，学会承办了第八届浙江中西部科技论坛基层中医药服务能力提升工程分论坛活动等大型学术交流活动。学会积极组织会员申报丽水市科协服务科技创新项目，其中，“瓯江中医药论坛”连续4年入选丽水科学讲坛项目，先后邀请了首位女国医大师刘敏如教授、北京中医药大学中医药文化研究与传播中心主任毛嘉陵教授、中国中医科学院黄璐琦院士、中华中医药学会肺系病主任委员岐黄学者张洪春教授、浙江省国医名师肖鲁伟教授、中国中西医结合学会呼吸病分会主任委员岐黄首席科学家李建生教授、浙江省名中医陈永灿教授、浙江中医药博物馆馆长郑洪教授、浙江中医药大学校长陈忠教授、江苏省中医院省级名中医史锁芳教授、浙江省中医院院长高祥福教授等省内外知名专家来丽开展专题讲座。先后承办了第九届、第十一届“丽水市人才峰会”分论坛活动。2021年举办纪念陈无择诞辰900周年学术活动，举行了陈无择学术传承研究中心揭牌仪式，会议邀请了河北中医学院扁鹊文化研究院曹东义教授、省立同德医院陈明显主任等专家学者做专题讲座。2017年开始，学会作为承办单位，每年在缙云开展黄帝文化相关学术研讨活动。近年来，学会还承办了省中医药学会呼吸肺病分会、肿瘤分会、老年病学分会、医史文献分会、外科分会、骨伤分会、脾胃病分会、西学中研究分会等分会的学术年会，促进了学术交流。

（5）积极开展中医药普法和科普宣教

学会积极配合市卫健委做好《中华人民共和国中医药法》《浙江省发展中医条例》等宣传工作；编写了《丽水市中医中药进党校知识读本》，将中医药法律法规、政策及中医药知识编写成册，在市委党校发放300册，提高党员干部的中医药知晓率；推进中医中药中国行——“中医药健康你我他”大型主题活动，在丽水市纳爱斯广场、社区、乡镇卫生院等地举行，活动现场通过八段锦表演、中医药成果展示、健康义诊、市民互动等形式传播中医药知识和文化；开展中医药文化进校园活动，先后在囿山小学、花园中学、培红幼儿园等地开展“中医忆端午，中药成香囊”“中医药文化进校园、助力复学保健康”“传承弘扬中医药、启蒙护苗保健康”等主题活动，通过赠送《中医药与健康》书籍、中医药知识授课、中草药识辨、中医药香囊制作等系列活动，提高中小学生和幼儿对中医药的关注度和知晓率；配合丽水市卫健委组织开展了“2019年绿谷中医走基层活动”，向城乡居民普及中医药科普知识，向基层医务工作者培训中医药适宜技术，累计培训医务人员500余人次，服务基层群众1000余人次；2022年9月，配合相关部门与学会挂靠单位丽水市中医院共同承办了“浙派中医”健康与文化传播大会，大会以“喜迎二十大 科普向未来”为主题，来自省内外的中医药专家学者汇聚丽水，共同探讨中医药文化传播和大众科普的实现路径。中国工程院院士、国医大师王琦作题为《健康长寿的六个科学问题》的报告，中国科协全国中医药科普首席传播专家温长路作《中医文化与科学传播的关联性》主题报告，中华中医药学会科普分会主任海霞作《中医药科普五大关系探讨》主题报告。

（二）丽水市中西医结合学会

丽水市中西医结合学会成立于1990年10月，前称为丽水地区中西医结合研究会，是全市各级各类医疗、教育、科研、康复、保健、药品开发生产和经营企业等中西医结合科学技术工作者的学术性群众团体，挂靠在丽水市人民医院。学会大力团结广大中西医结合医务工作者，贯彻“自主创新，支撑发展，引领未来”的方针和医学科学技术、卫生工作及中医药各项政策，促进丽水市中西医结合医学科学技术的繁荣和发展，促进中西医结合医学科学技术在丽水的普及和推广，促进中西医结合医学科学技术人才的成长和提高，积极为区域人民群众提供健康服务。

1. 发展概况

学会首任会长为方宗桥，第二届会长为徐向东，第三届会长为黄刚，第四届会长为徐向东，现任会长黄刚。自成立以来，学会在自身建设、学会管理与改革、学术交流、科学普及等领域开拓进取，先后陆续成立了重症医学专业委员会、老年病专业委员会等17个分会。

2. 学会工作

（1）积极组织学术活动，引领中西医学术发展

2012年至今，丽水市中西医结合学会共召开相关分会的年会26次，继教班14次，各地市卫生专业技术参会人员8000余人次，助力中西医学术创新、理论共享。

（2）热心医学科普宣教，持续开展公益活动

丽水市中西医结合学会协同市科协、民政局、疾控中心等组织义诊活动，参加社区广场、街道、学校等义诊和咨询活动，义诊服务4000余人次，发放健康宣传资料20000多份。响应世界卫生日、高血压日、无烟日、骨质疏松日、糖尿病日、爱眼日、爱耳日、爱牙日、全民健康生活方式日等开展义诊咨

询、发放宣传资料等活动，发放宣传资料20000万余份，医疗咨询10000万余人次。

丽水市中西医结合学会选派专家下基层到莲都、青田、缙云、庆元、遂昌、云和等地，参与边远山区农民健康体检、义诊、咨询、发放科普宣传资料，使边远山区的农户得到实实在在的健康呵护。

丽水市中西医结合学会组织医疗专家深入社区、机关、学校、企事业单位、农村进行健康知识培训200多次，其中，专家讲座100多次，讲座内容注重群众关心的常见病、多发病的预治，倡导主动改变不良生活方式和行为，提高自我防护意识和能力，深受广大群众的欢迎和喜爱，受益群众25000余人。

丽水市中西医结合学会深入社区、学校、电力部门、交警、车管所、汽校等单位开展院前急救护理知识讲座和急救技能培训，以提高公众的自救互救能力，培训达200余场，受众人数约10000人次。

（3）推动中西医结合临床研究，助力学术创新

学会积极推动中西医结合临床研究，取得良好成效，包括各级各类科研课题、专利、论文等，持续助力学术创新。

丽水市中西医结合学会通过举办学术会议、开展义诊和健康教育，推进科研工作，促进了丽水市中西医结合领域的发展，惠及一方百姓。学会曾多次获“丽水市科协先进学会”称号，多人次获丽水市科协颁发的“学会先进工作者”及“先进个人”奖项，1人在第三届江浙沪中西医结合高峰论坛上获得中西医结合工作贡献奖。

第二节　各县（市）医药团体

一、缙云县医药团体

（一）缙云县医务工作者协会

1950年，缙云县医务工作者协会成立，经丽水专员公署审核，于1951年9月6日正式下文核准，于1951年10月1日启用公章。

各区分设主任一人。全县有会员27人，会友326人。协会负责管理全县中医药、西医药从业人员的业务经营活动和学术水平的提升。

1952年，县人民政府设立卫生科，行使全县的卫生行政管理职能。因此，缙云县医务工作者协会职能有所变化，于1953年7月更名为“缙云县卫生工作者协会”。

（二）缙云县中医药学会

2016年9月29日，缙云县中医药学会成立暨首届会员代表大会召开，会议选举产生了第一届理事、常务理事、会长、副会长、秘书长。

2016年10月8日，浙江省中医药学会创新驿站签约揭牌仪式、缙云县国医馆开馆仪式暨基层中医药人才培养对象拜师仪式在缙云举行。

2020年，缙云县中医药学会以缙云县中医药适宜技术推广基地为依托，对基层中医药人员和乡村医生分批次开展中医药知识培训和适宜技术培训，累计培训3200余人次。

2021年10月，在黄帝祭祀大典来临之际，“中国第四届黄帝文化研讨会”召开，缙云县中医药学会承办“黄帝文化与健康专题研讨会”专场。

二、松阳县医药团体

松阳县中医药学会前身是“松阳县中医学会”，成立于1989年5月，2019

年1月24日，松阳县中医学会第五届理事会进行第八次会议讨论，将“松阳县中医学会”更名为“松阳县中医药学会”。目前的理事会是2019年12月改选产生的县中医药学会第六届理事会。现有会员总数165人，其中单位会员18家，个人会员147人，理事18人。

三、遂昌县医药团体

（一）遂昌县中医师协会

遂昌县中医师协会成立于民国三十六年（1947）10月，名为“遂昌县中医师公会”，拥有会员17人。中华人民共和国成立以后，相关部门对中医师公会进行改组，将其更名为“中医师协会”，向人民政府申请登记。

（二）遂昌县中医学会

遂昌县中医学会成立于1985年7月，从最初仅有30余名会员，逐步壮大为拥有61个会员的中医学术团体，负责县域范围的中医诊疗、中医科普知识宣讲、中医适宜技术培训、中医人才培养。

四、庆元县医药团体

民国二十四年（1935），庆元全县有中医35名，并成立了医药业公会，包含会员16名。1951年，医务工作者协会和中医协会分别成立，1952年两会合并，组建为庆元县卫生工作者协会，会员108名，其中中医师93名。

庆元县中医学会成立于2002年10月20日，挂靠庆元县中医院。

五、云和县医药团体

云和县国药业公会成立于1936年6月，位于云和县城南忠义祠，会员人数18人。

云和县卫生协进会成立于1941年2月25日，会员30人。

1980年12月，中华全国中医学会浙江省云和县分会成立。

云和县中医师公会成立于1941年7月5日，会员有34人。1943年12月2日，公会召开第二届选举会议，会员42人，1946年3月30日，公会召开第三届选举会议。

六、龙泉市医药团体

（一）龙泉市中医学会

龙泉市中医学会成立于 1981 年 11 月，原称为中华全国中医学会浙江省龙泉县分会（属县中医学会），1990 年撤县设市后更名为龙泉市中医学会。学会第一届理事会由 15 名理事组成。1988 年召开第二届理事会对成员进行改选，理事人数变为 7 人，会员 61 人，其中全国会员 8 人。2008 年 3 月 8 日理事扩大会召开，对第五届理事会成员进行改选，理事会由 8 人组成，会员有 26 人。

（二）龙泉市民间中草药研究会

龙泉市民间中草药研究会成立于 2016 年 7 月，2021 年 4 月进行了第二次换届选举。目前有会员 137 名，理事 31 名，常务理事 9 名，副会长 8 名，秘书长 1 名，副秘书长 1 名，会长 1 名，名誉会长 1 名，名誉副会长 2 名，顾问 1 名。研究会按区域分设 5 个小组，各组设组长 1 名。

第七章 中西汇通

第一节　丽水早期西医

近代丽水的西医医院和诊所有教会、国立和私立创办三种。其中教会医院（诊所）开张最早。1897 年，耶稣教会于松阳县城北街开办博爱医院，为丽水最早的西医医院。1908 年，德籍基督教牧师罗思博在龙泉城镇东街耶稣堂对面开设德保药房，为龙泉西药之始，亦为丽水首家西医药房。现将丽水（处州）各地西医医院及诊所简述如下。

一、丽水县（现莲都区）

丽水县城原无西医，约在 1912 年，外地人徐杰来丽开设西医诊所，诊所设在西园庙弄内。尔后，有十数家西医诊所相继开设。民国时期，城区较有名气的有康复、德彰、福民、梅邻等私立西医院（所）。1933 年，天主教会德国籍修女苏嬷嬷开办圣心医院，内有就诊室、病床和助产室等，1950 年该院由县人民政府接管，改为城区卫生所。1952 年 5 月裁撤。

抗战时期，省战地救护总队辗转到丽水设诊疗所。1938 年，省民政厅设直属丽水卫生院。1939 年，丽水卫生院设城区门诊部、松坑口住院部、碧湖卫生所和九龙卫生分所。1941 年，丽水卫生院并入永康方岩省会卫生事务所，所属城区门诊部改为第九区中心卫生院门诊部。1945 年 9 月，浙江省第一临时辅助医院（1937 年 9 月成立于杭州市，同年 12 月杭州沦陷后，该院辗转迁至永康、宣平、云和、龙泉等地）迁至丽水城内继光街，10 月更名为省立第五医院；1946 年 1 月更名省立处州医院；1954 年 1 月划归丽水县人民政府管理，更名为丽水医院；1956 年 4 月更名为丽水县人民医院；1986 年撤销丽水县，设立县级丽水市，医院更名为丽水市人民医院。

二、青田县

1929年9月青田县立医院成立，1938年3月停业，房屋、医具、药品全部移交省战时救护总队青田分诊所。同年7月，分诊所撤销，由县政府接办，恢复青田县立医院。1940年1月，青田县立医院改组成立青田县卫生院。1949年，县人民政府接管县卫生院；1950年7月，该院改名为青田县人民政府卫生院；1955年8月改名青田县卫生院；1956年5月改为青田县人民医院。

三、缙云县

1929年西医传入缙云，开设新药业西药局。1938年县城有私立德彰、福音医院，壶镇有壶溪医院。1939年创办缙云县立诊所。1941年省政府内迁，省卫生处在缙云仙岩铺设卫生所。1941年丽水卫生院并入永康方岩省会卫生事务所，所属地区门诊部改为第九中心卫生院门诊部。1942年成立缙云县卫生院，下设壶镇、盘溪两个分院。1949年5月缙云解放，人民政府接管县卫生院，1956年改名为缙云县人民医院。

四、松阳县

清光绪二十三年（1897），耶稣教会于县城开办博爱医院，西医传入松阳县。民国期间西医及个体诊所逐渐崛起。至1937年，松阳私人诊所在西屏有8家，在古市有7家。抗战时期，曾陆续移驻松阳的西医医院有第七十五后方医院，第十七临时辅助医院，第三辅助医院等。1941年4月，设立松阳县卫生院，并先后在古市区、玉岩区、靖居区建立卫生分院，1944年竹溪、望松等4个乡成立卫生所，主任由各乡乡长兼任。1945年9月松阳县立医院成立，于1948年1月并入县卫生院。1949年8月松阳县卫生院改名松阳县人民政府卫生院；1956年更名为松阳县人民医院；1959年改称遂昌县第二人民医院；1982年，复称松阳县人民医院。

五、遂昌县

1931年秋，兰溪博爱医院3人来遂行医，设博爱医院，遂昌县始有西医。1932年青田人来遂开办私立遂昌医院。1935年9月，遂昌县城设公立产科诊察所，负责产科门诊和施种牛痘，1939年撤销。1940年2月15日，遂昌县卫生院成立。1942年8月，院舍被日军炸毁，1944年元旦，院舍修复。1949年

6月遂昌县城解放，县人民政府接管县卫生院，改其名为遂昌县人民政府卫生院，同年又改为遂昌县大众医院；1951年1月复称为遂昌县人民政府卫生院，1956年改为遂昌县人民医院；1959年6月改名遂昌县第一人民医院；1982年复名为遂昌县人民医院。

六、龙泉县（现龙泉市）

1894年，龙泉县西医西药由德籍基督教徒传入。1908年，德籍牧师在城镇东街耶稣堂对面开设德保药房，为当时丽水首家西医药房。1923年开办的“璐珈医院”为龙泉首家西医医院。尔后，间或有人从上海、杭州医学院校（医院）毕业（学习）后回县办医。1940年9月，龙泉县卫生院成立，1945年，其业务暂由内迁的省立第三医院承担。1946年4月，龙泉县医院成立。1949年8月，龙泉县人民政府接管龙泉县卫生院。1952年10月，卫生院改名为龙泉县人民医院。1990年龙泉撤县设市（县级市），更名为龙泉市人民医院。

七、庆元县

1929年，庆元县开设第一家私人西医林泉诊所，1938年，庆元县县立诊疗所成立，1940年改称庆元县卫生院，次年设竹口、荷地卫生分院。1949年7月庆元县卫生院改称庆元县人民政府卫生院；1956年5月改为庆元县人民医院；1958年龙泉、庆元并县，改称龙泉县第二人民医院；1963年改称龙泉县庆元人民医院；1975年8月复县后沿用庆元县人民医院。

八、云和县

1907年，云和县基督教会萃英学堂设医务所，为云和县第一所西医医疗所。民国初年至1935年，基督教会先后保送信徒子女4人去金华、上海等地医院学习西医，为云和县培养了第一批西医人员。1927年，亚光医院在城内西街开业，为县内首家西医医院。1938年，县政府工作队设简易医疗所。1938年11月，省民政厅医疗队调驻云和，1940年2月1日改为县立卫生院。1946年2月，云和县医院成立，1947年3月31日撤销。1949年5月，县人民政府接管县立卫生院，1952年改称县人民政府卫生院，1956年6月改为云和县人民医院，1958年改称云和人民公社医院，1960年改称丽水县第一人民医院，1962年复称云和县人民医院。

九、景宁县（现景宁畲族自治县）

1915年，景宁县人陈树澜师从德国传教士学习西医，1920年自开洪源诊所，为景宁西医之始。1940年5月，景宁县卫生院建立。1942年，省立第一医院迁往景宁，在县卫生院院址开诊，县卫生院搬迁至民房。1945年，省立第一医院迁返杭州，县卫生院返回原址。1949年11月，景宁县人民政府卫生院成立，1956年8月改为景宁县人民医院。1960年后，该医院曾先后改为丽水县第二人民医院、云和县第二人民医院。1984年景宁建县后，改称其为景宁畲族自治县人民医院。

第二节　丽水早期中医

丽水中医医疗机构的发展历史可以中华人民共和国成立作为分水岭。中华人民共和国成立以前，丽水并没有完整意义上的中医医院或诊所。当时中医师诊疗的方式有多种，或药店坐堂，或居家看诊，或多处挂牌，或游走四方。直到近现代，丽水各地才逐步出现了较为规范的中医医院和诊所，现按地区缕述如下。

一、丽水县（现莲都区）

明洪武三年（1370），朝廷诏令全国府、州、县设立惠民药局，每局置官医提领一员，由医户选拔，内外科各设专职。至此，处州府及辖县始设惠民药局、医学署及医官体系。据明成化《处州府志》载，府级设医学正科，县级设医学训科。

按地方志记载，洪武元年（1368）处州府医学署即已成立，署址位于府治内，首任医官祝定由本府医学提领擢升为正科。清代延续医政体系，嘉庆年间（1796—1820）丽水“生生堂”药肆开设于旧府城府前大街。至清末，城内相继出现多家知名药铺：约光绪十六年（1890），“致中和”药店创立于三坊口梅山弄，光绪三十四年（1908），魏氏“德和堂”于碧湖行口大街开业。

民国时期，地方医疗体系转型，庄虞卿、黄叔文、吴庚伯、王景祥等医师在城内开设私人诊所。据档案统计，当时丽水城区执业中医已达20余人，形成颇具规模的民间医疗网络。

二、青田县

明洪武初年，青田县医学署设址在县城前方，陈济传系陈言七世孙，应荐任医学训科，其次子时默继任医学训科。

1934 年，县内有中药店 97 所。1952 年，三德、天生、民生、同德、回春（荣）、回春（旭）6 家中药店联合开设“和平药店”，地址在大街，下设 2 间分店，经营中药和西药。1952 年，县内有中医 53 人。

三、缙云县

明代缙云县设医学训科，先后有医生 6 人。清顺治三年（1646），诸葛敬创办春雨堂。清顺治六年（1649），吴肇麟创办问松堂。乾隆三年（1738），令狐亦岱建卫生堂。中华人民共和国成立之初，缙云全县有中医诊所 56 家，中医师 21 人。

四、松阳县

1854 年，包志圆创建“包一钱”药店。1929 年，松阳设救济院施医所。抗战前夕，徐昌发先生创办同福堂药店。中华人民共和国成立之初，松阳全县有中医药人员 79 人，其中 50 人分布在城乡，开业坐堂行医。

五、遂昌县

明洪武三年（1370），遂昌县治东设惠民药局。1915 年，江志贤、王卫卿合办广仁医院。1927 年，救济院设施医所。1924 年，包渠成创办渠成堂药店。

六、龙泉县（现龙泉市）

龙泉小梅三和堂药店开设于清嘉庆二十五年（1820）。1942 年 11 月，东升镇设贫民施诊所，有中医 6 人。1944 年 8 月，龙泉县设县隔斋医院，有医务人员 8 人。1948 年，县设中医治疗所。民国期间有 15 人获中医师证书。

七、庆元县

清代吴学彭在庆元县设同善堂药店。1935 年全县有中医 35 名，1951 年城关镇 8 名中医师与 3 家中药店合作组成庆元县首家中医联合诊所。

八、云和县

清光绪二十七年（1901）云和城内司前铺有一家“仁本堂”，经营者系畲族蓝水奶。20 世纪 30 年代，江聘三创办淑庐中医专修所。1938 年云和县组成战时救护诊所，1945 年时有医师 48 人。1960 年云和县内人民医院设中医科。

1990 年全县有中医诊所 14 所，中医师 78 人。

九、景宁县（现景宁畲族自治县）

济生堂医馆于清光绪庚子年创办，至今医传五代，历时 150 余年。1918 年景宁县鹤溪源太生药店内设施医局，于夏秋多病季节延聘中医师驻局施诊，免收诊费，若患者无力承担药资，可报请知事批准予以救助。清代景宁东坑镇黄山头村雷仁祥，又叫“大相师”，医武兼备，擅长以草药治疗骨折、刀伤，其医术今已传至其玄孙雷建光。民国初期，景宁敕木山村蓝炳瑞擅治麻痘、风痛、腹泻、骨伤诸证。

第三节　丽水早期中西医汇通

自明末清初，随着西学东渐，西方医学开始传入中国，直至1840年，鸦片战争打开了清王朝闭关锁国的大门，作为基督教和商品贸易的先锋，西医药学伴随着西方科学技术一起传入中国。他们通过开办医院及诊所，创办医学院校和吸引留学生，翻译西方医学书籍和刊物等多种途径在中国传播开来。西医药也迅速传至丽水，改变了数千年中医药独家经营的情况，而且对中医学和临床实践体系的发展也产生了强大的冲击，许多丽水医家对中医的振兴和图存展开了思考，他们对比中西医的差异和优劣，开始探索中西医汇通之路。

吴庚伯20世纪30年代写的《革新我国医学刍议》一文，认为在西医风行的背景下革新我国医药，光大中医历史尤为必要。他从中医和中药两方面提出了恳切建议。对于中医，他认为需要现代化，建议将中医从粗略的内外分科转为妇科、儿科等专科制；对全国中医师分区集训，授予西医病理学、生理学、解剖学等知识；责令各地中医公会组织开设医学研究班；各地应建设中医职业学校，培养医药人才。对于中药，他主张科学化，建议优化升级中药提炼工艺，于药源地创设制药厂等。

解放初，唐国俊在《实现新中国医学几个要求》一文中提及，新中国医学要实现加速发展，需加强中西医统一合作，做到“西医中国化”“中医科学化”。文中谈到在1929年发生“废止中医案”后，中医地位下降，连中医学校都不准立案，就此他呼吁中西医师应享有同等待遇，配合起来共同为人民服务。20世纪50年代政府已将医事人员和西药人员纳入管理，但对中药人员却未加登记，他建议卫生部门对中药人员进行管理，以改良制剂品质。

王伯升在《谈谈怎样搞通中西医思想和学术问题》中认为，中西医间存在不少争论，中医觉得西医只懂血不懂气，而西医则认为中医治疗不科学。然而，中医和西医实则各有所长。西医长于对症治疗，用药精准，见效较快，可谓形而下的科学治疗；中医以古人“六经”“六气”为据，治疗人之张本，可谓形而上的哲理治疗。因此，二者应相互学习，取长补短，共同为人类医学事业做贡献。

黄叔文写《中医如何着手找到科学化的桥梁》一文，他肯定了中医在治疗上的神秘与特长，又认为中医存在墨守成规、胶柱鼓瑟的情况，需找到一条科学化的桥梁。他提出西医应将用药经验、西医解剖、西医诊断器械、西医药剂学、西医教材等整理归纳并分享给中医，中西医多开联席会议，多加讨论，交换意见，融会贯通。

中华人民共和国成立以来，党和国家对中医和中西医结合事业的发展非常重视，毛泽东同志在1950年8月第一届全国卫生大会上提出“面向工农兵 预防为主 中西医结合”的方针，1954年又提出“西医要跟中医学习，具备两套本领，以便中西医结合，有统一的中国新医学、新药学”。1954年12月，丽水县卫生科组织召开了丽水县第一次中西医代表会议，贯彻毛泽东主席和党中央对中医中药的工作指示，加强中西医团结，出席代表80人。会议收到代表献出的单方、秘方71件，验方16种。中西医的交流合作，推动了中西医结合工作，促进了中医药事业的发展。

20世纪50年代初，丽水县开始组织开设中西医联合医院（诊所）。青田、缙云、遂昌、松阳等地也相继开设中西医诊所、中西医联合诊所。

丽水医院（现丽水市人民医院）于1955年9月，建立中医病房，特邀请县城关联合诊所吴庚伯为兼职中医师，定期到院诊治患者，在区域公立医院首次聘请中医师会诊，开展中西医结合工作。20世纪70年代初开始，丽水县卫生局要求县医院及有条件的区卫生院的西医人员学习中医技术，先后选派4名西医士和4名西医师分别到浙江省中医学院、温州医学院及丽水卫校脱产学习中医，县卫生局于1971年6月举办为期3个月的西学中培训班，学员40余人。丽水地区下属其他各县也相继开展了西医学习中医脱产培训工作。

第四节 当代丽水中西医结合

一、中西医结合治疗及科研

中西医结合是一种近现代以来具有中国特色的医学实践模式，它经历了西学东渐（1643年起），中西汇通（1884年起），中西医结合（1955年起）等几个发展阶段，直至当代迈入以传统医学与现代医学结合为特点的发展新阶段。改革开放以来，丽水中西医结合发展速度加快，特别是应用中西医结合手段，在疾病诊断、治疗、康复等方面发挥了积极的作用。20世纪80年代初，丽水市中医院运用中西医结合方式治疗慢性肾炎、尿毒症、风湿性心脏病致二尖瓣狭窄伴关闭不全、心源性休克，获满意效果；研制的“桑葶止咳冲剂”治急慢性支气管炎、上感咳嗽，有效率达80%以上；1980年，收治一例曾在杭州、上海等地治疗过的晚期慢性肾炎并发尿毒症患者，经中西医结合治疗病情好转。1981年10月，一例瘫痪、二便失禁伴大面积褥疮、蛛网膜下腔再度出血患者，深度昏迷18天，经中西医结合治疗6个月能自理生活。眼鼻喉科用中西医结合疗法治疗角膜炎、角膜溃疡、中心性视网膜炎、色盲、眼外伤及眼底出血等症，效果显著。一例中心性视网膜炎患者，接受西药治疗1年多无效，经中西医结合治疗半个月，视物变形症状消失，视力从0.3提高到0.8。

2000年丽水撤地设市，中西医结合工作进入快速发展时期，全市积极推动中医医院和综合医院、专科医院中西医结合诊疗体系建设，聚焦癌症、心脑血管病、肺系病、糖尿病、新发感染性疾病、老年痴呆、妇儿疾病和抗菌药物耐药问题，推进中西医协同攻关，加强中西医结合诊疗模式推广。在抗击新冠病毒感染疫情中，应用中西医结合诊治新冠病毒感染取得了显著疗效，再次证明了中西医结合的独特优势。全市先后承担各级各类中西医结合研究项目40余项。丽水市中医院自2006年以来，作为浙江省和丽水市结核病定点医院，先后参与承担了国家“十一五”“十二五”“十三五”中西医结合结核病防治科技重大专项，先后主持完成了“中西医结合肺结核诊疗规范的研究”“耐多药肺结核中医证候规律及中西医结合治疗方案研究”“中西医结合肺结核治疗方案的优化及影响疗效因素研究”“老年肺结核中西医结合综合治疗方案研究”“老年肺结核中西医结合治疗疗效及影响因素研究”等浙江省和丽水市系列中西医结合重点研究项目。初步临床研究表明，应用中西医结合方法治疗结核病在改善临床症状和患者生活质量、提高治愈率、提高痰菌阴转率、促进肺部病灶吸收和空洞闭合以及调节免疫功能和降低抗痨药物毒副作用等方面明显优于单纯西医治疗组，研究已取得多项标志性成果，也给中医药介入结核病治疗发挥独特价值优势提供了思路。

二、中西医结合学科建设

2000 年撤地设市以来，全市多个中西医结合学（专）科被列为浙江省和丽水市重点学（专）科，其中，丽水市中医院中西医结合呼吸内科学、畲医药心血管病学、丽水市人民医院中西医结合风湿免疫病学、松阳县中医医院中西医结合康复医学科、青田县中医医院中西医结合内分泌学先后被列入省中医药中西医结合重点建设学科；丽水市中医院、丽水市人民医院、丽水市中心医院先后有心血管病学、消化病学、肝肠病学、传染病学、儿科学、妇科学等多个学科被列为丽水市中西医结合重点建设学科、重点扶持学科、重点建设专科，各县（市）先后有 6 个学科被列为丽水市县域龙头中西医结合重点建设学科。

丽水市中医院中西医结合肺病学研究、畲医药心血管病学先后入选丽水市第一、第二批丽水市首席专家岗和丽水市第二批重点科技创新团队建设项目等。

三、西学中教育

1972 年 4 月 14 日，丽水卫校西医离职学习中医培训班开学，招收学员 59 人，分别来自各地的县医院、区卫生所、公社诊所和部卫生员，是具有一定实践经验的在职西医人员。培训班学习分两阶段：1972 年 4 月至 9 月，完成中医基础理论学习；1972 年 9 月至 1973 年 1 月，进行临床实习。教师来自各地医院，具有相当丰富的中医临床实践经验。他们课前认真备课、编写补充教材，课间认真教学、相互观摩教学，课后积极辅导学生，为办好学习班尽了最大的努力。兄弟地区的有关部门给予学校很大的支持和帮助。如宁波市卫生局选派的叶海（后为省名中医）整理出8万多字的辅导教材。杭州米市巷诊所的许志坚、6297部队的周龙生、丽水军分区的贾四群、丽水县人民医院的著名中医吴庚伯等都在百忙之中为学员授课。在教学方法上，学校贯彻毛主席“干部班要用讨论式”的教学原则，开展“官教兵、兵教官、兵教兵”的互教互学活动。如中医基础理论的“脏腑”“辨证论治”，是深奥抽象但十分重要的关键内容，教师就采用小组病例讨论、大组发言的形式。吴复恒讲授“毒蛇咬伤”课时，学员张真富、王松坡介绍毒蛇的生活习性及其防治经验。药理课上，除教师授课外，丽水卫生学校还邀请有丰富实践经验的老药工来授课。老药工上课既有形象实物的示教，又介绍药物产地、质量优劣的区分方法以及各类药物之间的配伍禁忌等内容。草药课时，丽水卫生学校则邀请龙泉县城北公社季庆授课，课间他带领学员到丽水县峰源公社采集草药，或作标本，或作培植，共采集中草药3万多件，并且找到了比较贵重的七叶一枝花、八角镜盘、四叶对、黄莲、独叶一枝花等草药。

撤地设市以来，西学中培训教育开展得如火如荼。丽水市先后成功举办6期“西学中”培训班，517人通过结业考核；截至2022年年底，还有市妇幼保健院、云和、遂昌、松阳等地举办的4个西学中培训班共368名学员在培训学习中（见附表）。

丽水市西学中班举办情况

序号	举办时间	举办单位	学员数	合格人数
1	2005.07—2007.07	丽水市职工卫校 丽水市中医药学会	82	78
2	2017.01—2019.01	丽水市中医药学会	103	102
3	2018.03—2020.03	丽水市人民医院	110	108
4	2016.12—2018.12	庆元县中医院	85	81
5	2018.04—2020.04	缙云县中医药学会	82	78
6	2019.11—2022.11	青田县农村卫生协会	71	70

此外，2017年国务院办公厅颁发《关于深化医教协同进一步推进医学教育改革与发展的意见》，随着我国中西医结合事业的不断推进，丽水学院医学院及时调整人才培养方案，在临床医学、口腔医学、护理学等本科专业人才培养方案中设置中医和中西医结合医学相关课程，培养学生的中医辨证和中西医结合辨病与辨证相结合施治的临床思维。

第八章 畲医畲药

第八章 俞村会议

第一节　畲族医药的形成与发展

畲族是我国人口较少的少数民族之一，分布在闽、浙、赣、粤、黔、皖、湘7省的80多个县（市），其中90%以上人口居住在福建、浙江的广大山区或半山区。畲族居住分布有“小集居、大分散”的特点，是我国典型的散居民族之一。

据《2021中国统计年鉴》资料，全国畲族总人口为746385人，其中男性403516人，女性342869人。第七次人口普查统计浙江省畲族人口为182507人，占全国畲族人口的24.45%。浙江畲族人口主要分布在丽水、温州、衢州、杭州、金华等地。其中丽水市畲族人口为72214人，占全省畲族人口的39.56%。

畲族医药学是畲族人民在长期与疾病作斗争的实践经验中总结出来的传统民族医药学。畲族医药和其他民族医药一样，具有明显的民族性和区域性。畲族医药学与中医药学渊源相通，关系密切，以六神学说、痟积理论、痧症理论及独特的疾病分类方法为特色，治病以青草药为主，擅长外治、痧症调理、正骨、食疗等疗法，对某些疾病的治疗有立竿见影之效。

一、畲族医药经验的积累

畲族人民长期居住在崇山峻岭的山区或半山区中，村落分散，人口稀疏，交通不便，疾病较多，就医十分困难，一旦患病，也无钱请医购药，缺医少药是畲族人民渴望解决的问题。

中华人民共和国成立前，疥疮、痢疾、疟疾、天花、肝炎、结核病、地方性甲状腺肿、妇女病、丝虫病、血吸虫病、麻疹等十多种疾病严重威胁着畲族群众的身体健康。畲民中流传着的俗语“不怕天气变，就怕人生病”，便是对当时百姓生活的真实写照。

在这特定的历史条件和特殊的地理环境中，畲族人民为求生存与繁衍，在长期与疾病作斗争的过程中，千方百计地寻找一些防病治病的有效方法，畲医治病多数使用自采的青草药，或用针灸、拔火罐、抓痧等疗法配合治疗，不少畲族群众也学会了一些防病治病技艺，世代相传。通过总结经年累月防治疾病的经验，逐步形成了具有民族特色的畲族医药。

由于畲族在历史上无本民族文字，畲族医药在很长时期内得不到系统的发掘整理和总结，缺乏文字记载。畲族医药的独特疗法、对草药作用的认识，以及大量的验方秘方，主要在民间流传。畲族人传授医药知识的途径主要是口传身授，他们把单验方和独特的治疗方法视为传家之宝，不轻易外传，以父传子、子传孙、传男不传女（但可传媳）的规矩，代代传承。随着时间的延续，一些技艺因后继乏人或怀技者死亡而失传。

二、畲族医药挖掘与整理

20 世纪 50 年代后，畲族地区的经济得到发展，社会有了很大进步，畲医药也得到重视，相关部门开始对其进行挖掘整理，畲族医药得到了较好的继承与发扬。

据 1999 年出版的《浙江省少数民族志》记载，浙江省有畲族土郎中 100 余名（其中部分现已去世），他们在内科、外科、妇科、骨科、儿科、眼科及跌打损伤、蛇伤、风湿、痢疾、癫痫、牙痛、痔疮等常见病方面有许多秘方、偏方，疗效显著，药到病除。

为加快对畲族医务人员的培养，通过培训提高畲族医生的医护水平，改善畲村医护人员缺乏的局面，20 世纪 60—80 年代，浙江省各级卫生行政部门委托各地卫生学校举办少数民族医务人员培训班，培养回乡畲族知识青年和乡村医生。1984 年 5 月，浙江省教育厅、民族宗教事务局决定，在丽水卫校、温州卫校开办民族班，专招少数民族学生。1984 年、1985 年，丽水卫校医士专业 2 届民族班共招收畲族学生 60 名；1984—1996 年，温州卫校民族班共招生 11 届，总计 380 名学生，涵盖医士、护士、妇幼保健人员、助产士和防疫专业者，学生大部分是畲族人；1984—1999 年，温州医学院临床医学专业招收 3 届畲族本科学生 90 名、5 届畲族专科学生 150 名。这些举措大量培养了畲族地区卫生医务人员，也为挖掘整理畲族医药工作奠定了基础。

为继承发扬畲医药，各级政府及卫生部门重视对畲族医疗技术和医药验方的挖掘整理工作，畲医药调查和科研工作均取得了可喜的成绩。1982 年 10 月，中国药学会浙江省分会成立了浙江畲族民间药用植物调查组，奚镜清为组长、林志华为副组长，历时数月，对丽水市的景宁、云和、莲都、遂昌、松阳、龙泉、庆元，金华市的武义，杭州市的建德、桐庐、临安，温州市的平阳、苍南、文成及衢州等地进行调查，共收集到单方、验方449个，植物标本350多种。

2003年，丽水成立以雷后兴为组长的“畲族医药研究与开发”课题组。课题组历经5年多的艰苦走访，深入浙江、福建、广东、江西等十多个县（市、区）的主要畲族集居地，调查采访了500多位畲族民间医生、畲医传人和畲药人员，收集到诊治病名776个、原始处方1700多个、畲药（青草药）2952种，还有大量的实物标本、照片等资料及重要事、物的录像。经畲族医药开发研究专用数据库分析、处理，课题组归并出450个病名、1000多个处方和1600种畲族民间常用药物，对常见的517种畲药进行畲药名、通用名、土名与植物拉丁学名4种名称比对；总结出了畲医诊治疾病的基本理论、畲医的特色疗法、畲医的常用病名、畲药使用特点及独特性、畲族民间常用药物和处方；总结了众多民间畲医的临床经验，了解他们用于治疗的青草药及其主治功能和配伍方法，实事求是地梳理出他们的主治病种和理法经验，构建了畲族传统医药的学术框架。这次调查，是我国首次对畲族民间医药进行的较全面的调查与收集，基本查清了全国畲族民间医药的现状，并编撰出版了40万字的《中国畲族医药学》，为今后进一步研究、开发畲族医药提供了科学依据。

2007年6月，“畲族医药”项目被浙江省政府批准列入第二批浙江省非物质文化遗产保护名录；2008年6月，国务院批准公布“畲族医药（痧症疗法）”项目为第二批国家级非物质文化遗产，是和蒙医药、瑶医药、苗医药、侗医药、回族医药同批跻身国家级非物质文化遗产名录的医药类项目。

第二节 畲族医药学的特点

畲族医药是畲族人民长期与疾病作斗争的实践经验总结，尽管尚未形成完整的民族医药理论体系，但有本民族认识生命的观点和独特的疾病观、疾病分类法等。

一、祖传技艺专科性强

畲族医药多系祖传技艺，大多数是父教子，子传孙，通常传男不传女，但可传媳，代代相承，不收外姓徒弟，自成体系；多数没有文字教材，主要依靠记忆，凭借口传身授、口耳相传的方式，根据实践经验传艺。怀有一技之长的畲医一般以技艺为主业，仍从事农耕，或半农半医，也有少数医家悬壶售药，设堂诊病，偶有个别畲医游走四方，卖药治病。

多数畲医属于擅长治疗某一专科疾病者。如清代景宁东坑镇黄山头村雷仁祥，又名大相，医武兼备，擅长草药医治骨折刀伤，名扬景宁、泰顺诸地，人称“大相师”；雷意林，雷大相之子，业承祖传伤科，用土法，擅草药，其接骨复位手法精湛，疗效卓越。

道光年间，云和牛头山村人雷石印，在痟积病和痧症治疗方面久负盛名，其医术历经四代传承，传到了曾孙雷后兴，雷后兴现已成为全国畲医药传承和开发利用研究带头人。

莲都区平原乡道士畔村的草药名医蓝马元，医术高明，从小学习草药行医，从事儿科专治80余年，诊治过小儿万余人。遂昌县妙高镇东梅村土郎中雷明生，擅长用草药治疗肝炎，先后治好400多人。松阳县靖居乡毛弄村的眼科土郎中蓝林妹，继承祖医，运用偏方，不用动手术就能治愈眼科的多种疾病。

云和县沙溪乡昌岱岗深山老林里的蛇医雷祖根，于1939年加入中国共产党，曾担任游击队军医和交通员，为游击队员治蛇伤，其医蛇毒能药到毒除，现医术由其孙雷荣新、雷荣宝继承。云和县沈村乡沈岸村蓝水坤，行医 20 余年，擅长草药接骨，治愈 100 多人。

民国景宁县赤木山村蓝炳瑞，擅治麻痘、风痛、腹泻、骨伤诸证，精于伤科，医名与日俱高，邻里求医者渐众。莲都区永丰乡牛寨村蓝章土，行医 60 年，擅长治疗中风、肝炎、关节炎、癫痫（抽筋疯）、疮疡等病，他在草药的使用上，坚持采种结合，种植草药 0.5 亩作为备用。云和县安溪乡下武村蓝树明，专治癫痫，行医 30 余年，用祖传草药秘方治好 40 余人。

遂昌县石练乡上安村雷玉珠，草药医，专治小孩疳积，有 50 多年的行医经历。龙泉县岱详乡五都楼村雷瑞明，自幼学中草药防病治病，中华人民共和国成立后，他常以中草药为民治疗，在研究草药性味中，发扬“神农尝百草”的精神，亲口品尝 100 多味中草药，多次发生中毒并自行解救，认识 580 多种中草药，擅长以中草药医治骨膜炎，扬名龙（泉）浦（城）边界。

畲医分科依据各自擅长的领域而定，大致分为内（伤寒）、外（包括疔疖痈、瘰疬、痔疮，以及蛇、蝎、蜈蚣咬伤等）、妇、儿、喉、眼、骨伤、针灸、按摩、祝由等科。畲医医疗器械极为简单，有的仅有一根银针（三棱针）。当地喉科名医钟成瑞只有一把用于切开排脓的“手术刀”，切药时则多用菜刀、斧头等利器。畲医也有特殊医疗器械，如喉科自制用于切开排脓并吹药散的特制铜管，肢解死胎的特殊小银刀，刮背用的牛肋骨或自制竹刮刀，治疝气用的特别护疝袋，治骨折用的特制竹夹条和杉树皮。

二、疾病分类命名独特

畲医对疾病有特殊的命名方式和分类方法，主要按疾病性质、发病时间、发病时症状、形态、声音、体征、病变部位或这些要素互为结合来分门别类和命名。畲医把疾病分为寒、风、气、血症和杂症五大类，每类又根据症状分为 72 种。

畲医对疾病的命名大多依据症状，少数病名与中医病名相似，但内涵却不一样。对于疔疮疖痈，畲医多以其发生的部位而命名，如长在风府、哑门穴处的称“对口疮”，长在下巴处的称“羊胡须”（“老虎须”）等。

另有一些畲医病名，如蛇，热蛇，阴蛇，飞丝落肚，风寒入肚，吊气，头养风火，风动头晕，风火烧，风气阴子肿，骨底烧，寒火烧黑风，横胎红痢，落白，冷汗症，湿热痢，铁板症中风，吊眉风，鸡爪疯，寒邪伤经，阴毒，虚汗症，鬼剃头，黄风、黑风、红风等，都有其独特之处。

第三节　畲族医药理论基础

畲族医药具有鲜明的地区性、民族性、传承性等特点。由于畲族只有语言没有文字，其医药知识依靠心传口授，医药一体，且重于实践。“六神学说”“痞积理论”“痧症理论”等一些畲族医药理论是指导畲医临床防病治病的主要理论。畲族医药理论有别于传统中医理论。

一、畲医“六神学说”

“六神学说”是指导畲医临床防病治病的主要理论之一，具有明显的畲族医药特色。

（一）六神的含义

畲医“六神”是指六脏神，即肺神、心神、肝神、胆神、肾神、脾神。人身脏腑、四肢的功能活动，靠六神主宰，存六神者，则七窍开通，脏腑活动旺盛，身体健康无病。神气内守，便可以消除疾病，得以益寿延年。

（二）六神的功能

心神：主司血液的运行，主宰十二条血路、二十八脉。

肝神：主司水精、谷精的生成，主宰三十六骨节、七十二筋脉。

肺神：主司呼吸，主诸气的生成，主宰人体各种气机活动。

脾神：主司水精、谷精的运化，主宰血液、肌肉的活动。

肾神：主司大脑、骨骼，主精气的生成，主宰人体的生育繁殖。

胆神：主司神明、谋略，主宰协调人体脏腑功能活动。

六神各司其职，协调人体三十六骨节、七十二筋脉、十二条血路、二十八脉，相互协调，相互作用，共同完成并主宰人体的生命活动。

二、疳积理论

畲医认为，疳积有狭义与广义之分，狭义疳积指小儿因饮食不当、禀赋不足等因素而致小儿面黄肌瘦、腹部膨隆等症状，称为小儿疳疾；广义疳积泛指风、寒、痧、食等因素而引起的诸多杂病的总称，畲医统称为疳积病。

（一）小儿疳积

畲医认为，小儿疳积多因禀赋不足，脏腑稚嫩，或因甘肥恣进，饮食太过，积滞日久，或因乳母寒热不调乳哺婴儿，或因大病之后，吐泻疟痢，乳食减少，以致损伤脾胃，胃气虚弱，运化失常，水谷精微不能荣卫丰盈、灌溉诸脏，日久肌肤失养、形体不健而成疳。

小儿疳积主要临床表现为毛发焦黄稀疏、头皮光急、口馋唇白、两眼失神、揉眉擦鼻、脊耸肤黄、夜间咬牙、口渴自汗、腹胀肠鸣、尿白泻稀、骨蒸潮热，也有嗜食瓜果泥石等。诸症表现均属脾气虚弱，运化失常，脏腑、器官、皮毛失养所致。疳之为病，皆虚所致，临证中的热者为虚中之热，寒者为虚中之寒，积者为虚中之积。因此，畲医认为，治疗小儿疳积要注意，寒者不宜用峻药，热者不宜用过凉药，积者不宜骤然猛攻。畲医有“虚为积之本，积为虚之标”之说。在治疗上，畲医常以“培植脾土，扶助胃气”“壮者先去积而后扶胃气，衰者先扶胃气而后消之”为主要原则，临床上常收到较好疗效。

（二）疳积病

古人有“疳之为病，小儿恶候也”“十五岁以前，其病为疳；十五岁以后，其病为痨”之说。畲医认为大人也有疳积，大凡因风、寒、痧、食等因素或不明原因而引起的诸多积证，畲医一般将其称为疳积病。

畲医认为，“疳者，甘也，甘为甘甜厚食之解”。疳为病因，积为病机，人体的许多疾病都是由疳积发展而成，他们认为“百病皆由疳而起，百病皆由积而成”“积滞不通，百病而生”。因此，畲医认为，疳积病是因风、寒、痧等邪气侵犯机体，或因过食肥甘厚腻之品，或因久病不愈，耗损胃气，而使脾胃虚弱，运化无力，气机壅滞，风、寒、痧等邪气积滞而成。一些畲医在诊治诸如冠心病、脑梗死、“三高”症、糖尿病、脂肪肝、肿瘤等疾病时，都根据这一机制进行辨证施治。

临床上，畲医根据病因及病变部位将疳积病分为风积、寒积、痧积、食积、木积、土积、水积、火积、金积、气积、血积、痰积等。

三、痧症理论

畲族医药对痧症有独特认识，积累了丰富的临床经验，且治疗方法和手段很多，简便易行，疗效迅速。

（一）痧症的病因

畲医认为，痧症的发病原因广泛而复杂，主要为“痧气”。痧气分为外感和内伤。外感最常见的有风、湿、火三气入侵，阻滞脉络，使机体筋脉气血不畅。外感痧症或由三气相搏而生，或三气夹杂寒、暑之邪，趁机而入，或因感染时行疫气而患，或因秽浊所触而发。一年四季均可发病，但多见于夏、秋湿热气盛之时。冬、春发病多因感染疫气所致。内伤主要源于过度饮酒、纵欲无度、饮食饥饱无常、过度劳累，以及过食肥厚、偏喜辛香热辣之品等。

痧症是畲族医药学中发病最广、最频繁的病证之一，许多疾病都可依据痧症理论进行发痧治疗。

（二）痧症的命名

畲医虽然师承各异、自成体系，但在病症命名上存在共同的特征，一般依据发病部位、病症体貌特征、仿动物形态或致病因素等来命名。痧症的命名虽然有些看似牵强，但胜在生动易于记忆，便于诊断治疗。如按发病部位取名的有喉痧、小肠痧、大肠痧、漏肠痧、黑眼痧等；按病症体貌特征取名的有滚筒痧、哑巴痧、反弓痧、肿身痧、栀黄痧等；按动物形态取名的有蛇痧、奔牛痧、猪痧、老鼠痧等；按致病因素取名的有斜腰痧、风痧、闷痧、瘟痧、冷痧等。

（三）痧症的辨证

1. 一般辨痧方法

（1）望诊：根据患者的发病部位、表情、神志、体征形态、肤色等变化做出辨证。

（2）触诊：通过触摸患者指尖、额头、足部、身体皮肤表面温度、体表形态及某些特征变化进行诊断。

（3）切诊：切诊是痧症的主要诊法之一，痧症有独特的脉象变化。

2. 特殊辨痧方法

（1）划痕试验：划痕试验分为胸肋划痕法、前臂划痕法。划痕处出现痧筋隆起，即可诊为痧症。

（2）验痧筋：患者臂弯、腿弯处浅表静脉出现红紫色或深青色，是痧筋的表现之一。

（3）查痧点：皮内有乍隐乍现的蚊迹状红点即为痧点。痧点也是痧症的主要表现之一。

（4）试撮天突穴：将食指和中指屈曲，用第二关节的顶端，在患者天突穴反复撮几次，若患者感到舒适不痛，且很快出现皮下紫红斑的痧痕，即可诊为痧症。

四、伤科理论

畲医认为，凡机体某部位受到外界突然的强力打击（跌、打、扭、压等）而致局部筋骨或软组织受到损伤的情况称为“伤”，此时不仅受伤局部会出现疼痛，还可能引起全身变化，若治疗延误或失当，重者可致死。若加上受到风湿寒邪的袭击，就会转化为风伤，因而他们对于“伤”特别重视，把机体的碰撞或疼痛都诊断为“伤”病，甚至连风湿性关节炎也认为是风伤。人体有十二处气血调和往来之处，如某一处气血受伤，就会造成血脉不畅，甚至不通，不仅在局部出现伤痛，还可以引起全身变化，以致成为“穴伤”或“内伤”。

畲医治伤强调时辰与季节，即便同一部位受伤，治法也会因时间和季节的差异而不同。畲医认为，人有三十六骨节，七十二筋脉，十二条血路，二十八脉。按照十二时辰（或六时）与二十四节气的变化，在全身十二个气血调和往来之处，气血循行在任何时辰和季节都不一样，任何一处被邪所阻，均可引起血脉不通而导致不同的伤患，因而畲医十分重视伤患与十二时辰（六时）、季节的关系，至今仍把许多伤患称为“六时病”。

畲医对伤患疾病的诊断是有一定特色的，除患者自诉外，还通过望、闻、触、摸、药物试探等收集病症资料，综合分析而做出诊断与辨证。

1. 望指甲

望指甲可判断伤的轻重与部位，受伤者指甲根部会出现白色环，伤轻者环少，伤重者环多。检甲时，医者中指托住患者手指，用拇指甲轻轻按患者甲尖，视回血情况而定伤位。畲医认为，身体不同部位的损伤可反映在不同指甲上。

2. 看眼睛

畲医可通过眼睛巩膜变化诊断伤情。他们认为，机体受伤都会在眼睛中反映出来，要细心观察。具体而言，以瞳孔为中心，上下左右分四区，上方为前部胸腹伤，下方为背部伤，内侧为左侧胁肋上下伤，外侧为右侧胁肋上下伤。

巩膜部有无红点、黄点、黑斑点（微细血管末端或其中间处）是观察的重点。轻伤、新伤多为红点，中度伤为黄点，重伤、旧伤为黑斑点，同时结合临床加以判断。

3. 药物探伤法

除四诊外，畲医还通过药物来判断伤情，应用畲药煎服、擦搓、敷贴等方法来诊断是否有伤。据统计，可用来验伤的畲药处方有 20 余首。例如虎头三七 10 克，红酒（糯米酿制而成）250 克（酒量大者可增加，但最多不超过 500 克）。有伤者在服用后局部疼痛会加剧。该药兼有治伤作用。多数畲医会使用该方。

畲医认为，对伤的诊断应持慎重态度，不能轻易服伤药，下诊断时应有明确受伤史、有明显的临床症状，并配合其他诊断方法全面分析，确诊无误后再对症下药。

第四节　畲医诊治疾病方法

一、诊病方法

畲医有其独特的诊病方法，常用看、闻、问、摸四诊来诊断疾病。

（一）看诊

通过看患者的脸色、眼白、肤色、手指、舌苔、呕吐物、二便等来确定患者患病的性质是属寒、属热，还是属火、属毒等。

（二）闻诊

闻诊是通过听声音和嗅气味来诊察疾病的方法。听声音是指听患者语言、呼吸、咳嗽、呃逆等各种声响的变化；嗅气味是指嗅患者发出的各种气味，以及分泌物、排泄物等的异常气味。

（三）问诊

1. 问鼻涕

鼻涕清稀为伤风病；黄浓为风寒内闭，郁而化热。

2. 问咳痰

咳嗽痰多、黄浓带血为肺部疾病。咳嗽痰少、痰黏如丝状且不易咳出为肺部难治之症。

3. 问汗液

恶寒发热出汗为伤风之汗，夜间盗汗是血虚之汗，白天自汗是气虚之汗，黄汗沾衣为黄疸之汗，出油汗则为病势垂危或急性病。

4. 问大小便

小孩大便泡沫多是肚里有风，大便有黏液且呈红白色是痢疾，恶臭者是火气重、食积。

（四）摸诊

摸诊主要是摸脉，用左右手的食指、中指、无名指，摸在患者的手腕部外侧。手腕高骨内侧为关，关前为寸，关后为尺。左手摸患者的右手寸、关、尺脉，右手摸患者的左手寸、关、尺脉。左手寸、关、尺脉反映患者的天、地、人，右手寸、关、尺脉反映患者的精、气、神。天，为患者的禀赋；地，为患者的体能；人，反映患者目前的病况。精、气、神，反映患者病情轻重及进程。摸患者的额头、手心以定寒热，摸患者的病处以辨虚实、轻重。

二、各科病症论治

1. 内科病症治疗法则

正治法（逆病症而治），包括热者寒之、寒者热之、虚者补之、实者泻之、结者散之、塞者通之；祛邪治病；异法方宜（根据不同的个体、不同的发病时间、不同的发病部位、不同的地域采取适宜的治疗方法）；标本兼治；分期论治；提倡治病宜早。

2. 外科病症治疗

外科病症治疗分为内治和外治两种。内治法根据外科疾病发展过程的初起、成脓、溃后三个阶段，确立消、托、补三个总的治疗原则，再结合整体情况分别采用解毒、清热、和营等治法。外治法主要是用畲药外敷，施用于患处，直达病所而产生作用。

3. 妇科病症诊治

根据经、带、胎、产、杂病的发病特征，结合全身的发病症状和舌象脉象变化来进行分型分证论治妇科疾病，常根据辨证所得，对症应用青草鲜药进行治疗。

4. 儿科病症诊治

儿科病以小儿疳积最为常见。畲医认为，治疗小儿疳积要注意，寒者不宜用峻药，热者不宜用过凉药，积者不宜骤然猛攻。畲医有“虚为积之本，积为虚之标”之说。在治疗上，畲医常以“培植脾土，扶助胃气”“壮者先去积而后扶胃气，衰者先扶胃气而后消之”为主要原则。

5. 五官病症诊治

畲医认为，五官疾病的病因主要有外因和内因两个方面。外因有外感邪毒、天行疠气、外伤、创伤；内因有脏腑功能失调，气血功能失调，情志所伤和饮食劳倦所伤。在五官病的诊断方面，畲医主要通过望、按、闻、问和切五诊收集到的客观症情做出诊断。

6. 蛇伤治疗

畲医认为神经毒是风毒，血循毒是火毒。一旦蛇伤发生，首先是缚扎，主要是阻止静脉血回流，防止蛇毒的吸收和扩散，但不得妨碍动脉血流。再者就是排毒，凡风毒者（神经毒）应用活血祛风；火毒者（血循毒）用清热解毒、凉血止血；风火毒者（混合毒）宜活血祛风、清热解毒和凉血止血合用。畲医还根据“治蛇不泄、蛇毒内结、二便不通、蛇毒内攻”的实践经验，遵循解毒、利尿、通便的原则进行加减。

第五节 畲医特色疗法

畲族医药是一门重于实践的传统民族医药，畲民在长期防治疾病的实践中总结了许多特殊的治疗方法，在治疗常见病、多发病中，具有操作方便、不良反应少、价廉和功效明显等优点，常有手到病除、立竿见影之功，至今仍广为应用。

一、痧症疗法

痧症疗法是畲族医药中最具特色的治法之一，许多畲医和畲民仍传承和掌握着多种发痧技术。

（一）痧症发痧疗法

痧症的治疗大法就是发痧疗法，病情较轻者采用刮痧、撮痧、焠痧和搓痧等，病情急重者采用针刺、放血、挑痧或配合畲药治疗。

（二）痧症的药物治疗

畲族医学认为痧症是因感受外邪或内邪丛生而发生，因此痧症是有实无虚之证。治疗应以清痧解毒祛邪为主，不能用补药。畲医在运用药物治痧时，会考虑各地用药习惯、经验和师承的差异，多采用当地的畲药（中草药）治疗。单独用畲药治疗的情况较少，多数时候是配合其他方法。药物治疗以单味、验方或辨证组方为主，最常用的有以下十多种：食凉茶、山苍子、破铜钱、塌地蜈蚣、粘花草、叶下白、黄花仔、田鲜臭菜、千年勿大树、鼠麴、金钱吊葫芦、白花蛇舌草、六角仙、茺蔚子、马鞭草、黄荆条、豆爿草、四对金、铜丝藤根等。

1. 用于急救的三个祖传散剂

雷击散、雷公救疫丹、卧龙丹。

2. 三焦辨证用药

畲医痧症辨证与中医学温病的三焦辨证概念不同。痧阻上焦常表现为头昏、胸闷、气短，甚者眩晕欲跌，气绝身亡。治疗以辛散发痧、开窍醒神为主，常选用山苍子、六角仙、铺香柴、金钩、黄花仔、塌地蜈蚣、藿香、奇蒿、田鲜臭菜、破铜钱、山桃旦根、斑竹根、一包针、坭底蛇、活血丹。痧阻中焦表现为脘痞腹胀、纳呆、体乏，甚者脘腹绞痛、恶心呕吐、晕厥。治疗以芳香行气、化浊祛痧为主，常选用藿香、蕺草、佩兰、葛根藤、食凉茶、鲜荷叶、坭底蛇、紫荆藤、铁兰、半边莲、鼠麴草、绿花白根草、山金柑。瘀阻下焦表现为尿黄、尿痛、脊背酸痛、腰痛、乏力，甚者脊痛腹胀、尿血、尿闭、昏厥，治疗以顺气行湿、苦寒通利为主，常选用铜钱草、银线草、铜丝藤、凤尾草、蛤蟆衣、斑竹根、龙须草、茺蔚子。

总之，在按三焦辨治的同时，还要按药性（寒、热、凉、温）和痧症的寒热特性来选药。一般遵循寒体用温药、热体用凉药的原则。此外，有的畲医还会依据痧气阻气、阻血、阻经、阻络而分别选药，达到药到痧除的疗效。

3. 常用单方验方

（1）食凉茶

食凉茶 15 克，泡茶或煎饮。

（2）山苍子

山苍子 20 ～ 25 克，水煎服。山苍子性温味辛，有益脾开胃、祛风发痧、破滞消食之功。除了治疗各种痧症外，山苍子还可用于治疗过度疲劳、心腹冷痛、风湿痹痛、跌打损伤等疾病。

（3）体困纳呆方

山金橘 10 克、山胡椒 10 克、坭底蛇 10 克、紫荆藤 20 克、金钩 6 克，水煎服。

（4）腹痛泻痢方

水辣蓼、蛤蟆衣、鲜荷叶各 30 克，水煎服。

（三）痧症的预防

畲医对痧症的预防主要有以下三点：①动者不衰，乐则长寿。他们提倡，坚持适度运动、保持乐观的心态，可预防痧症的发生。②强调以防为主，未病先防。春天挖积雪草，与猪肚同炖后食用；立夏前后常食苦野菜，如败酱草、马齿苋、苋菜等；采食凉茶嫩头阴干后常年泡茶饮；服用预防性中草药复方（荷叶、青蒿、滑石、甘草煎服，荷叶、山楂、茯苓、野葛藤、甘草煎服，花斑竹、甘草煎服等)。③适时刮痧，顺畅经脉，促进气血流通，增强体质等都可起到预防痧症的作用。

二、正骨疗法

畲医在施行正骨时，有时采用针刺镇痛，而多数仅在局部喷洒清水或酸醋，继之拔伸牵引，捏搓推拿，提按端挤，旋转屈伸，因势利导，以资整复。畲医正骨强调早期一次性整复。手法复位后，外用小竹片或杉树皮固定。

外敷药采用新鲜畲药，有的用单方，有的用复方。例如将鲜杉木二重皮捣烂，或九节茶（肿节风）捣烂外敷等。有的配用鸡蛋清或茶油、酒调敷；有的用干蒸糯米饭，或用去核黑枣或鸡汁，甚至用活小鸡捣烂外敷；也有的选用土木香（南五味子)、毛花杨桃（毛冬瓜）等黏性大的草药捣烂外敷；还有的配合内服药，如水蛭、蜈蚣、山羊血、狗骨、蟑螂、乳香、没药、红花等。

畲医认为，刚接骨时要“静”，使局部固定，骨折断端不能移位；3～5天出现皮肤痒，表示气血已运行，可适当做周围关节轻微活动，以不影响伤处为准；14～20天可以做小幅度活动。这就是动静结合的特点，与单纯用石膏固定强调的“静”是不同的。畲医主张在关节部位骨折复位后进行早期活动，但股骨、胫骨骨折复位后不能过早活动，强调动静结合。畲医正骨还根据不同病情采用内服药配合治疗，多用畲药，以煎剂为主，也有用草药根块磨水后配酒服用的情况。这些畲药多为活血通络、散瘀止痛类，剂量相对较大。季节不同，选用的药也有所不同。

畲医正骨治伤疗法具有自身的特色，除了强调要判断新伤和旧伤外，还按不同的时辰、季节进行辨证治疗。畲医用草药接骨也较有特色，手法复位固定后配合鲜草药外敷，可促进骨折愈合。外敷药一般取鲜草药，用糯米饭、茶油或蛋清调匀后敷伤处，再用小夹板固定，不亚于现代石膏绷带固定。另外还有鲜药贴敷、针刺火罐、药酒内服治疗方法，效果也很明显。

三、食疗

食物疗法，简称“食疗”，是指应用具有药理作用的食物防治疾病的一种方式。中国自古就有“药食同源”之说，古人认识到许多食物可以药用，许多药物也可食用，两者之间很难严格区分。在畲族民间医药资料中，具有食疗作用的食物有100多种。

畲族人民在长期与疾病斗争的实践中，总结出许多应用食物配合药物来治疗疾病的经验和有效方法，为畲族人民的繁衍、保健做出了积极的贡献，成为畲族医药的重要组成部分。畲族食物疗法历史悠久，简便易行，疗效可靠，应用广泛。其中有些用来预防疾病，增强体质，益寿延年，有些用于治疗急慢性疾病，使用范围广，涉及内、外、妇、儿、眼、五官、骨伤、肛肠等诸科疾患，且普及率极高，几乎家家户户都在应用。以食物疗法为基础的有药酒、药膳、药茶、药粥、药饮等，畲民们在平时食用家禽家畜时也配用草药，逢年过节炖鸡煮鸭也加入草药，故畲村有“九药不如一补”（“一补”即食补）的说法。

畲族的食物疗法是在阴阳之说、六神学说和疳积理论的基础上，讲究辨证施食，重视药物疗法和食物疗法相结合，从而达到防治疾病、滋补身体的目的。

四、青草药疗法

丽水畲族药材资源丰富，种类繁多，有 470 多种常用的畲药。

畲医治病多用青草药。因畲医防病治病多以青草药为主，畲医又称“青草医”。畲医应用的草药多数是随用随采的原生药，也有按季节采集、经粗加工后备用的，少数人还会将草药烧灰存性或蜜炙备用。畲医用药讲究新鲜，超过百日不用，也有以一年为期者。

畲医认为，青草药的色、香、味、形与功效有一定的关系。畲医用草药剂量都比较大，绝大多数用水煎服，按病情酌加配料。畲医少用海产品入药，却常采用溪流、山谷、田间的小动物入药，有其特别之处。

五、常用外治疗法

外治法，泛指除内服药物之外，施术于体表，或以药物、器具从体外进行治疗的方法。外治法是畲族医药的特色疗法，有着悠久历史，积累了丰富的经验。常见外治法包括刮、挑、熏、捏、抓、熨、吹、搓、针、灸，以及按摩、涂敷、贴敷、火罐等。这些疗法被广泛运用于治疗痧症、脘腹痛、皮肤病、筋伤、慢性中耳炎、外耳道炎、头痛、牙痛、慢性鼻炎、鼻出血、扁桃体炎、咳嗽、哮喘、腰腿痛、风湿性关节炎、乳内结块等，疗效较为显著。

第六节 畲药概述

畲族防治疾病多以青草药为主，少用动物类和矿物化学类药物，常用单种独味的草药，专属性强，后逐步发展为采用两种以上草药的配方。畲族使用青草药的历史，是其传统使用经验长期累积的结果。其中，大部分与中药有相同或类似之处，有些与传统中药的认识有所不同，具有很强的民族用药特色。

一、畲药药性特点

畲医判断药物性能的方式较为简单，仅将药物分为阳药、阴药与和药三种，把热性、温性的药物统称为阳药，把寒性和凉性的药物统称为阴药，不寒、不热、不温、不凉之药物称为和药。

药性与药物的生长环境密切相关，采药、用药也就有其自然规律和应用特点。

二、畲药命名特点

畲药的名称，一般是根据药物的生长特征、生长环境、药用部位、形态、颜色、气味、功效、用途、音译等方面进行命名。其大致有以下 13 种命名方式：按药材形态或其类似物名称命名；按功效命名；借用汉族语音或中药名命名；按生态特征命名；按生长环境命名；按气味命名；按药用部位命名；按动物用药命名；按颜色命名；按音译命名；按音译加意译命名；按其他日常用途命名；按特定含义命名。

三、畲药应用特点

1. 以植物药为主

90% 以上的畲药为植物药，少量为动物药，畲医几乎不用矿物药。

2. 习惯使用鲜品

畲医治病一般喜欢用鲜草药，即青草药。“随手采来顺手医”是畲民常用的医病方法。用药讲求新鲜，一般不用或很少使用跨年药。

3. 以单味药为主

畲医药中约 1/3 处方为单味药，即使是复方，一般也不超过 5 味药。

4. 采收加工炮制特点

畲医用药多数随用随采；也有按季节采集、经粗加工后备用的情况；少数草药会经烧灰后存放，或蜜炙备用。

5. 喜用药引

畲医认为某些药物能引导其他药物的药力到达病变部位，起“向导”的作用，并有增强疗效、扶助正气、调和药性、降低毒性、矫味矫臭、保护胃肠道等作用。畲医用药擅用药引，与畲药适当配合，可收到相得益彰的效果。

6. 其他

除了上述特点，畲药还有其他形式，如烧灰（炭）法、酒浸法、酿酒法、制膏法、与动物共炒法、泡茶法等。

四、畲族特有药用植物

以下是入编 2005 和 2015 浙江省中药炮制规范的畲族特有药用植物。

1. 食凉茶：蜡梅科植物柳叶蜡梅 *Chimonanthus salicifolius* H.H.Hu 或浙江蜡梅 *Chimonanthus zhejiangensis* M.C.Liu 的干燥叶。

2. 嘎狗噜：野牡丹科植物地菍 *Melastoma dodecandrum* Lour. 的干燥全草。

3. 白山毛桃根：猕猴桃科植物毛花猕猴桃 *Actinidia eriantha* Benth. 的干燥根。

4. 山里黄根：茜草科植物栀子 *Gardenia jasminoides* J.Ellis 的干燥根。

5. 美人蕉根：美人蕉科植物美人蕉 *Canna indica* L. 的干燥根茎。

6. 盐芋根：漆树科植物盐麸木 *Rhus chinensis* Mill. 的干燥根。

7. 铜丝藤根：海金沙科植物海金沙 *Lygodium japonicum*（Thunb.）SW. 的干燥根。

8. 嘎狗粘：豆科植物小槐花 *Ohwia caudata*（Thunb.）Ohashi 的干燥全草。

9. 小香勾：桑科植物条叶榕 *Ficus pandurata* Hance var. angustifolia Cheng 或全叶榕 *Ficus pandurata* Hance var. holophylla Migo 的干燥根及茎。

10. 搁公扭根：蔷薇科植物掌叶覆盆子 *Rubus chingii* Hu 的干燥根。

11. 三脚风炉：伞形科植物异叶茴芹 *Pimpinella diversifolia* DC. 的干燥全草。

12. 坚七扭：金缕梅科植物檵木 *Loropetalum chinense*（R.Br.）Oliv. 的根、叶、花。

第七节　畲医药研究与应用

一、学术组织与学术交流

（一）成立丽水市畲族医药研究会

2005年5月，丽水市畲族医药研究会筹备成立。同年11月25日，经丽水市民政局批准，丽水市畲族医药研究会正式成立，这是全国首个畲医药研究的学术组织。会上，雷后兴教授被推选为首届理事长，李水福、刘忠达、鄢连和为副理事长，鄢连和兼任秘书长，李建良等17人当选常务理事，雷建光等52人当选为理事，研究会挂靠丽水市人民医院。2011年12月9日，丽水市畲族医药研究会召开第二届会员代表大会和理事会进行换届改选，会上雷后兴当选理事长，黄刚、刘忠达、李水福、鄢连和当选副理事长，鄢连和当选秘书长（兼），郑宋明、朱美晓任副秘书长，王进洪等18人当选常务理事，程飞龙等53人当选为理事。2017年10月13日，丽水市畲族医药研究会召开第三届会员代表大会和理事会，会上雷后兴再次当选为理事长，黄刚、程文亮、上官文静、陈礼平、雷强、鄢连和当选为副理事长，鄢连和（兼）任秘书长，宋力伟、朱美晓、吴丽芳任副秘书长，雷金松、蓝小明、刘忠达、李水福被聘为顾问，王育生等28人当选常务理事，丁晓媚等75人当选为理事。2019年11月15日，丽水市畲族医药研究会召开第四届会员代表大会和理事会，会上鄢连和当选为理事长，何炯嵘、张巧玲、叶咏菊、徐文峥、姚奏英、潘晓峰、黄丽央、李群丹、叶东英当选为副理事长，蓝丽康任秘书长，林超、丁晓媚、袁彬、余华丽任副秘书长，朱美晓等当选常务理事，雷后兴为名誉理事长，林美琴同志被聘请为顾问。

截至2022年，丽水市畲族医药研究会共有会员160多人。

（二）成立中国民族医药学会畲医药分会

2012年5月，雷后兴、李水福、鄢连和等主要发起人向中国民族医药学会申请成立中国民族医药学会畲医药分会。同年10月19日，筹备成立大会在丽水市莲都区现代广场大酒店召开，会上选举出中国民族医药学会畲医药分会第一届理事会，卢俊明等60人为理事，叶一萍等21人为常务理事，时任丽水市人民医院副院长的雷后兴教授为会长，吴宽裕、程飞龙、刘忠达、李水福、鄢连和为副会长；鄢连和兼任秘书长，施翔和上官文静担任副秘书长，陈学奇、梅之南、徐向东、林美琴、黄刚为顾问。但由于当时中国民族医药学会领导正处于调整之际，相关工作暂停，直到2014年7月25日，中国民族医药学会正式批复同意2012年筹备会议提报的中国民族医药学会畲医药分会第一届理事会成员名单。畲医药分会挂靠丽水市人民医院。2017年10月14日，中国民族医药学会畲医药分会在丽水莲都区召开会员代表大会和理事会，会上增选尚建基为副会长，雷强、王济纬、刘斌、尚建基、沈廷明、徐嵘、陈武、胡华君和刘鸿为常务理事，时任浙江省中医药管理局副局长的吴建锡为分会顾问。

2019年11月15日，中国民族医药学会畲医药分会举行第二届理事会和换届选举大会，雷后兴当选为会长，徐伟、鄢连和、雷强、王宫、程科军、上官文静、黄刚（常务）当选为副会长，鄢连和（兼）任秘书长，吴丽芳、鄢琛尹、许文任副秘书长，刘忠达、李水福、宋纬文为分会顾问。2021年9月，因工作需要，增选王宫副会长为分会执行会长（负责福建省会员的协调工作），陈礼平、钟隐芳常务理事增选为副会长。现有会员218人。

至2022年年底，中国民族医药学会畲医药分会和丽水市畲族医药研究会等联合或单独共举办全国畲族医药学术研讨会13次、中国畲医药养生研讨会1次，举办全国继续医学教育学习班1次、省继续医学教育学习班3次、丽水市继续医学教育学习班9次、送医下乡和送科普下乡活动4次。在学术会议和继续医学教育学习班上，全国中医药和畲族医药等研究领域相关专家汇集，就民族医药最新研究动态、发展趋势及畲医药开发利用等热点问题展开演讲和互动交流。

2009年，丽水学院医学院批准将畲医药学列为选修教材，大大推动了畲医药传承和开发利用知识的传播。

二、畲医药医疗机构

2021年8月，经浙江省卫生健康委员会（简称省卫健委）正式批复，同意景宁畲族自治县人民医院增挂“浙江省民族医院”牌子，同年12月6日，“浙江省民族医院”在景宁畲族自治县人民医院挂牌，这是首家以畲医药和中医药为特色的民族医院，也是景宁民族医药事业发展的新征程。此外，多家医院设有畲族医药特色专科。例如，2010年9月，丽水市人民医院设立畲族医药学科；2017年10月，丽水市中医院设立畲医药学科。

三、研究机构

2007年10月27日，丽水市畲族医药研究所在市人民医院成立；2007年12月，景宁畲族自治县畲医药联合研发中心成立；2015年2月，浙江众益制药有限公司注册成立“浙江丽水众城畲药研究所有限公司”；2018年10月27日，浙江省中医药研究院畲医药研究所在丽水成立，挂牌丽水市中医院，成为浙江省中医药研究院科研机构之一。2022年10月，丽水市中医院申报的“浙江省畲医药传承创新和开发应用中医药重点实验室”获浙江省卫生健康委员会批准成立；2022年12月，丽水市中医院申报的“丽水市畲医药传承创新和开发应用中医药重点实验室”获丽水市科技局批准成立。

四、科研成果

（一）科研立项

据不完全统计，从2001年至2022年年底，有关畲医药研究的国家、省、市级课题达60多项，其中国家重大项目课题有5项，省科技厅及省部共建项目共9项，地厅级项目40多项。

（二）科研成果

据不完全统计，至2022年年底，畲医药相关研究成果获各级科研成果奖共29项。其中，省部级成果7项，地厅级成果22项。

（三）出版专著

共出版畲医药或含畲医药内容的专著18部。

（四）发表论文

据不完全统计，在国内医药杂志上发表的畲医药研究相关论文共300多篇，其中20多篇被SCI收录，60多篇被国内核心期刊收录，40多篇论文获省、市自然科学优秀论文奖。

第九章

药材药业

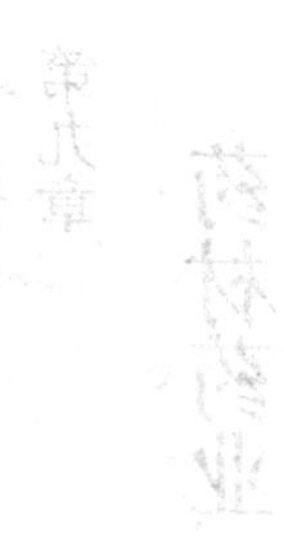

第八章 药材产业

第一节　药材资源概述

一、资源分布、种类和蕴藏量

（一）资源分布

丽水地理位置的特点决定了其药用植物呈现水平分布基本一致，垂直分布明显的特点。

盆地区（海拔300米以下）的主要药材有半边莲、萹蓄、马齿苋、积雪草、紫花地丁、鸭跖草、香附子、水辣蓼、三白草、骨碎补、薜荔、络石藤、忍冬等，木本植物有苦楝、广玉兰、枫杨、银杏等。

低山区（海拔300～450米）阳坡主要药材有盐肤木、梵天花、木防己、土茯苓、金樱子、千里光、益母草等；阴坡主要药材有鱼腥草、淡竹叶、天南星、威灵仙、百部、龙牙草、前胡、败酱草、忍冬、天门冬、百合、黄精、七叶一枝花等；水沟边有虎杖、石菖蒲等。

中山区（海拔450～800米）山顶、山脊处主要有玉簪、杏叶沙参、闽浙藜芦、龙牙草等。东坡从山头到山谷大多被常绿阔叶树覆盖，主产药材厚朴也分布于此地带。此外，还有闹羊花、石松、三叶委陵菜、地胆草、茜草、千层塔、博落回、贯众、百合、瓜子金、东风菜、掌叶覆盆子、蓬虆、金樱子、忍冬、鸡血藤、猕猴桃、长梗五味子、三叶青、山木通、红木香、海枫藤、中华常春藤、深绿卷柏、翠云草、抱石莲、单叶双盖蕨、野生姜等。

高山区（海拔800～1200米）主要药材有七叶一枝花、鹿衔草、山荷叶、浙黄连、蛇根草、黄精、羊角藤、念珠藤、野木瓜、清风藤、土细辛、浙皖苦苣苔、佛耳草、滴水珠、鹿蹄草、凹叶厚朴、黄山木兰、肺形草、龙胆草、簇花龙胆、斑叶兰、黄花败酱、草乌、紫花前胡、隔山香等。

海拔1200米以上的地区有华细辛、延龄草、鹿蹄草、支柱蓼、太子参、萱草、吴茱萸、五加、多花勾儿茶、三叶木通、紫萼、六角莲、阔叶十大功劳等。

（二）资源种类

据1995年《浙西南药用资源商品化开发研究》项目结果，丽水药用植物资源有药用菌类12科30种1变种，药用地衣、苔藓类11科12种，药用蕨类38科152种5变种1变型，药用裸子类8科20种1变种，药用被子类147科1478种93变种10亚种8变型，药用动物类101科208种，药用矿物类6种，其他药用类6种，共计2033种。丽水市农业科学研究院和丽水市药检所等单位于2007—2012年经5年调查，表明丽水有藻类植物1科1种，地衣、苔藓植物14科17属18种2亚种，蕨类植物38科70属165种3变种1变型，裸子植物8科17属22种1变种，被子植物154科792属1641种15亚种96变种17变型14变异，动物类124科249种，矿物类11种，其他类13种。据顾新伟、何伯伟等2012年《浙南山区大型真菌》调查结果，丽水有药用菌类42科95属209种。丽水共有药用资源2478种，其中517种为畲族民间常用药，分属144科312属494种2亚种17变种3变型和1栽培变种。

（三）资源蕴藏量

根据1986—1988年和1993—1994年中药资源普查估测，丽水野生药用资源蕴藏量约4亿公斤，其中优势品种有500多种，蕴藏量在50万公斤以上的有厚朴、野山楂、虎杖、鱼腥草等14种；30万～50万公斤的有土茯苓、金樱子、益母草、黄精等17种；10万～30万公斤的有茵陈、南沙参、车前草、金银花等15种。丽水是名副其实的“天然药园”。

二、中药材资源保护

（一）国家重点保护野生动植物

丽水地区药材品种列入国家重点保护野生植物名录（第一批）的一级保护种类有银杏、红豆杉、南方红豆杉、伯乐树、莼菜5种，其中银杏、南方红豆杉2种为畲药常用药。二级保护种类有福建柏、榧树、连香树、香果树、鹅掌楸、厚朴、凹叶厚朴、樟树、花榈木、野荞麦、野菱、榉树、红豆树13种，其中樟树、凹叶厚朴、野荞麦3种为畲药常用药。

列入国家重点保护野生植物名录（第二批）的一级保护种类有建兰、蕙兰、多花兰、春兰、寒兰、铁皮石斛、细茎石斛7种，其中建兰、蕙兰、多花兰和细茎石斛为常用畲药。二级保护种类有蛇足石杉、短萼黄连、八角莲、软枣猕猴桃、中华猕猴桃、毛花猕猴桃、小叶猕猴桃、大籽猕猴桃、黑蕊猕猴桃、对萼猕猴桃、马蔺、明党参、华重楼（七叶一枝花）、龙草薢、无柱兰、大花无柱兰、花叶开唇兰、竹叶兰、白及、广东石豆兰、齿瓣石豆兰、虾脊兰、钩距虾脊兰、金兰、天麻、大花斑叶兰、斑叶兰、绒叶斑叶兰、鹅毛玉凤兰、叉唇角盘兰、见血清、香花羊耳兰、长唇羊耳兰、三叶兜被兰、细叶石仙桃、舌唇兰、小石唇兰、独蒜兰、朱兰、短茎萼脊兰、苞舌兰、绶草、小花蜻蜓兰43种，其中蛇足石杉、短萼黄连、八角莲、中华猕猴桃、毛花猕猴桃、黑蕊猕猴桃、广东石豆兰、齿瓣石豆兰、斑叶兰、独蒜兰、绶草、小花蜻蜓兰12种为畲药常用药。

列入国家一级保护动物的有大灵猫、小灵猫、云豹、梅花鹿、鼋5种。二级保护动物有大鲵、苍鹰、白腹山雕、白鹇、猕猴、短尾猴、穿山甲、豺、水獭、斑羚10种。

（二）浙江省重点保护野生植物

丽水地区药材品种列入浙江省重点保护野生植物（第一批）的种类有27科37种，分别是石杉科千层塔（蛇足石杉）松叶蕨科松叶蕨，观音座莲科福建莲座蕨，柏科圆柏，罗汉松科竹柏，石竹科孩儿参，睡莲科芡实，毛茛科短萼黄连、重瓣铁线莲，木通科猫儿屎，小檗科八角莲、六角莲、三枝九叶草（箭叶淫羊藿）、淫羊藿，木兰科天目木兰、天女花，蜡梅科蜡梅，罂粟科延胡索，金缕梅科蕈树，杜仲科杜仲，豆科龙须藤、野豇豆、中南鱼藤，黄杨科东方野扇花，槭树科天目槭，葡萄科三叶崖爬藤（三叶青），山茶科柃木、红山茶，秋海棠科秋海棠、中华秋海棠，五加科锈毛羽叶参、短梗大参、竹节人参、羽叶三七，山茱萸科川鄂山茱萸，伞形科岩茴香，木樨科日本女贞，黑三棱科曲轴黑三棱，水鳖科水车前，禾本科薏苡，百部科金刚大，百合科狭叶重楼、华重楼、延龄草。其中蛇足石杉、短萼黄连、八角莲、六角莲、三枝九叶草（箭叶淫羊藿）、淫羊藿、野豇豆、中南鱼藤、三叶崖爬藤（三叶青）、红山茶和华重楼11种为畲药常用药。

（三）法定标准收载中药材品种

收入国家和省法定标准的中药材共有643种。收入《中华人民共和国药典（2020年版）》的有419种，其中有35个品种未收载在《浙江省中药炮制规范（2015年版）》。收入《浙江省中药炮制规范（2015年版）》的有608种，其中食凉茶（柳叶蜡梅和浙江蜡梅）、小香勾（条叶榕或全叶榕）、白山毛桃根（毛花猕猴桃）、山里黄根（栀子）、美人蕉根、盐芋根（盐肤木）、铜丝藤根（海金沙)、嘎狗粘（小槐花)、嘎狗噜（地稔)、搁公扭根（覆盆子）和三脚风炉（异叶茴芹）11种为畲药。

（四）建立种质资源保护繁育基地

丽水市农业科学研究院在省农业农村厅种子种苗项目的支持下，于莲都区大港头西黄村建成50亩“丽水特色药材种苗保护繁育基地”，现已完成管理用房、田间操作道、田间喷滴灌、钢架大棚等基础设施建设。基地收集了三叶青、柳叶蜡梅、黄精、毛花猕猴桃、菊米、南方红豆杉、七叶一枝花、地稔、处州白莲、厚朴等30多种近200个丽水特色药材野生种源，并进行活体保存，同时开展野生变家种关键技术种苗繁育、品种选育和栽培技术研究。在石牛“现代农业高新技术示范园”建设了100亩红豆杉种苗繁育基地，开展曼地亚红豆杉和南方红豆杉的种质保存和种苗繁育工作。此外，还建立了1000亩南方红豆杉种苗繁育基地、200亩柳叶蜡梅规范化基地和50亩三叶青示范基地。

丽水市农林科学研究院拥有300亩中药材种质资源活体保存基地、200平方米组织实验室、50亩种苗繁育基地，系统收集保存了厚朴、雷公藤、肿节风、鱼腥草、五味子、灵芝、金银花、黄精等159种药用植物及4500余份种质资源。在特色经济林木种质收集、牛肝菌人工栽培、香菇良种选育及菌种质量安全控制技术、野生植物开发利用等方面，研究成果丰硕。

（五）建立资源保护区

丽水有2个国家级自然保护区和1个省级自然保护区，分别是浙江九龙山国家级自然保护区、浙江凤阳山－百山祖国家级自然保护区和景宁望东垟高山湿地省级自然保护区，保护区内有丰富的动植物药用资源。

1. 九龙山国家级自然保护区

该区位于遂昌县西南部，与福建浦城、浙江龙泉接壤，属武夷山系仙霞岭的一个分支，九龙山主峰海拔1724米，为浙江第四高峰。九龙山自然保护区始建于1983年9月，2003年6月经国务院批准晋升为国家级自然保护区，占地面积3万亩。保护区内已知有非维管束植物384属804种，其中苔藓植物65科185属436种，地衣58属159种，大型真菌13目38科101属209种；维管束植物179科684属1569种，其中蕨类植物35科73属227种，种子植物144科611属1342种，占浙江省种子植物的80.4%。区内包含15个中国特有属，以及领春木、银钟花、短萼黄连、银鹊树、南方铁杉、乐东拟单性木兰等珍稀濒危植物。

据考察，保护区内已知有无脊椎动物114科491属681种，其中昆虫16

目93科443属587种，蜘蛛21科48属94种；脊椎动物29目90科202属311种，其中鱼类3目8科20属25种，两栖类2目8科13属34种，爬行类3目9科30属49种，鸟类13目35科93属145种，兽类8目22科47属61种。两栖类、爬行类、鸟类和兽类种数分别占浙江省总数的77.3%、59.8%、30.2%和60.6%。

本区有云豹、豹、黑麂、黄腹角雉、白颈长尾雉、大灵猫、小灵猫、穿山甲、豺、金猫10种国家一级保护野生动物，猕猴、短尾猴、黑熊、中华鬣羚、中华斑羚、鸳鸯、鸢、燕隼、红隼、草鸮、领角鸮、白鹇、蓝翅八色鸫、大鲵、虎纹蛙等近40种国家二级保护动物，另有一大批省级重点保护动物。本区是黑麂（IUCN易危）的核心分布区，也是黄腹角雉（IUCN易危）最主要的栖息地之一，对这两种中国特有物种的存续具有不可替代的生态价值。

2. 浙江凤阳山－百山祖国家级自然保护区

1975年5月，凤阳山省级自然保护区建成，占地面积5.6万亩，1985年8月，浙江省人民政府批准百山祖为省级自然保护区，面积2万亩。1992年，龙泉市凤阳山自然保护区与其毗邻的庆元百山祖自然保护区合并，共同升格为国家级“凤阳山－百山祖自然保护区”，管理处设于车根村。

浙江凤阳山自然保护区位于浙江省龙泉市南部，处于武夷山系洞宫山脉中段，最高山峰黄茅尖海拔1929米，被誉为“江浙第一峰”。区内有金钱豹、云豹、大灵猫、猕猴、苏门羚等珍稀兽类；黄腹角雉、赤腹鹰等珍稀鸟类。属于国家级保护动物的有66种，其中一级保护动物9种。

区内有植物1400余种，多属华东植物区系，如黄山松、南方铁杉、黄山木兰、青冈栎、苦槠、天目杜鹃等。目前已知区内有种子植物1978种、蕨类植物219种、苔藓植物365种、大型森林真菌428种。其中白豆杉、长柄双花木、穗花杉等20余种被列入《中国珍稀濒危保护植物名录》，占全省保护植物品种的50%。属于国家保护的珍稀树种有白豆杉、南方铁杉、钟萼木、银种树、香果树、福建柏、鹅掌楸、青钱柳等。凤阳山也是野生动物良好的栖息地、繁殖地，这里野生动物众多，有脊椎动物292种，昆虫910种，珍贵动物包括金钱豹、猕猴、苏门羚、黄腹角雉、大鲵等。

浙江百山祖国家级自然保护区位于浙江省丽水市庆元县百山祖乡境内，属武夷山系洞宫山脉，海拔1856.7米，为浙江省第二高峰。区内动植物资源极为丰富，已知生长着种子植物2005种、蕨类植物236种、苔类327种、大型森林真菌256种，其中受国家保护的珍稀濒危植物有40余种。这里有世界12种濒危植物之一的百山祖冷杉，同时保存下来的还有南方铁杉、江南油杉、长叶榧等针叶树，以及木兰科、八角科、金缕梅科等植物组成的古老植物群。

野生动物仅脊椎动物就有250余种，昆虫有2192种。被列为国家保护动物的有：云豹、虎、黄腹角雉、猕猴、大灵猫、白鹇、大鲵、中华虎凤蝶等60余种。

3. 景宁望东垟高山湿地省级自然保护区

望东垟高山湿地省级自然保护区位于浙江省景宁畲族自治县的南部，距景宁县城鹤溪镇65公里，总面积1194.8公顷，海拔1300米，是华东地区最大的一块高山湿地。

保护区内生物资源丰富，共有维管植物178科691属1472种。属于浙江省珍稀植物的有大叶三七、乳源木莲、深山含笑、七叶一枝花、狭叶重楼、东方古柯、江南油杉、闪光红山茶、细叶香桂、凤凰楠、细茎石斛、红果山珊瑚、三腺金丝桃、血水草、大花无柱兰、短茎萼脊兰等30种。

区内共有脊椎动物5纲31目78科272种，其中国家一级保护动物有黑麂、云豹、黄腹角雉、金雕、白颈长尾雉5种，国家二级保护动物有短尾猴、猕猴、穿山甲、白鹇、金猫、秃鹫、鸢、勺鸡等共计39种，浙江省重点保护动物有黑白飞鼠、狐、豪猪、豹猫、鼬獾、红胸啄花鸟、栗头蜂虎、叉尾太阳鸟、棕鼯鼠、五步蛇、大树蛙等46种，白眶鹟莺为浙江省鸟类新记录。

三、资源开发利用

1. 菌类药用资源

茯苓、香菇、灵芝、蘑菇、草菇、金针菇、蜜环菌、猴头菇、银耳、木耳、姬松茸和灰树花等品种已经实现人工规模栽培。另外，猪苓、雷丸、金蝉花、树舌、云芝、竹黄等市场需求较大，可开展野生变家种研究。

2. 地衣、蕨类药用资源

该类资源均为野生，尚未进行人工栽培。石耳属于地衣类，是名贵药材和美味山珍，具有清热止血、止咳化痰、养阴等功能，是治疗老年人慢性支气管炎较为有效的中药，同时对吐血、衄血、崩漏、膀胱炎、肠炎等均有治疗作用，可依据其生态要求，开展仿生栽培，以增加产量。

蕨类药用资源大多有清热解毒、活血生肌、止痛等功能。蛇足石杉、四川石杉中提取的石杉碱A有理想的麻醉镇痛和抗胆碱酯酶作用，是治疗重症肌无力、老年性记忆衰退的良药；阴地蕨、华东阴地蕨，在中医临床和民间使用都极为广泛；海金沙历来是较为紧缺的药物，也是道地畲药；华南舌蕨是治疗淋病效果较好的中药。这些品种极具开发价值，可开展人工栽培。

3. 裸子植物类

丽水药用植物中，野生的裸子植物呈零星分布，资源不多，多为人工栽培，如南方红豆杉、榧树、三尖杉等。

4. 被子植物类

（1）双子叶植物离瓣花类

野生资源较丰富的中药主要有鱼腥草、风藤、草珊瑚、薜荔、槲寄生、野荞麦、萹蓄、虎杖、何首乌、牛膝、瞿麦、长萼瞿麦、赣皖乌头、天葵、猫爪草、单叶铁线莲、山木通、威灵仙、木通、三叶木通、大血藤、千金藤、石蟾蜍、金钱吊乌龟、防己、木防己、凹叶厚朴、南五味子、细叶香桂、山鸡椒、乌药、垂盆草、野山楂、石楠、掌叶覆盆子、金樱子、龙牙草、地榆、山合欢、合欢、锦鸡儿、野葛、土圞儿、野老鹳草、吴茱萸、石虎、椿叶花椒、地锦草、盐肤木、昆明山海棠、青风藤、乌蔹莓、八角枫、金锦香、紫花前胡、白花前胡、积雪草等60多个品种。

凹叶厚朴、鱼腥草、马齿苋、草珊瑚、吴茱萸、白花前胡、三叶崖爬藤等品种已开展人工栽培利用。虎杖、野山楂、掌叶覆盆子、龙牙草等品种有过采收，其他均属“自生自灭”状态，可开展采收利用。马兜铃、细辛、萹蓄、地肤、青葙、牛膝、乌头、威灵仙、大血藤、箭叶淫羊藿、淫羊藿、八角莲、六角莲、浙江樟、葶苈、石虎、卫矛、五加、大叶三七、羽叶三七、蛇床、明党参、重齿当归等品种分布有野生资源，但蕴藏量少，而市场需求量较大，可发展人工栽培。

（2）双子叶植物合瓣花类

野生资源较丰富的中药主要有乌饭树、江南越橘、紫金牛、点腺过路黄、络石、柳叶白前、牛皮消、菟丝子、马鞭草、华紫珠、杜红花、海州常山、血见愁、金疮小草、半枝莲、华鼠尾草、活血丹、夏枯草、益母草、硬毛地笋、南丹参、野紫苏、石香薷、香茶菜、白英、阴行草、爵床、车前、栀子、白马骨、白花蛇舌草、茜草、忍冬、菰腺忍冬、灰毛毡忍冬、败酱、白花败酱、斑花败酱、绞股蓝、羊乳、华东杏叶沙参、半边莲、佩兰、一枝黄花、苍耳、豨莶、腺梗豨莶、无腺梗豨莶、毛梗豨莶、鳢肠、甘菊、野菊、石胡荽、猪毛蒿、奇蒿、艾蒿、兔儿伞、千里光、大蓟、刺儿菜、天名精等70余个品种。益母草、栀子、忍冬、菰腺忍冬、灰毛毡忍冬、绞股蓝、甘菊（菊米）等品种已开展人工栽培。半枝莲、紫金牛、南丹参、白英、白花败酱、猪毛蒿等品种野生品种量较大，尚有开发利用价值。

（3）单子叶植物类

野生资源较丰富的单子叶植物主要有金竹、淡竹叶、白茅、香附子、石菖蒲、金钱蒲、谷草精、对生百部、土茯苓、多花黄精、长梗黄精、薤白、黄独、粉萆薢等品种。除黄精外，其他品种的利用程度较低。

野生资源蕴藏量少，而市场需求紧俏的中药有水烛、半夏、天南星、一把伞南星、麦冬、华重楼、天门冬、百合、仙茅、射干、天麻、白及、细茎石斛等品种。针对这些品种，可充分利用现有丰富的资源，开展野生种变家种的研究，进行人工栽培。

5. 动物类

野生中药材资源主要有蜈蚣、山瑞鳖、乌龟、乌梢蛇、银环蛇、五步蛇、刺猬、穿山甲、黑熊、水獭、大灵猫、小灵猫、云豹、豹等品种。需注意，多数野生动物类药用资源属于国家保护物种，需通过合法合规的人工繁育途径进行开发利用。

6. 矿物和其他类

矿物和其他类药用资源属非生物资源，共有24个品种，如自然铜、滑石、百草霜等，资源非常丰富。

第二节 丽水（处州）特色中药

丽水中药材资源丰富，被誉为浙西南的“天然药园”。2021 年丽水全市中药材种植面积达到 30.63 万亩，总产量 2.76 万吨，总产值 10.6 亿元。市农业农村局、市卫生健康委员会（简称卫健委）、市发展和改革委员会（简称发改委）、市市场监督管理局、市经济和信息化局、市林业局、市科学技术局和丽水日报社等部门联合开展了处州本草“丽九味”及培育品种评选活动。2022 年 8 月底，灵芝、铁皮石斛、三叶青、黄精、覆盆子、处州白莲、食凉茶、薏苡仁、皇菊被确定为处州本草“丽九味”；重楼、百合、菊米、灰树花、浙贝母、青钱柳、白及、五加皮、前胡被评选为处州本草丽九味培育品种。

一、丽水（处州）本草“丽九味”

（一）灵芝

丽水龙泉灵芝有着悠久的文化历史，龙泉得天独厚的气候和地理条件为灵芝的生长栽培提供了天然养料。自 20 世纪 90 年代开始探索灵芝栽培技术，到相继获得“中华灵芝第一乡”“国家地理标志产品保护”“中国灵芝核心产区”等一系列荣誉，再到灵芝品牌产品的开发和优质产品的推广，龙泉灵芝已成为浙江乃至全中国的一张金名片。

2018 年，灵芝被列入中华人民共和国国家卫生健康委员会（简称国家卫生健康委员会）公布的新增药食两用名单。同年，灵芝与铁皮石斛、衢枳壳、乌药、三叶青、覆盆子、前胡、西红花一同被确定为新“浙八味”中药材培育品种。

1. 本草考证与历史沿革

（1）本草考证

灵芝为灵芝科灵芝属真菌，又名红芝、赤芝，自古为珍贵药材，素有“仙草”之誉。我国现存最古老的中医药典籍《神农本草经》里记载了365种中药，分为上、中、下三品，在上品的120种中药中，灵芝排在人参之前，为上上药，并载有“益心气”“安精魂”“好颜色”“补肝益气”“不老延年”等功效。《本草纲目》云“其味苦平，无毒，补中益气，增智慧，好颜色，久服轻身不老，延年神仙”。灵芝功效补气安神，止咳平喘，用于心神不宁，失眠心悸，肺虚咳喘，虚劳短气，不思饮食。

（2）历史沿革

浙江丽水龙泉历史文化悠久，古时就产灵芝。历代龙泉文人墨客，如元代诗人杨载、北宋官吏李溥等都有赞美龙泉灵芝的诗篇和文章；已出土的宋代龙泉青瓷中有灵芝纹瓶、灵芝耳瓶、灵芝纹盘；祠庙古刹里有灵芝楹联；民居古建筑上有灵芝窗雕。这些证据处处彰显着龙泉悠久的灵芝文化历史。据《龙泉县志》记载，北宋淳熙十一年（1184），处州姜特立被召为朝官，应召时他献诗百首，其中《香菌》一诗热情赞扬了龙泉灵芝的稀少珍贵：“香滑异园蔬，金芝恐其余。欲将献天子，谁为达区区。”此诗表明，两宋时期灵芝瑞应之事十分兴盛，举国朝野搜寻灵芝进贡朝廷，诗人欲将龙泉灵芝进献天子，说明当时龙泉灵芝在全国已具备一定地位。

龙泉真正开始人工栽培灵芝始于20世纪90年代。1990年，在浙江省龙泉市八都镇高浦村开展室外段木灵芝试种；1991年，又在八都镇供际村进行段木灵芝试种。这两次试种均取得成功。科技人员在总结、考证野生灵芝生长环境的基础上，汲取香菇栽培技术经验，对野生灵芝进行提纯。1992年引进福建方可武技术，丽水市宝溪乡人工栽培段木灵芝获得成功，1993年在宝溪乡建立12个产业化种植示范基地，此后，人工栽培段木灵芝技术得到迅速推广。

2. 植物形态与分布

（1）植物形态

赤芝外形呈伞状，菌盖呈肾形、半圆形或近圆形，直径10～18厘米，厚1～2厘米。皮壳坚硬，呈黄褐色至红褐色，有光泽，具环状棱纹和辐射状皱纹，边缘薄而平截，常稍内卷。菌肉白色至浅棕色，由无数菌管构成。菌柄圆柱形，侧生，少偏生，长7～15厘米，直径1～3.5厘米，红褐色至紫褐色，光亮。孢子细小，黄褐色。气微香，味苦涩。

紫芝菌盖和菌柄的皮壳呈紫黑色，有漆样光泽。菌肉锈褐色。菌柄长17～23厘米。

（2）分布

丽水龙泉属亚热带季风气候，境内山清水秀，森林茂密，温暖湿润，自古野生灵芝资源丰富，是天然的“灵芝菌种库”，被称为“中华灵芝第一乡”。全市年平均气温17.6℃，年降雨量1664毫米，年平均空气湿度79%，日照率41.2%。境内山岭叠嶂，溪流密布，林木茂盛，生态优良，空气清新，森林覆盖率达84.2%，被誉为“中国生态第一市”。好山好水出好芝，得天独厚的自然地理环境和阔叶林资源，以及良好的气候与土壤条件，非常适合灵芝生长，加上龙泉市人民科学的栽培管理技术，造就了龙泉灵芝朵大、肉厚、色泽好、结构致密、品质优良、孢子饱满的极佳品质。龙泉市土壤以红壤和黄壤为主，其中可用来栽培灵芝的土壤面积达46万余亩，土层深厚，有机质含量高，养分丰富。浙江灵芝野生资源分布在凤阳山、百山祖、天目山、大盘山、牛头山等自然保护区。龙泉灵芝分布在兰巨乡、宝溪乡、龙泉凤阳山等地。

3. 资源利用与开发

（1）资源蕴藏量

龙泉各地均有野生灵芝，资源丰富，野生灵芝适宜生长在栎、榨、枫香、木荷、茅栗、桦椴等土桩旁。赤芝一般生于壳斗科植物的树桩腐木上，分布在将军岩、大田坪、凤阳湖。紫芝则分布于乌狮窟、大田坪。龙泉培植的灵芝品种为赤芝，大部分是从本地野生灵芝中分离、选育出来的，故适应性强、品质好、产量高、病虫害少、有效成分高。在选料方面，全部采用段木栽培。原料的致密质地与充足养分，造就了龙泉灵芝朵大肉厚、质地致密、有效成分高的优势，相比其他地方采用杂木、枝条、棉籽壳栽培的灵芝，品质更加出众。

（2）基地建设及产业发展情况

丽水灵芝种植面积1016亩，其中龙泉810亩、遂昌55亩、缙云51亩。龙泉的种植基地主要集中在兰巨、安仁等地。1992年，段木灵芝规模化生产在龙泉首次获得成功。龙泉灵芝和灵芝孢子粉量大质优，在国内外享有很高的知名度。龙泉市自主选育了龙芝1号和龙芝2号新菌株，引进、推广了沪农灵芝1号和4号等新菌株，良种覆盖率已超过95%。

1996年，国务院发展研究中心授予龙泉市“中华灵芝第一乡”称号；2010年、2011年，“龙泉灵芝”和“龙泉灵芝孢子粉”先后被国家质量监督检验检疫总局批准为国家地理标志保护产品。2012年龙泉市起草撰写了浙江省地方标准《龙泉市灵芝生产技术规程》，由浙江省质量技术监督局发布实施。2015年、2016年，第一届、第二届中国灵芝大会在龙泉成功召开，国际药用菌学会授予龙泉市“中国灵芝核心产区”称号。2018年，中国标准化协会团体标准《龙泉灵芝生产技术规程》，正式得到中华人民共和国民政部批准，发布实施，规范了龙泉灵芝菌种选育生产、原木选择砍伐、菌段制作、菌段培养、栽培管理、灵芝孢子粉采集、干制贮藏等各环节，提高了灵芝和灵芝孢子粉的质量安全水平。

近年来，龙泉市委、市政府高度重视主体培育和品牌打造工作，提出了“提升龙泉灵芝产业科技水平，扩大龙泉灵芝在国内外市场份额，加快龙泉灵芝产品与国际市场接轨，打造享誉国内外的灵芝生产核心区和产业聚集带”的目标，不断加强与国内外高校的合作交流，计划与浙江大学共建“浙大－龙泉现代农业技术合作推广中心”，与英国伦敦大学、剑桥大学、牛津大学签订了“龙泉灵芝及孢子粉功能评价及孢子粉精深加工技术提升合作协议”。

龙泉市先后获得12项灵芝与孢子粉生产发明专利授权，创造了灵芝孢子粉单位产量最高、采集技术最先进的世界纪录，并获得了世界纪录协会颁发的证书。

（3）产品开发

灵芝药性平和，入五脏而无毒副作用，多种活性成分相互协同，尤其在抗肿瘤、防治慢性病和疑难杂病方面独具优势，常见的相关保健品有灵芝孢子粉等。此外，灵芝是多种中成药（如灵芝口服液、人参灵芝胶囊、复方灵芝冲剂等）的主要原料，还可制成各种食品（包括灵芝酸奶、灵芝啤酒、灵芝保健茶等）、化妆品（包括祛斑霜、防晒霜、精华液、粉饼、隔离霜等）。目前为止，龙泉市共研发了破壁灵芝孢子粉、灵芝孢子油软胶囊、灵芝浸膏等精深加工产品20余个，获得国食健字批文的保健品有8个，获得国食健字备案号的有4个，中药饮片药品GMP（良好生产规范）认证通过的企业有2家，这些产品远销日本、韩国、新加坡等国家。

（二）铁皮石斛

1. 本草考证与历史沿革

（1）本草考证

铁皮石斛是我国古文献中最早记载的兰科植物之一，在唐代典籍《道藏》中位列中华九大仙草之首，为兰科多年生附生草本植物，始载于《神农本草经》，在《本草纲目》中被列为上品。铁皮石斛是石斛中的极品，受到历代医家和医学典籍的推崇。《神农本草经》记载：“味甘、平，主伤中；除痹，下气，补五脏虚劳羸瘦，强阴。久服厚肠胃；轻身延年。”明代李时珍《本草纲目》系统总结了石斛的功效："味甘，平，无毒。主伤中，除痹下气，补五脏虚劳羸弱，强阴益精。补内绝不足，平胃气，长肌肉，逐皮肤邪热痱气，脚膝疼冷痹弱，久服厚肠胃，定志除惊。轻身延年。益气除热，治男子腰脚软弱，健阳，逐皮肤风痹，骨中久冷，补肾益力。壮筋骨，暖水脏，益智清气。治发热自汗，痈疽排脓内塞。"并记载有："每以二钱入生姜一片，水煎代茶，甚清肺补脾也。"《中药大辞典》记载："性味甘淡，微咸、寒。入胃、肺、肾经。生精益胃，清热养阴。用于久病伤津，口干烦渴，病后虚热，阴伤目暗。"

（2）历史沿革

铁皮石斛应用历史悠久，距今有1800年的历史。约1500年前，南北朝梁代陶弘景《神农本草经集注》中记载的"今用石斛出始兴"，即指今天广东的韶关地区。唐代道教宗师叶法善（616—720），字道元，括州括苍（今丽水松阳）人。据《唐叶真人传》《旧唐书·方技传·叶法善传》记载，出身于道教世家的叶法善，不仅自幼随父修道习医，而且广访高道，拜师学医，青出于蓝而胜于蓝。叶法善擅长道医养生，在民间悬壶济世，施惠苍生，被百姓视为华佗再世。15岁时，叶法善因服丹中毒殆死，天台茅君依照扁鹊古医方，用大剂量铁皮石斛配以甘草，制成石斛膏，为叶法善解毒施救，终于挽回其命。铁皮石斛的神奇效果，给叶法善留下了深刻印象。《处州府志》《宣平县志》记载，唐高宗永徽三年（652），36岁的叶法善在青城学道出师，回家乡寻觅到铁皮石斛及石斛类本草。他大喜过望，决定就地采集、炼制上古石斛膏和孙思邈秘授的乾坤九灵丹。后来，经孙思邈指点，他确认石斛膏是保命养生的圣药，无病时服用可保健养生，有病时服用可治病解毒，有特殊的双重功效。叶法善晚年隐居，采药炮制，炼制丹药并散之于民，又教会周边百姓服食石斛的养生法及石斛的保护采集之法。叶法善105岁仙逝，先后被唐、宋两朝皇帝追封，当地百姓四处建"天师庙"进行祭奠（摘自《处州医药》）。北宋官方的《本草图经》成书于1061年，进一步指出"（石斛）今荆湖、川、广州郡及温、台州亦有之，以广南者为佳"。由此可见，在北宋时期，广东、广西、浙江等地已是铁皮石斛的道地产区。

2. 植物分布

铁皮石斛为石斛属中著名药用植物之一，其野生资源多分布于热带、亚热带地区，如东亚、东南亚、澳大利亚等国家。在我国，野生石斛属植物有76种2个变种，其中野生铁皮石斛有36个品种2个变种，主要分布于温带和亚热带地区，如云南、贵州、浙江、湖南、广西等省区，不同地理环境和气候条件造就了铁皮石斛的资源多样性。野生铁皮石斛对生长环境要求苛刻，生长于高山悬崖、岩缝或树干等处，受温度、湿度等影响明显。野生铁皮石斛原产于云南的罗平、师宗、文山，安徽的霍山，湖北的老河口、神农架，广西的西林、隆林、乐业，贵州的兴义、安龙、兴仁，浙江的乐清、丽水等地，铁皮石斛适宜在凉爽、湿润、空气畅通的环境生长，生于海拔达1600米的山地半阴湿的岩石上，喜温暖湿润气候和半阴半阳的环境，不耐寒。

从20世纪50年代开始，人们掠夺式采挖（连根拔起）野生铁皮石斛，导致现今野生铁皮石槲资源濒临枯竭。《濒临野生动植物种国际贸易公约》（CITES）已将世界上所有野生兰科植物列入了保护范围，我国野生兰科资源也逐渐稀有，铁皮石斛在1987年就被我国列入《国家重点保护野生药材物种名录》二级保护名单，1992年出版的《中国植物红皮书：稀有濒危植物》将铁皮石斛收载为濒危植物。目前，世界自然保护联盟已将铁皮石斛列为极度濒危物种，在《珍稀濒危、国家重点保护野生植物名录》中铁皮石斛属于国家一级保护植物。

3. 资源利用与开发

（1）资源蕴藏量

现有铁皮石斛产品基本均为人工栽培，野生资源基本枯竭。自20世纪90年代起，浙江省在全国率先成功实现了铁皮石斛人工栽培、规模化种植和产业化开发。历经20多年培育和发展，浙江省已成为铁皮石斛主产省，形成了科研、种植、加工、生产、销售系列产业链。全省种植基地面积3.5万亩，主要分布在杭州、金华、台州、温州、丽水等地，产业产值达40亿元以上，引领全国铁皮石斛产业的发展。

（2）基地建设及产业发展情况

丽水市最早的铁皮石斛家种基地为2010年庆元县松源街道上庄村柳直洋的庆元县恒寿堂基地。此后随着铁皮石斛组培苗大量扩繁，市场行情上涨，全市各地均有工商资本投入建设基地，面积从2012年的279亩发展到2016年的1479亩，龙泉、莲都等地发展较快，目前丽水已有2个铁皮石斛基地被认定为浙江省道地药园——龙泉西街街道周村的唯珍堂铁皮石斛养生园和缙云县双峰绿园家庭农场。

2010年11月，唯珍堂农业科技有限公司以“龙泉市科远铁皮石斛专业合作社”之名成立，2011年建立唯珍堂铁皮石斛原生种植地，现集种植、研发、加工、销售为一体，开发出了铁皮石斛花茶、鲜条、枫斗、微粉、石斛酒等系列产品，打造了一条从生产到终端的“一条龙”产业链，形成野外原生态培植、崖壁培植、段木仿野生栽培、连栋大棚规范种植、常规大棚种植等多种栽培模式。基地实现了“规模化、标准化、信息化”生产。

缙云县双峰绿园家庭农场创建的“铁皮石斛生态养生园”是一个以休闲养生、疗养、农业观光开发为宗旨，集科研、种植、乡野度假、旅游休闲为一体的四季生态养生观光园。该园坐落于缙云县新碧街道新西村龙湖自然村双峰山脚坑塘底区域，占地 52 亩，现有高标准、高科技含量铁皮石斛基地 10 亩，与浙江大学建立长期合作关系，以药膳推广、零距离体验铁皮石斛养生为基础，产品实现有机认证，且被评为丽水市道地中药材基地和中药材养生园。2021 年，全市铁皮石斛种植面积 2816 亩，产量 238 吨，产值 13763.90 万元。

（3）产品开发

铁皮石斛为兰科植物铁皮石斛的干燥茎，具有益胃生津、滋阴清热的功效，用于热病津伤，口干烦渴，胃阴不足，食少干呕，病后虚热不退，阴虚火旺，骨蒸劳热，目暗不明，筋骨痿软。凭借独特的药用价值和保健功效，铁皮石斛在医药治疗（如铁皮枫斗胶囊、石斛颗粒、石斛夜光丸等）、养生保健（铁皮石斛粉、铁皮石斛花等）、食品饮品（铁皮石斛饮料、月饼和铁皮石斛白酒等）、化妆产品（铁皮石斛手工皂等）领域均被广泛应用。

（三）三叶青

1. 本草考证与历史沿革

（1）本草考证

三叶青又名金线吊葫芦、蛇附子、石猴子等，为传统民间用药，始载于清代植物学专著《植物名实图考》。该书载三叶青名为蛇附子：“蛇附子产建昌。蔓生，茎如初生小竹，有节。一枝三叶，叶长有尖，圆齿疏纹。对叶大生须，须就地生，根大如麦冬。俚医以治小儿高热、止腹痛，取浆，冲服。”该文献同时记载另一药物名为石猴子：“石猴子产南安。蔓生细茎，茎距根近处有粗节，手指大，如麦冬，黑褐色。节间有细须缭绕，短枝三叶，叶微似月季花叶。”该特征描述和附图形态与蛇附子极为近似。考证现代文献记载内容，结合此古籍的描述和附图，认定蛇附子（石猴子）即三叶青。通过阅览现存文献，我们发现，1975 年人民卫生出版社出版的《全国中草药汇编》首次指出，三叶青原植物基原为葡萄科崖爬藤属植物三叶崖爬藤，以块根或全草入药。

（2）历史沿革

目前，三叶青野生资源濒临灭绝，人工栽培难度大，其药用部位地下块根生长慢，需要 3 ～ 5 年才能达到商品药材的要求。2011 年，三叶青被列入浙江省首批农作物种质资源保护名录，不同产区、不同种质三叶青的外观性状（大叶 / 小叶，紫藤 / 青藤）、地下块根产量及有效成分含量存在明显差异。

浙江气候条件适宜三叶青生长，随着人工种植技术的突破，三叶青种植面积不断扩大，2017 年，全省三叶青种植面积已达 0.8 万余亩，年产值达 1.5 亿余元，种植企业及产业合作社基地达 50 余家，现主要分布在金华、丽水、宁波、台州等地。

2013 年，丽水市莲都区绿谷三叶青珍稀植物研究所经过数年研究，优选了 2 个块茎形成周期短、适应性强、抗性强、产量稳定的三叶青优质资源，研发了适合丽水市生态环境的三叶青林下套种规范化种植栽培技术、大田规范化种植栽培技术、种苗繁殖技术各一套。项目成果为丽水市三叶青的栽培产业奠定了良好的基础。近年来，丽水市莲都区、遂昌县、龙泉市均开展了大规模的三叶青栽培种植工作，栽培面积也在逐年增加，三叶青栽培产业在丽水呈现出蓬勃发展的态势。

2. 植物分布

三叶青常生长于阴湿山坡、山溪谷旁，主要分布于浙江、江西、福建、湖北、湖南、广东等省畲族集聚区。三叶青据藤的颜色分为紫藤和青藤，福建、浙江、江西主产紫藤金线吊葫芦，广西主产青藤。紫藤三叶青即畲族民间常用药，以浙江产的品质最好。近年市场对其需求量急增，野生资源被滥采、滥挖现象日趋严重。三叶青喜凉爽气候，多生于山坡林下、灌丛、山谷等含腐殖质或石灰质丰富的土壤上，常爬在石壁上，海拔 300 ～ 1300 米。适宜在 25℃左右的气温下生长健壮，冬季气温降至 10℃时生长停滞，其 生长环境年均温度 16 ～ 22℃，土壤 pH 值 6 ～ 8。三叶青耐旱，忌积水。三叶青野生资源极少，就浙江省内而言，温州、丽水、衢州等市的山区县野生资源相对较多。

3. 资源利用与开发

（1）资源蕴藏量

目前浙江省内野生资源蕴藏量约 13.76 吨。随着三叶青用途的拓展及应用领域的扩大，特别是在抗恶性肿瘤方面的应用日益广泛，三叶青野生资源远远满足不了市场需求。自 20 世纪 90 年代末，人们就开始致力于三叶青野生抚育和仿野生栽培。目前浙江省内人工种植三叶青的面积约 1568 亩，预计产量 173.91 吨。丽水市近年来也积极开展三叶青栽培种植工作，2021 年全市三叶青种植面积 6250 亩，产量 287.63 吨，产值 6502.02 万元。

丽水遂昌县域自然环境得天独厚，拥有丰富的三叶青野生种质资源。三叶青的种植使用已有1000多年历史，是浙西南山区道地药材，当地人称它为“药王”。遂昌三叶青的地理标志保护地域范围包括遂昌县所辖湖山乡、三仁乡、金竹镇和王村口镇等20个乡镇（街道）、203个行政村，保护区域面积达20000公顷。2019年，遂昌三叶青获得中华人民共和国农业农村部颁发的农产品地理标志登记证书。丽水市从2012年开始开展三叶青野生变家种种植，种植面积从2012年的30亩发展到2020年的5950亩，其中遂昌县青苗中草药专业合作社和龙泉市秉松中药材专业合作社的三叶青基地被认定为浙江省道地药园。

（2）产品开发

三叶青全草均可入药，以块根为主，具有清热解毒、消肿止痛和化痰散结的功效，临床用于小儿高热惊风，百日咳，淋巴结结核，毒蛇咬伤，肺炎，肝炎，肾炎，风湿痹痛等，是新“浙八味”之一、“浙产名药”的典型代表，被誉为“天然抗生素”。其相关产品包括三叶青超微粉、冻干粉、三叶青茶、中成药原料（如华佗风痛宝胶囊、排石利胆胶囊、结石康胶囊、金丝地甲胶囊、金芪片等）、外用药、医院抗肿瘤制剂（青贝散）、日化用品（牙膏、手工皂等）。

（四）黄精

1. 本草考证与历史沿革

（1）本草考证

黄精为百合科植物滇黄精、黄精或多花黄精的干燥根茎。按不同形状可称为“大黄精”“鸡头黄精”“姜形黄精”。《神农本草经》记载的“久服去面黑䵟，好颜色，润泽，轻身，不老”应是对黄精功效最早的记载。陶弘景在《本草经集注》中记载：“黄精根如鬼臼、黄连，大节而不平。”《日华子本草》内除记载了上述的功效外，还进一步补充黄精可“补五劳七伤，助筋骨，耐寒暑，益脾胃，润心肺”。

（2）历史沿革

黄精药食同源，历史悠久，陶弘景称其为“仙人余粮”。《抱朴子内篇》记载：“凶年可以与老小休粮，人不能别之，谓为米脯也。”《食疗本草》记载：“饵黄精，能老不饥。”

黄精炮制历史悠久。晋代是最早记载黄精炮制的时期。陶弘景在《名医别录》中记载的炮制方法为“阴干”，之后刘宋在《雷公炮炙论》中记载的炮制方法有了进步，方法为“一蒸一曝”，《雷公炮炙论》云：“凡采得，以溪水洗净后，蒸，从巳至子，刀薄切，曝干用。”由此可知，雷公“一蒸一曝”即蒸8个时辰（16个小时）后曝干。其中采用的蒸、曝之法，为以后的“九蒸九曝”之法打下了基础。清代黄精炮制方法仍以“九蒸九晒”为主流。现代《中药大辞典》在“炮制”中记载有黄精、蒸黄精、炙黄精、酒黄精4种炮制方法：黄精是“洗净，略润，切厚片，干燥”；蒸黄精是“洗净，置笼屉内，蒸至棕黑色滋润”；炙黄精是“黄精片用清水漂夜晒至五成干，拌蜂蜜润一夜，放锅内隔水蒸至透为度”；酒黄精是“用黄酒拌匀……隔水加热或用蒸汽加热，炖至黄酒被吸尽”。《中国药典》2020版规定的黄精炮制品有黄精和酒黄精2种。

“浙黄精”指的是长梗黄精，丽水本土黄精以多花黄精为主，该品种在丽水广泛分布且应用历史悠久，是丽水的特色药材，既能食用，也是常用的一味畲药，其畲药名为山姜，畲药药性为阴药，主要治疗痢疾、小儿腹泻。畲族人称大公鸡为凤鸟，药膳“黄精凤鸡”采用大溚罐炖制而成。方中黄精具有养阴、健脾、润肺、益肾的功效；土鸡升阳大补，与黄精相得益彰；而制作美食的器具大溚罐能很好保留菜品的营养。

2. 植物分布

多花黄精主要分布于我国四川、贵州、湖南、湖北、河南（南部和西部）、江西、安徽、江苏（南部）、浙江、福建、广东（中部和北部）、广西（北部）。黄精喜阴、耐寒、怕干旱，喜欢高海拔气候，种植以质地疏松、保水力好的壤土或砂壤土为宜，多分布于林下、灌丛或山坡阴处及海拔500～2100米的低山丘陵带。

3. 资源利用与开发

（1）资源蕴藏量

黄精药材来源多年来仅依赖野生资源，随着需求的急剧增加，野生资源日益减少，人工栽培已开始普及。丽水市聚焦多花黄精丽水道地特色中药材品种，开展了新品种选育、标准化栽培技术等研究，取得了良好的效果。丽水市林业科学研究院中药材科研团队申报的浙江省公益林农业项目“黄精药材原植物资源收集及优良种源筛选”（2012—2014）成功立项，翻开了丽水地区较为专业、系统的黄精科研、推广工作的新篇章。2013年，庆元县屏都街道余村的锥栗林下套种多花黄精基地是丽水市最早的黄精家种基地。

随后，庆元县、景宁畲族自治县、松阳县、遂昌县等地的黄精种植基地规模扩大，尤其是景宁，开展了高海拔大田稻草覆盖种植，面积从2013年的180

亩迅速发展至2020年的16545亩，增产效果显著。丽水亿康生物科技股份有限公司、云和县东成家庭农场有限公司、松阳县君凯安农家庭农场和景宁畲翰农业发展有限公司的4个黄精基地已被认定为浙江省道地药园。2021年，丽水全市黄精种植面积21524亩，产量1081.40吨，产值6971万元。

（2）产品开发

产品开发方面，黄精可作为食品，九蒸九制后直接食用或开水冲泡饮用；也可以制作各类膏方、药膳，如黄精粥、黄精蜜饯、黄精炖猪肉、黄精茶、黄精酒等，能有效缓解脾胃气虚、体倦乏力、胃阴不足、口干食少等不良症状；还能作为相关中成药的主要成分，如当归黄精膏、益元黄精糖浆、黄精片、黄精养阴糖浆等；同时可开发保健产品，包括黄精覆益胶囊、西洋参黄精胶囊、太子参黄精胶囊、参芪黄精酒等。

（五）覆盆子

1. 本草考证与历史沿革

（1）本草考证

覆盆子为蔷薇科植物华东覆盆子（掌叶覆盆子）的干燥果实，别名有山泡、大号角公，牛奶母等。“覆盆”二字最早见于《神农本草经》，作为蓬蘽的别名列于其条下；后《名医别录》单独列出，名覆盆子，并列为上品；历代本草沿用蓬蘽、覆盆子之名，宋《本草衍义》将覆盆子单列，到明朝时期，才确定了覆盆子与蓬蘽并非同一植物，覆盆子一名使用至今，现在使用的覆盆子正品为《中国药典》所载华东覆盆子的果实。

覆盆子历来为温肾助阳之要药，古典多有记载，《本草经疏》云：“覆盆子，其主益气者，言益精气也。肾藏精、肾纳气，精气充足，则身自轻，发不白也。苏恭主补虚续绝，强阴建阳，悦泽肌肤，安和脏腑。甄权主男子肾精虚竭，阴痿，女子食之有子。大阴主安五脏，益颜色，养精气，长发，强志。皆取其益肾添精，甘酸收敛之义耳。”《本草新编》云：“覆盆子遇补气之药，不可与人参争雄；遇补血之药，不可与当归争长；遇补精之药，不可与熟地争驱；遇补脾之药，不可与白术争胜。殆北面之贤臣，非南面之英主也。故辅佐赞襄，必能奏最以垂勋，而不能独立建绩矣。”

（2）历史沿革

通过对历代本草记载进行考证可知，覆盆子入药并非源于单一物种，而是来源于悬钩子属的多种植物。该属植物资源分布广泛，南北方都有生长，这也导致本草记载中覆盆子的产地多样化，历史上湖北、山东、甘肃、江苏、湖南、陕西等地均有覆盆子产出。

2. 植物分布

华东覆盆子多生于山坡灌丛，路边阳处，分布于浙江的淳安、台州、金华、丽水和温州等地；福建省除闽东南的平原丘陵地区外的其他地区；安徽的泾县、休宁和九华山等地；江西德兴和井冈山地区；江苏、安徽南部及大别山区；湖北通山；广西秀水；河南的大别山、商城、黄柏山和新县等地。其中赣东北及浙江为主要分布区。

3. 资源利用与开发

（1）资源蕴藏量

掌叶覆盆子在丽水市各县市均有分布，多生长于低海拔至中海拔（200～800 米）的山区、半山区，以及阳光充足的山坡灌丛和林缘。全市最早的家种基地为 2011 年缙云、庆元等地建成的基地，2014 年之前以野生为主，自 2015 年起栽培种植开始迅速发展。2014 年，丽水本润农业有限公司牵头起草的《掌叶覆盆子栽培技术规程》被批准为地方标准（DB3311/T25—2014）；2017 年，《掌叶覆盆子生产技术规程》被批准为浙江省地方标准（DB33/T2076—2017）；2018 年 1 月 18 日，覆盆子入选新“浙八味”中药材培育品种，相关举措正式实施，标志着覆盆子产业进入了新的发展阶段，同年，丽水市覆盆子行业协会成立；2020 年，“丽水覆盆子”成功申请国家地理标志证明；2021 年，“丽润 1 号”无刺覆盆子入选国家林业和草原局的植物新品种权名单。2021 年，丽水全市覆盆子种植面积 25824 亩，产量 1424.38 吨，产值 10144.13 万元。

（2）产品开发

掌叶覆盆子为药食两用植物，其未成熟果实为常用中药，具有益肾固精缩尿、养肝明目的功效，用于治疗遗精滑精，遗尿尿频，阳痿早泄，目暗昏花，为经典方剂五子衍宗丸的组成要药。其成熟果实为高营养、高抗性、无污染的新型果品，可用于酿酒，制作果酱、果冻、饮料等，现已开发出覆盆子酒、覆盆子粉、覆盆子康养饮品、覆盆子康养茶品、覆盆子健康养生酒、覆盆子固体饮料等系列产品，推动了丽水市覆盆子产业的蓬勃发展。

（六）处州白莲

1. 本草考证与历史沿革

（1）本草考证

处州白莲又名莲子、莲实、莲肉、藕实等。莲子原植物最早以“荷”记载于《诗经》，最早的药用史记载于《神农本草经》，有“藕实”“水芝丹”之名，魏晋时期增加了“莲实”这一名称，并一直沿用至唐宋时期，明代开始多以“莲子”为名，到了清代，人们广泛接受了“莲子”这一名称并沿用至今。《本草纲目》中记载：“莲之味甘，气温而性涩，禀清芳之气，得稼穑之味，乃脾之果也。”莲子长于补脾止泻、养心安神，用于治疗脾虚失眠等症，自古以来都作为药食两用的佳品，其功效古今基本一致。

（2）历史沿革

处州白莲因产于丽水市（古为处州）而得名，迄今已有1400多年的种植历史。早在南宋时期，著名诗人范成大在处州任郡守时，因喜爱处州白莲而在府内构筑“莲城堂”以赏荷品莲。大戏剧家汤显祖任处州府遂昌县令时，因处州莲多，所作诗歌亦常涉“莲城”。时光更迭，处州白莲的影响日益扩大，至清嘉庆六年（1801），处州白莲终于成了皇家贡品，被称“贡莲”，每年进贡十二担。从此，这块土地上种植的白莲，更是成了一道特别的风景。

2. 植物分布

莲为多年生水生草本，生于水泽、池塘、湖沼或水田内，产于我国南北各省。处州白莲因产于丽水市（古为处州）而得名。

3. 资源利用与开发

（1）资源蕴藏量

2021年丽水市处州白莲种植面积6520亩，产量325.30吨，产值2915.70万元。

处州白莲是丽水莲都区的传统特色农业产业，具有较深的历史文化底蕴和较强的市场竞争力。莲都区紧紧立足比较优势，以老竹镇为处州白莲核心产区，打出项目赋能、融合发展等一套白莲产业复兴牌，如今，处州白莲已成为国家农产品地理标志登记保护产品、浙江省著名特产，入选浙江省首批农作物种质资源保护名录。

自2008年以来，区委区政府高度重视处州白莲产业培育发展，2014年，编制了市地方标准《处州白莲生产技术规范》，全市种植面积从2012年的2053亩稳步增加到2020年的5415亩。

目前已形成处州白莲产业链。全市有种莲农业龙头企业、专业合作社和家庭农场26家，莲产品加工企业5家，营销企业20多家；主要的专业合作社有丽水百味农产品专业合作社、丽水正欣处州白莲专业合作社等；已建成处州白莲休闲养生观光园“莲都园”1个、精品园7个，主要分布在老竹、丽新、碧湖、大港头等白莲基地，其中，“莲都园”位于老竹镇老竹村老竹畈，7个精品园分别是六江源处州白莲精品园、后坑处州白莲精品园、沙溪处州白莲精品园、周坦处州白莲精品园、马村处州白莲精品园、蒲塘处州白莲精品园、利山村处州白莲基地。

（2）产品开发

莲子作为中国传统药食两用的特色食品，种植面积广、资源丰富，不仅广泛应用于医药、保健品领域，还可加工成系列传统食品、药膳等。

处州白莲性湿、味甘，有补中益气、安心养神、活络润肺、延年益寿等功效，是名贵的药材和高级营养滋补品。以莲子为组方成分的中成药处方有启脾丸、女珍颗粒、心脑静片、人参健脾片等。同时还开发出了含莲子的卫食健字号的保健食品。

（七）食凉茶

1. 本草考证与历史沿革

（1）本草考证

食凉茶为蜡梅科蜡梅属植物柳叶蜡梅或浙江蜡梅的干燥叶，又名食凉餐、食凉青、石凉撑、山蜡茶、黄金茶、香风茶等。《本草纲目》记载，蜡梅属植物能够“生津，解暑”。《中国药典》（1977年版）记载，“山蜡梅”及其制剂“山蜡梅茶”具有“解表祛风，理气化痰，醒脾化浊”的功效，可用于防治感冒和流行性感冒。此外，《全国实用中成药手册》《全国中草药汇编》也记载了蜡梅属植物性凉，功能清热解毒、解表祛风、可助消化、治感冒、治疗慢性气管炎等。

（2）历史沿革

在丽水，有一种延续数百年的“茶”，凭借其独特的保健功效不仅常见于畲族居民家中，甚至成为丽水当地人家中的常备茶，这种茶就是食凉茶。畲族人民经过长期的生活实践，发现居住的山野之中有些植物能用来缓解感冒、消化不良、拉肚子等症状，其中重要的一味药材就是“食凉茶”——柳叶蜡梅或浙江蜡梅的叶子，单味即可成药，而且十分有效。这味药材主要用于治疗饮食不当及受凉，且是药食两用的功能茶，故取名食凉茶。

2. 植物分布

柳叶蜡梅和浙江蜡梅主要生于丘陵、山地灌木丛中或稀林内，柳叶蜡梅生长于海拔400～800米的山坡、谷地及林缘地带，现主要分布于浙江的丽水（莲都区）、云和、景宁、遂昌、松阳、建德、开化等地。浙江蜡梅生长于海拔900米以下的丘陵山地灌丛中，现分布于浙江的龙泉、庆元、遂昌、青田、平阳和福建等地。其中柳叶蜡梅野生资源分布虽较浙江蜡梅狭窄，但其应用最广，影响最大，是丽水畲民的“十大常用药”之一。

3. 资源利用与开发

（1）资源蕴藏量

浙江蜡梅的人工种植起步于2000年，当时在龙泉郊区水稻田进行了浙江蜡梅大苗移栽。2006年12月，经省林业厅批准立项，遂昌开始了浙江蜡梅产业化的关键技术的研究和开发，建设了浙江蜡梅的人工繁殖基地，并进行了“食凉茶”的品牌建设。经过2年多的实践，遂昌牛头山林场已掌握浙江蜡梅种子繁殖、分株繁殖等人工繁殖技术，建成高产示范基地50亩，并研制了新叶条形茶、袋泡茶、嫩芽茶3种系列产品，制定了《龙谷食凉商品茶》的质量标准。至此，以浙江蜡梅为原料制成的畲乡药茶“食凉茶”在丽水首次产业化。

家种柳叶蜡梅始于2005年，由松阳县碧岚中药材专业合作社在大东坝镇灯塔村发展种植，此后景宁、青田、庆元等地有零星种植。依托自然生长的野生柳叶蜡梅资源，丽水市农林科学研究院从2005年开始就和碧岚中药材合作社合作开展柳叶蜡梅的种苗繁育和栽培研究，依托“畲药山蜡梅生产质量管理规范（GAP）”“畲药食凉茶种质资源评价与繁育新技术研究”等浙江省科技厅项目，经过多年的试验研究，攻克了扦插育苗技术、新品种选育关键技术，建成了标准化示范基地。2014年，食凉茶柳叶蜡梅种植的丽水市地方标准《柳叶蜡梅栽培技术规程》（DB3311/T31—2014）发布，并于2019年修订为《柳叶蜡梅生产技术规程》（DB3311/T31—2019）。2015年版《浙江省中药炮制规范》将食凉茶以畲族习用药材名义收载。

目前碧岚中药材专业合作社拥有畲药食凉茶示范基地200亩，并建有食凉茶加工用房，注册了“碧岚”商标，现在已投产的基地，每亩收益超过5000元。全市范围内已有4个县（市、区）开展食凉茶人工种植，种植效益比较稳定，亩经济效益在4000～6000元。自2015年起至今，全市种植面积稳定在700亩左右，主要集中在松阳县、景宁畲族自治县。2021年，全市食凉茶种植面积947亩，产量263.30吨，产值523.70万元。

（2）产品开发

食凉茶，性凉，味微苦、辛，具有祛风解表、清热解毒、理气健脾、消导止泻的功效，用于治疗风热表证，脾虚食滞，泄泻，胃脘痛，嘈杂，吞酸等。食凉茶作为药食两用药材，于2014年被国家批准列入新资源食品名录，既可单味成药，亦可组成复方。丽水著名民间传统复方茶饮——松阳端午茶的主要药材之一就是食凉茶，食凉茶现已被广泛用于开发降脂、解暑类保健茶。目前，浙江康宁医药、杭州新荷、贝尼菲特等医药企业积极开发了食凉茶中药饮片、配方颗粒及以其提取物为原料的精油和固体饮料等深加工产品，有力推动了食凉茶产业的发展。含食凉茶组方的医院制剂降脂轻身茶已被收载于《浙江省医疗机构制剂规范》。此外，山蜡梅叶配方颗粒、袋泡茶、压片糖果等也均已研发成功并投入应用。

（八）薏苡仁

1. 本草考证与历史沿革

（1）本草考证

薏苡仁为禾本科植物薏米的干燥成熟种仁，又名苡米、薏仁米、薏米、米仁等。古人对薏苡仁的采食历史很早，浙江河姆渡遗址出土的薏苡籽粒印证了我国先民采食野生薏苡仁的历史至少可以追溯到6000年前的新石器时代，东汉初年（建武十七年），汉光武帝刘秀派伏波将军马援南征岭南时，军士就常食薏米以避免瘴气；而在唐朝我国即把它列为官廷膳食之一。“薏苡”药用始载于《神农本草经》。《神农本草经》和《本草纲目》中皆以上品录之。《神农本草经》云：“薏苡仁，味甘，微寒，主筋急拘挛，不可屈伸，风湿痹，下气。”《本草纲目》云：“薏苡仁阳明药也，能健脾、益胃。虚则补其母，故肺痿肺痈用之。筋骨之病，以治阳明为本，故拘挛筋急，风痹者用之。”

（2）历史沿革

缙云米仁栽培历史悠久，传说黄帝轩辕氏炼丹的配药中就有缙云米仁，元至正八年（1348）编撰的《仙都志》中已有“薏苡仁”的记载。多年来百姓们在以往的长期生活中积累了大量利用缙云米仁来养生保健的经验，民间现在普遍还用猪肚装苡米炖煮食用，或饮用苡米酿造的黄酒。改革开放后，缙云米仁产业有了长足的发展，米仁以色白、粒大、质糯、口感佳而享誉省内外，现被浙江省康莱特米仁发展有限公司指定为薏苡仁油的专用生产原料，广泛用于癌症的治疗。2013年，“缙云米仁”成为国家地理标志登记保护农产品。2014年4月17日，农业农村部授予缙云米仁“农产品地理标志”称号。2020年，以缙云米仁、缙云麻鸭为主食材的“黄帝常春煲”入选第二届浙江省十大药膳。

2. 植物分布

薏苡仁通常以栽培为主，在我国除青海、宁夏、甘肃等省区未见报道外，全国各省区均有分布种植，主产于浙江泰顺、缙云，福建浦城及贵州兴仁、锦屏等地。缙云米仁农产品地理标志的地域范围包括缙云县五云镇、壶镇镇、新建镇、东方镇、东渡镇、大源镇、舒洪镇、大洋镇、七里乡、双溪口乡、溶江乡、三溪乡、胡源乡、前路乡、方溪乡、石笕乡全部16个乡镇，地理坐标为东经119° 52 ' —120° 25 '，北纬28° 25 ' —28° 57 '。

3. 资源利用与开发

（1）资源蕴藏量

薏苡仁在丽水市的缙云、遂昌、松阳、庆元等地均有悠久的栽培历史，种植基地大多符合国家GAP要求，重点生产地在缙云县舒洪镇、双溪乡、稠门的章溪流域一带。全市薏苡仁主要基地为缙云姓潘米仁专业合作社、双溪口乡姓潘村基地和缙云希望中药材专业合作社米仁基地等。缙云薏苡仁为传统地方品种"薏苡浙7号"，具有米饱满、无黑籽、含粉质多的特点，其生产基地均已通过GAP认证，种植面积稳定在4000余亩，产量2200余吨。

（2）产品开发

作为药材，薏苡仁性凉，味甘、淡，具有利水渗湿、健脾止泻、除痹、排脓、解毒散结等功效，主治水肿，脚气，小便不利，脾虚泄泻，湿痹拘挛，肺痈，肠痈，赘疣，癌肿等。"注射用薏苡仁油"目前已广泛应用于胰腺癌、肝癌、肺癌等中晚期恶性肿瘤的治疗。

作为食品，薏苡仁凭借其丰富的营养及活性成分，成为市场上最畅销的农产品之一。薏米酒、茯苓薏仁膏、红枣薏仁芡实膏等膏方，以及薏苡仁糖、薏米饼干、薏米蛋糕、薏米茶等食品和保健品均已面市。

（九）皇菊

皇菊，又名大黄菊，系菊科植物，是代茶饮料中的上品，可谓是集饮用、食用、药用、观赏于一体，是养生、观赏兼具的优良新品，不同于消费者平常所见的其他饮品菊花。皇菊含有挥发油、腺嘌呤、氨基酸及铁、锌、铜、硒等微量元素，具有生津、祛风、润喉、养肝、明目、解酒、降血压、防衰老等功能。皇菊具有高于普通菊花的药用价值，生活中人们常拿菊花作为日常保健饮品，中医也将其作为重要的清火明目类药，长期饮用能增加人体钙质、调节心肌功能、降低胆固醇。

1. 本草考证与历史沿革

皇菊为菊科菊属植物菊的干燥头状花序，在古代又被称为"九节菊""九天金莲"。菊始载于《神农本草经》，被列为上品。书中载道："菊华，一名节华，味苦平，生川泽。治风头，头眩肿痛，目欲脱，泪出，皮肤死肌，恶风湿痹。久服利血气，轻身耐老延年。”《本草求真》云：“甘菊专入肝、肺、肾。其味辛，故能祛风而明目；其味甘，故能保肺以滋水；其味苦，故能解热以除烦。”在保有菊花品质的基础上，皇菊更能体现品茗文化，观之温润饱满，闻之清香怡人，饮之甘甜回口，乃菊花之精品。

2. 植物分布

浙江省的皇菊种植主要分布在丽水、湖州、衢州等地。2013 年丽水市轩德皇菊开发有限公司从江西婺源引进 120 亩皇菊，在莲都岩叶平头村发展种植，采用绿色有机的农业模式进行管理。此后丽水松阳县象溪镇上梅村、青田县阜山乡陈宅村等地相继引进皇菊种植。

3. 资源利用与开发

相比其他种类的菊花，皇菊花形更饱满，个头是普通菊花的七八倍大，泡一杯茶仅需一朵花即可。2018 年，丽水青田阜山打造了千亩皇菊种植基地，采取“水稻 – 皇菊”轮作模式，致力于创建省级“稻菊”主题特色农业强镇。2021 年，轩德皇菊开发有限公司制定发布丽水市地方标准《皇菊栽培技术规程》（DB3311/T189—2021）。2021 年，全市皇菊种植面积 1565 亩，产量 27.20 吨，产值 3800 万元。丽水市轩德皇菊开发有限公司在莲都区岩泉街道叶平头、高山，青田县阜山乡陈宅村、呑底村、朱呑村等地共建立 1700 多亩生产基地，成为全省种植规模最大的皇菊生产基地。

丽水皇菊严格按照绿色有机的种植标准进行生产，采用最原始的硬木烘炉进行烘焙，并运用新技术进行热流恒温控制。鲜菊花经采摘后，2 小时内进炉，经过 24 小时恒温烘焙，最大限度地保留了皇菊的天然品质。

皇菊具有散风清热、平肝明目、清热解毒等功效。皇菊可以直接用开水冲泡，作为菊花茶饮用，也可以制作成菊花饼、菊花酒、菊花糕、菊花月饼等食品。

二、丽水（处州）本草丽九味培育品种

1. 重楼

重楼为百合科植物云南重楼或华重楼（七叶一枝花）的干燥根茎，别名七叶一枝花、七叶莲、蚤休、土三七等。

目前，在浙江丽水，据野外调查，遂昌县海拔 300 ～ 1600 米的森林范围均有七叶一枝花分布，妙高街道下南门、金竹镇叶村、安口乡桂洋村大弯道、白马山林场对公岭林区等试验基地均已开展七叶一枝花适度规模的种植。

产业发展方面，2012 年庆元县最早开始种植华重楼，全市种植面积从 2015 年的 50 亩发展到 2020 年的 4221 亩（庆元、龙泉等地为主），发展势头较为强劲。2019 年制定发布了丽水市地方标准《华重楼栽培技术规程》（DB3311/T165—2021），2021 年丽水全市华重楼种植面积 7146 亩，产量 32.50 吨，产值 1726.75 万元。

2. 百合

百合是百合科植物卷丹、百合或细叶百合的干燥肉质鳞叶。因其药用部分由 100 多片肉质鳞片抱合，有“百片合成”之意，因而得名百合。

2010 年开始，丽水青田、庆元、景宁等县开始种植卷丹。2018 年，丽水市中药材产业发展中心牵头制定了丽水市地方标准《卷丹百合栽培技术规程》（DB3311/T75—2018）。2021 年，全市百合种植面积 3119 亩，产量 603.67 吨，产值 3291.35 万元。

3. 菊米

菊米为菊科植物甘菊的干燥头状花序，又名甘菊。早在元代，丽水农民就有采集野生菊蕾炒制后代茶饮用的习俗。菊米原产自浙江省遂昌县石练镇，清代医药学家赵学敏所撰《增广本草纲目》第七卷中记载：“处州出一种山中野菊，土人采其蕊干之，如半粒绿豆大，甚香而轻圆黄亮，败毒、散疔、祛风、清火、明目为第一，产遂昌县石练山中。”菊米因主产于遂昌县石练镇的练溪两岸，而俗称“石练菊米”。丽水遂昌县菊米基地主要分布在石练、大柘、湖山、金竹、妙高、王村口、蔡源、黄沙腰等乡镇。

丽水自 1997 年开始进行菊米栽培。1998 年，第一家外资独资的菊米加工企业——浙江省石练菊米有限公司在遂昌石练镇成立，这也是浙江省首家开发绿色食品石练菊米的外资企业。2002 年，遂昌县被中国经济林协会授予“中国菊米之乡”称号；2006 年，“遂昌菊米”取得中国地理标志证明商标；2017 年，浙江省地方标准《菊米生产技术规程》（DB33/T668—2017）发布，同年 1 月，遂昌菊米通过了食品生产许可认证；2018 年，“遂昌菊米”成为国家地理标志登记保护农产品，遂昌县华昊特产有限公司实施“遂昌菊米（农业）标准化推广示范”项目。近年来，全市菊米种植面积稳定在 6000 亩左右，其中遂昌县华昊特产有限公司的基地被认定为浙江省道地药园。2021 年全市菊米种植面积 5950 亩，产量 207.8 吨，产值 3537 万元。

4. 灰树花

灰树花为多孔菌科真菌灰树花（贝叶多孔菌）的干燥子实体，又名贝叶多孔菌、云蕈、千佛菌、栗子蘑、舞茸等。

庆元县是全国率先取得灰树花人工栽培成功的地区和全国最大的灰树花主产地，1982年开始对灰树花进行驯化试验研究，1988年取得阶段性成果并示范推广。2009年，庆元黄田镇被中国食用菌协会授予“中国灰树花之乡”称号，2014年，灰树花获农产品地理标志保护。经过40多年的培育发展，灰树花产业正在逐步实现产业化，专业合作社及灰树花精深加工企业已扩大至20余家。现在灰树花已被开发成多种保健品。2021年，庆元全县灰树花种植数量约为1800万袋（两季），占全省95%以上，亩产值超过5万元/年，经济效益性极高。

5. 浙贝母

浙贝母为百合科浙贝母的干燥鳞茎，别名有土贝母、浙贝、象贝、象贝母、大贝母、元宝贝、珠贝。

浙贝母主要分布在浙江磐安、东阳、缙云等县市，有300多年的生产历史。中华人民共和国成立后，缙云县更加重视中药材生产和开发利用，1971—1985年，先后确定了浙贝、元胡、白术、米仁、白芷、白芍、厚朴、杜仲、吴茱萸、山茱萸、栀子、桔梗等中药材专项生产基地。20世纪80年代，壶镇建立了中药材交易市场，带动了壶镇区浙贝母的种植生产。近年来浙贝母单季稻水旱轮作模式在丽水推广。2011年以来，龙泉、遂昌、庆元等地引进浙贝母种植。2016年开始，丽水市通过与市农林科学研究院合作，在龙泉、遂昌和松阳等地进行了浙贝母高山良种繁育实验，并于2021年发布了丽水市地方标准《浙贝母种鳞茎高山繁育技术规程》。2017年青田启动浙贝母稻鱼共生示范基地建设，并发布青田县地方标准《浙贝母－稻鱼共生轮作技术规程》。现浙贝母的主产区在缙云（缙云壶镇上东岸村）、青田等地，主要种植模式有浙贝母单季稻水旱轮作、浙贝母甜玉米间作和浙贝母稻鱼共生等。2021年全市浙贝母种植面积7355亩，产量1843.41吨，产值7056.77万元。

6. 青钱柳

青钱柳为胡桃科植物青钱柳的干燥叶，别名有摇钱树（《浙江植物志》）、甜叶树（《江西药用植物名录》）、甜茶树（《全国中草药汇编》）、青钱李、山沟树（浙江）、山麻柳（湖南、湖北）、山化树（安徽）。

青钱柳为第四纪冰期幸存下来的珍贵植物，现仅存在于中国，浙江省境内青钱柳野生资源稀少，多呈零星状分布，主要分布在丽水、杭州、宁波、金华、台州等海拔400～1300米的山坡、溪谷、林缘，或散生于潮湿森林内。

遂昌县牛头山林场、应村乡等地发现有青钱柳野生群落，是青钱柳的原生区和适生区，具有可开发的先天地理条件。

遂昌县于 2012 年从湖南引种，开始在王村口、湖山等地人工种植青钱柳。丽水市种植规模从 2015 年的 965 亩发展到 2020 年的 3415 亩。2017 年市政府出台了《关于加快推进中医药健康发展的实施意见》，初步确定了青钱柳为山地中药材主导品种。2021 年全市青钱柳种植面积 3415 亩，产量 248.40 吨，产值 3182.25 万元。

7. 白及

白及为兰科植物白及的干燥块茎。《本草纲目》释名："其根白色，连及而生，故曰白及。" 白及名称渊源久远，历代医家根据其形态而命名。古人用白及入药各有独到之处，《神农本草经》云："（白及）主痈肿，恶疮，败疽，伤阴，死肌，胃中邪气，贼风鬼击，痱缓不收。"

白及分布较广，在全国大部分省区均有分布，野生分布北起江苏、河南，南至台湾，东起浙江，西至西藏东南部。2016 年，遂昌县首先引进种植白及。2021 年，丽水市白及种植面积 5168 亩，产量 115.20 吨，产值 1120.60 万元。

8. 五加皮

五加皮是五加科植物细柱五加的干燥根皮，又名五加、南五加皮。五加皮为丽水传统道地中药材，野生资源在各地均有分布，且民间使用历史悠久。

青田县于 19 世纪 40—50 年代引进五加皮种植，推出"百千工程"，引导村民们在闲置田地种植五加皮，现已成为道地药材五加皮的核心产区。2011 年以来，全市五加皮人工种植面积稳定在 1500 ～ 1600 亩，产值约 800 万元，种植区域主要分布在青田县仁庄、汤垟、山口、船寮等 6 个乡镇。2021 年，全市五加皮种植面积 1530 亩，产值 795.75 万元。

9. 前胡

前胡为伞形科白花前胡的干燥根，系新"浙八味"培育品种之一。

近年来，丽水药企前胡产品的原料来源，从最初依赖于从其他药材市场采购及收购本地野生资源，到如今与当地政府开展合作，采用订单式收购模式，引导前胡向人工种植方向发展。企业再将收购来的白及制成中药饮片，或者作为化痰止咳类中成药的原料，如急支糖浆、羚羊清肺丸、儿童清肺丸、止嗽化痰丸、午时茶胶囊、苏子降气丸、太极止咳口服液、川贝枇杷止咳露、哮喘丸、止咳宝片、肺力咳胶囊等。在产业发展方面，丽水景宁畲族自治县的前胡种植面积由 2021 年的 1000 亩逐渐增加至 2022 年的 1500 亩。

三、其他特色中药材及茶饮

1. 丽水厚朴

丽水厚朴多为凹叶厚朴，也称油朴、庐山厚朴，是丽水地区传统道地中药材，明成化二十二年（1486）已将厚朴列入药类（《处州府志》）。清代时，50年以上的龙泉厚朴根皮被作为贡朴，称为“紫油贡朴”。2001年，景宁畲族自治县荣获“中国厚朴之乡”称号。2010年以后，其他省份的厚朴种植增多，产出量增加，且价格有优势，丽水厚朴产量有所下降，但至2022年年底，丽水厚朴的种植面积仍达7747.2公顷。

2. 松阳端午茶

在秀山丽水，绿谷桃源，千年古县松阳，有一种广为流行、被邑人称为“百病茶”“万能茶”的民间传统保健饮料——端午茶。此茶已被列入第三批浙江省非物质文化遗产保护名录。

端午茶与端午节密不可分，自从有了端午节，随之便有了端午茶。松阳端午茶的产生，也与当地的历史、人文、资源条件密切相关。各种草药广布在松阳全县1400多平方公里的山坡、溪边、路旁及深山老林之中，为端午茶的制作提供了丰富的物质资源。松阳家家备有草药、端午茶，既作为日常饮料，也可防病治病。端午茶由石菖蒲、食凉茶、山鸡椒、檵木、山木通、鱼腥草、白头婆（《浙江植物志》中名为泽兰）、金荞麦、树参、藿香、野菊、桑叶、水菖蒲、樟树叶、六月雪、地稔、栀子根、筋骨草、络石藤、淡竹叶、臭牡丹、前胡、山橿、益母草、茵陈、红柳叶牛膝、白毛藤、夏枯草，山蒟、翠云草、小香勾、天仙果、井栏边草、桂皮、艾叶、麦冬等中草药配制而成。也有许多人喜欢面面俱到，配伍繁杂，组方草药多达六七十种。这也是松阳端午茶配方齐全、独具特色的一种体现。

3. 歇力茶

龙泉歇力茶在龙泉民间流传至今，深受民众喜爱，为龙泉特有的传统配方。农村居民若因劳累过度而致疲乏（龙泉话中“歇”和“失”同音，此处“歇力”即“脱力”或“失力”之意），都会自行采摘草药或到草药店配几剂歇力茶进行自我调理。不过具体历史渊源不详。龙泉歇力茶的传承方式主要包括祖传、家传、师承，或手抄记录，或口口相传。龙泉歇力茶组方常用的草药有近20种，如金雀根、楤木、食凉茶、山苍子、树参、薜荔、胡颓子根、华紫珠根、牛筋草、仙鹤草、小香勾、天仙果等，但各门各派甚至各家的歇力茶组方都不一致，通常会根据不同人的体质情况临时组方，这充分体现了中医学辨证论治、个性化治疗的调理特点。

第三节 药材产业

一、丽水中药材产业相关政策

（一）产业政策

丽水市将中药材产业列入“十二五”八大农业主导产业之一，《丽水农业发展“十二五”规划》（2011—2015）明确中药材产业将坚持以市场需求为导向，以中药产业科技创新公共平台为支撑，以提高中药企业自主创新能力为推动力，以道地药材“浙八味”和特色药材“丽九味”标准化栽培示范推广为突破口，以种植、加工、流通全面推进的中药产业链为载体，实现科技引领下的中药材产业跨越式发展，努力打造“华东药谷”知名品牌，突破道地中药材种子种苗繁育技术，对全市道地药材厚朴、薏苡、处州白莲、菊米、柳叶蜡梅、覆盆子、百合、地稔、三叶青和主产于丽水的“浙八味”（白术、延胡索、玄参、浙贝母等）开展种质资源收集、评价、提纯复壮和繁育技术研究，建立道地中药材种子园和中药材优良单株采穗圃；明确中药材产业布局，根据全市中药材发展现状、气候环境和中药材 GAP 技术要求，在 50 个重点乡镇开展标准化、规模化种植和产业化经营，建设薏苡、金银花、西红花、处州白莲、甘菊等万亩标准化栽培示范基地。到 2015 年，全市中药材种植面积达到 25 万亩，产值 8 亿元。

2012 年，丽水市委《关于推进“秀山丽水、养生福地”建设的决定》中表明，丽水将努力打造现代化宜居城市和休闲养生福地，建设“富饶秀美、和谐安康”新丽水，打造“食养”“药养”“水养”“体养”“文养”五大特色品牌；编制了《丽水市生态休闲养生（养老）经济发展规划》，将扩大名贵中草药种植规模，为养生产业发展提供中草药支撑。

2013 年，丽水市委市政府发布《关于推进生态精品现代农业发展的实施意见》，文件中指出丽水将实施生态精品现代农业“361”工程，即培育3个生态精品农业示范县、60个生态精品农业示范乡镇、100家生态精品农业示范企业（其中精深加工企业30家以上）、100个生态精品农业示范合作社、1000家示范家庭农场（专业大户）和1000个生态精品农业产品，带动农户10万户。中药材产业将着力发展药食两用品种，开发稀有品种，稳固发展道地药材品种。

为推进丽水市中药材产业向“生态、高效、安全”的方向健康发展，积极推进中药材产业化进程，结合丽水市山区实际，市政府办公室于2012年出台的《关于加快中药材产业发展的若干意见》中提到，至“十二五”期末，力争全市中药材种植面积达到25万亩，实现中药材总产值8亿元；培育和完善中药材产、加、销龙头企业和合作社30～50家，其中省、市级重点龙头企业3～5家，创省、市药材产品名牌3～5个，推动5～10个中药材示范基地通过无公害、有机认证；积极稳健地推行GAP（中药材生产质量管理规范）和SOP（中药材种植操作规程），按照标准化、优质化生产；重点培育5～10个中药材生产优势区域，为全市中药材生产起到示范带动作用，促进产业聚集发展；全市形成以药食两用药材（铁皮石斛、百合、薏苡仁、处州白莲为主）、传统道地药材（元胡、浙贝母、白术、黄精为主）及特色药材（厚朴、灵芝、灰树花、菊米为主）、畲药等为核心，具有丽水区域特色的高效生态中药材产业带。

丽水各县、市（区）也出台了扶持中药材发展的相关政策。2012年，莲都区《关于扶持发展处州白莲特色产业的实施意见》单独划拨300万元资金，用于加快培育处州白莲特色产业。景宁畲族自治县《关于畲乡草本药材产业提升特扶项目的实施意见》中，有8个项目得到重点扶持，加上辐射补助，2011—2012年总资金达500万元。庆元县出台《关于2012年度农业产业提升的若干政策意见》，对新发展集中连片面积30亩以上的草本中药材基地，给予每亩500元的补助。遂昌县印发《关于加快中药材产业发展的意见》（遂政办发〔2012〕133号），在示范基地、合作组织、龙头企业、品牌培育等方面给予扶持。

（二）中药材产业现状

1. 2012年中药材种植品种和面积

2012年全市中药材种植面积23.7万亩，统计品种有41个。木本药材厚朴面积最大，达10.6万亩，红豆杉次之，为1.18万亩，杜仲近0.5万亩，草本药材栝楼面积最大，达5.8万亩，金银花面积居第二，为0.76万亩，菊米和薏苡面积 0.6 亩，元胡、白术、浙贝母和百合 4 个品种面积分别为 0.4 万亩左右，菌药以灵芝和灰树花为主，分别是 1161 亩和 1650 亩。

2. 2012 年丽水市中药材产量和产值

按照各县（市、区）中药材业务线统计，2012 年全市中药材总产量 2.13 万吨，产值 5.66 亿元，分别比上年增长 5.70%、8.65%。产量以龙泉市最高（4243 吨），景宁畲族自治县第二（4030 吨），云和县最低（768 吨）。产值以景宁畲族自治县最大，达 1.19 亿元，龙泉市居第二为 9390 万元，云和县产值最低为 1218 万元。

2021 年全市中药材种植面积达到了 30.63 万亩，总产量 2.76 万吨，总产值 10.6 亿元。

（三）主要中药材品种分布

丽水市主栽中药材品种包括厚朴、红豆杉、杜仲、山栀、五加皮、山茱萸、食凉茶、银杏、栝楼、菊米、元胡、白术、薏苡、浙贝母、金银花、百合、山药、西红花、温郁金、前胡、处州白莲、铁皮石斛、急性子、灵芝、灰树花等。厚朴品种全市各地均有分布，以景宁畲族自治县为主；红豆杉集中在龙泉市和莲都区；食凉茶主要在松阳县进行规模种植；菊米集中在遂昌县；"浙八味"中的白术、元胡、浙贝母主要在缙云和景宁；近几年温郁金开始在遂昌和莲都试种；铁皮石斛在庆元种植时间较长，莲都和龙泉发展较快；菌药灵芝和灰树花分别集中分布在龙泉和庆元。

二、丽水市各县（市、区）的主要中药材基地

近年来，省、市、县各级产业政策扶持力度加大，制药企业、中药材专业合作社、种植大户种植中药材积极性高，"企业 + 合作社 + 基地""企业 + 基地 + 农户"等产业化订单模式推动了中药材规模化、规范化、标准化基地建设的快速发展。2009 年，市政府与中国药材公司签订《组建规范化药材出口基地战略合作意向书》，双方将采取定区域、定品种、定面积、定技术规程、定回收价格和统一提供全程服务的建设模式，在丽水合作建设规范化、规模化出口药材种植基地。浙江康莱特集团在缙云建立了薏苡仁 GAP 基地，实行"保护价订单"生产，年需求量 1000 吨以上。上海市宜美佳蔬菜配送中心与庆元县兴林中药材专业合作社签订"全托式订单"，基地只需负责种植生产，而订单、加工、销售等则"全托"上海市宜美佳蔬菜配送中心，由他们将百合产品销往各地，这样的模式解决了百合的销售，价格也有保证。据市农业农村局统计，

全市现有中药材规模生产基地96个，其中莲都区14个，缙云县18个，青田县5个，景宁畲族自治县11个，庆元县14个，龙泉市12个，遂昌县10个，松阳县6个，云和县6个。1000亩以上的基地有丽水市曼地亚红豆杉科技开发有限公司、庆元县黄田镇灰树花专业合作社、庆元县合湖乡中药合作社、松阳县棋盘山金银花专业合作社和浙江省红兴农业开发有限公司青田分公司等6个。种植品种以厚朴、金银花、米仁、百合、灰树花、西红花、红豆杉、铁皮石斛等为主。

三、中药材加工企业和现代中药企业

顺治六年（1649），兰溪人在丽水缙云县建问松堂中药店，自制丸、散、丹、膏180余种。嘉庆年间，丽水县创办生生堂药店，前店后场，生产中成药200多种。民国期间，丽水城内有致中和、天德堂、济生堂、回生堂、回春堂等中药铺20多家。民国十八年（1929），“旧医”被废止，中药业一度萧条。1958年，丽水县、庆元县建立中药饮片加工场。1966年，松阳县建杭州中药厂一分厂，后改为丽水处州制药厂，现更名为浙江康恩贝中药有限公司。1966年10月，丽水云和县局村建杭州制药厂云和分厂，后改名浙南制药厂。1970年，丽水龙泉医药公司制药厂建成，后改为龙泉制药厂。1971—1972年，丽水、云和、缙云县医药公司制药厂相继成立。1983年，丽水、云和、缙云县医药公司制药厂停办。1969年，浙江国境药业有限公司成立，1992年，浙江纳富特生物科技有限公司成立，1996年，浙江圣华药业有限公司成立，1998年，浙江康宁医药有限公司成立，2000年，浙江维康药业有限公司创立，2003年，浙江康恩贝中药有限公司、浙江方格药业有限公司成立，2004年，浙江五养堂药业有限公司、浙江森芝宝生物科技有限公司、浙江龙泉佳宝生物科技有限公司成立，2006年浙江丽水众益药业有限公司、浙江丽水绿谷生态食品有限公司创立，2007年，浙江贝尼菲特药业有限公司创立，2012年，浙江百山祖生物科技有限公司成立。

第四节 中药堂药店

一、丽水生生堂药店

丽水生生堂药店创始于清嘉庆年间，开设在丽水旧府城内的府前大街（现为丽水市大众街），创始人为浙江兰溪诸葛村诸葛文则，是一家闻名丽水（处州）的老药店。生生堂是一个前店后场的大药店，能制作丸、散、膏、丹200余种。全鹿丸是该店的名牌产品，十全丸、八珍丸、六味丸等销量也很高。20世纪20—30年代，生生堂声名远扬，享有良好的信誉，当时丽水国医界知名医师在给患者诊断开药方时，都会推荐患者到生生堂抓药。时光流逝，岁月沧桑，在残酷的市场竞争中，生生堂日渐衰败甚至一度歇业。为传承发扬丽水医药界的老字号，在政府和有关部门领导的关心支持下，在医药界有识之士的努力下，2010年生生堂国药馆重新开馆，续写昔日辉煌。

二、丽水致中和药店

中华人民共和国成立前，丽水城内三坊口梅山弄口开设有一家致中和国药店。该药店创办时间在1890年前后，老板张和清原籍瑞安。致中和是一家批零兼营的中药店，设有批发栈、门市部、加工场、鹿场等部门。该店生产丸散膏丹中成药，加工炮制中药饮片，制作精细、优质高效、货真价实，闻名四方。该店生产的八珍丸、十全大补丸、全鹿丸等享誉各地。致中和选用麝香、牛黄、犀角、珍珠等名贵细料药材制作安宫牛黄丸、至宝丹等治疗温热病的急救药，其质量也深受医家好评。

致中和在数十年经营过程中，形成了制作传统丸、散、膏、丹中成药的生产工艺，掌握了加工中药饮片的独特技艺，还通过聘用名师药工带徒的方式，培养了大批中药人才。

三、丽水魏记德和堂

魏记德和堂始创于清光绪三十四年（1908），是一家信誉经久不衰的老中药店。创业人魏纪年自幼在碧湖徐仁堂药店学习中药加工炮制、中药制剂知识，中年时，魏纪年囊中稍有积蓄，便自立门户，择定在碧湖行口大街闹市处开设魏记德和堂药店。魏纪年在药物炮制上，严格遵循炮制法，不怕工序繁琐，从不偷工减料、以次充好。

四、青田和平药店

1952年，青田县三德、天生、民生、同德、回春（荣）、回春（旭）6家中药店联合在县城内开设“和平药店”，下设两间分店，同时经营中药和西药。1956年3月，和平药店转为公私合营，改名为鹤城镇国新药商店。1962年，青田县医药公司成立，确定专人负责中药材生产、收购。1963年，县医药公司设中药饮片及成药加工场，加工品种达30多个，如六味地黄丸、八珍丸、藿香正气丸等。1971年公司改为县医药公司门市部，主要经营中西成药、配方、医疗器械、进补品、保健药品1000余种产品。1981年改为医药商店，1987年后改为医药贸易公司医药经营部。2016年重新恢复和平药店，主要经营中药饮片、中成药、西药、保健品及医疗器械等。

五、缙云春雨堂

春雨堂取春雨滋生万物之义，是缙云县历史上规模最大的中医药堂馆，远近闻名，时评有“金春雨、银问松、铜德和、锡义丰”之赞，名列缙云县清代和民国时众所著名中医药堂之首。

缙云县档案馆资料记载，该堂在清顺治三年（1646）创立，当时的堂主为诸葛敬。中华人民共和国成立后国家进行工商业改造，1956年公私合营时，春雨堂与万松堂、明德堂合并成立国药业中心，堂号停用。

六、缙云问松堂

缙云县壶镇的问松堂开设于清顺治六年（1649），坐落于壶镇老街的下街，由兰溪永昌人吴肇麟创建，名列缙云县清代和民国时众所著名中医药堂之第二。

据缙云县档案馆资料考查，中华人民共和国成立后国家进行工商业改造，问松堂被纳入政府管理的商业供销系统，经营药品批发和零售业务。2001年，因政府旧城改造需要，问松堂旧址被拆除。

七、松阳包一钱药店

松阳包一钱药店创建人包志圆（1854—1919），从经营草药铺、出售专治跌打损伤的“膏、丸、片、散”开始，创建了包一钱药店。包明奎，包志圆长子，为包一钱药店的第二代传人，1919年参与组建松阳县医学研究社。包绍周，包明奎长子，为包一钱药店的第三代传人。包家范，包绍周次子，是包一钱药店的第四代传人。1958年，包一钱药店因公私合营退出人们的视线。1989年3月，包一钱药店的商号得以恢复。包一钱药店的第五代传人有包学明、叶春艳、包丽霞、包丽红等人，他们均为从业药师，分别经营包家大药房和包一钱药店。

八、松阳同福堂药店

同福堂中药店创办于抗战前夕，取名“同福堂”是源于创办人徐昌发先生对孙中山先生的尊崇，这个名字一直延续到20世纪50年代中期。1956年更名为“公私合营同福堂中药店”，“文革”期间曾名为“国营西屏中西药店”，20世纪80年代初名为“国营松阳医药商店”。1982年3月，松阳恢复县制后，药店更名为“松阳县医药公司”。2002年7月，昌发先生长子徐发宽接棒，店名改为“同福堂大药房”。后于2013年6月成立松阳同福堂大药房。

九、遂昌渠成堂

遂昌包渠成药店，前身为渠成堂国药号，于1924年开设，店主包品璜。1957年该药号接受国家工商业改造，转为公私合营。包渠成药店的药材大部分来自兰溪药行，也有广泛收购的本地土产药材，将这些药材加工包装后，分别外销沪、杭，远销两广、香港等地。1949年遂昌解放，包老板响应政府号召，捐赠棉衣1000套支援东北灾民；抗美援朝时，老板捐献1600元用于购置飞机大炮，属爱国开明人士。自1924年创办至1956年的30年间，包渠成国药号对遂昌的中药业、遂昌百姓做出了贡献，深得城乡人民的信任。

十、龙泉三和堂

龙泉三和堂药店开设于清嘉庆二十五年（1820），附设制药场，生产中成药100余种，尤以小儿疳积粉为著，延续六代。三和堂在小梅镇有百余年历史，历经五代人相传，三和堂老板刘先声为第三代。民国改元之时，山区土产旺销年月，物价稳定，人民生活较好，刘先声风华正茂，遂大展才能，驰名浙闽边区各地，是三和堂的鼎盛时期。1931年后，四代传人刘泽忠，遭遇抗战时期，兵荒马乱，三和堂药业渐趋衰落。解放战争时期，五代传人刘亦谦只能株守祖业。中华人民共和国成立后三和堂药店参与药业联营。

十一、云和仁本堂

从清光绪二十七年（1901）至1957年，云和城内司前铺有一家仁本堂中药铺，经营者是畲族人蓝水奶。1957年，仁本堂接受公私合营。

十二、景宁济生堂

景宁济生堂医馆于清光绪庚子年间在景宁县衙大门外（左侧）开设。第一代传人是陈桂芳，至今医传五代，历时150余年。第二代传人陈国藩，清巡学堂官班修业生，熟谙内科，擅长妇女产后病调理、儿科麻痘和烧伤诊治，于清光绪庚子年间在景宁开设济生堂医馆。第三代传人陈元丰，精制丸、散、膏、丹，诸如神曲、午时茶、眼药粉、烧伤膏等，在烧伤治疗方面颇有建树。第四代传人陈兴日，曾以辛温桂枝汤治愈天行赤眼重症，并不断改进烧伤药配方，治疗各类烧伤患者往往能取得显著疗效。第五代传人陈武秀，毕业于温州医科大学临床医学专业，现任云和县医疗健康集团眼科主任；陈佩英在内科、妇科常见病、多发病及疑难杂症的治疗方面颇有心得。

第十章 传承发展

第一节　中医医疗机构

一、现代公立中医医院

1. 丽水市中医院

丽水市中医院创建于1978年12月，其前身由丽水县城郊区卫生院和城关医院合并成立，是集中医（中西医结合）医疗、教学、科研、预防、保健、康复为一体的国家三级甲等综合性中医医院，浙江省三级甲等中医医院，是浙江中医药大学附属医院、全国重点建设中医院、国家中医特色重点建设中医院建设单位、国家中医类别医师资格实践技能考试基地、全国中医住院医师规范化培训基地、全国中医药预防保健基地、全国中医药适宜技术推广基地、全国中医药科普宣教基地。医院为上海中医药大学附属龙华医院指导医院，上海中医药大学附属岳阳中西医结合医院、浙江省中医院、浙江省立同德医院、杭州市中医院、浙江省肿瘤医院协作医院，医院是浙江省结核病定点医院，浙江省老年友善医院，丽水市中药制剂重点实验室，丽水市结核病临床医学研究中心依托单位。丽水市中医药学会、丽水市防痨协会、丽水市中医药研究所、丽水市中医病历质控中心、丽水市中医护理质控中心、丽水市中药药事质控中心、丽水市结核病医疗技术指导中心、丽水市中医治未病技术指导中心均设在该院。

到2022年年底，医院核定床位800张，临床、医技科室40个，在岗职工885人，高级职称人员203人，硕博士115人，硕士研究生导师12人，享受国务院政府特殊津贴专家2人，正高二级岗专家3人，省级名中医3人，省151人才5人，省卫生创新人才1人，省医坛新秀6人，市首席专家岗专家2人，市绿谷特级名医9人，市绿谷名医16人，市绿谷名护12人，全国“岐黄工程”人才及培养对象12人，省杏林工程培养对象24人，全国老中医药专家学术经验继承工作指导老师1人。

医院肺病科为国家中医药管理局“十二五”重点专科，中西医结合呼吸内科学为第三批浙江省中医药重点学科，妇科、骨伤科、针灸推拿科为“十一五”浙江省中医药重点专科，畲医药心血管病学为浙江省“十三五”中医药重点建设学科，妇科、针灸科、传染病科（结核病）、治未病科、护理学为浙江省“十三五”中医药重点建设专科，肺病学研究、畲医药开发利用研究为丽水市第一、第二批首席专家岗，畲医药学、中医内科学为2019—2021年周期丽水市重点学科，畲医药学、中医心血管病学、中西医结合康复医学、中医传染病（疫病）学为（2022—2024年周期）丽水市重点建设学科，“畲医药防治心血管病”“中西医结合肺病学研究”为第二批丽水市重点科技创新团队。

近年来有180余项科研项目在国家、省、市立项，其中国家重大科技专项课题6项，省部级项目10余项，省中医药重点项目5项。先后有16项科研成果获市级及以上科学技术进步奖，13项获中国发明专利、1项获日本发明专利、2项获转让发明专利。医院还拥有经GMP（良好生产规范）验证的中草药制剂中心，可生产合剂、胶囊剂、茶剂、散剂等5种剂型，目前经省药监部门批准在临床使用的制剂达14余种。浙江省畲医药传承创新和开发应用中医药重点实验室入选“省级重点实验室（培育）”，浙江省老年肺结核诊治中医药多学科交叉创新团队入选“省级科技创新团队（培育）”。

医院先后荣获“全国卫生先进集体”“全国中医药科普先进集体”“全国志愿者助残扶残先进集体”“全国中医护理先进集体”“浙江省文明单位”“浙江省绿色医院”“浙江省平安医院”“浙江省健康促进医院”“浙江省科教工作先进集体”等荣誉称号，被国家评为“2018—2019年度全国平安医院工作表现突出集体”。

2. 青田县中医医院

青田县中医医院创办于1995年10月，2014年1月被评为“国家二级甲等中医医院”。医院占地面积5443平方米，建筑面积24385平方米；核定床位250张，开设急诊医学科、重症医学科、心内科、外骨科、普内科、康复医学科6大病区，设有血液净化中心、介入导管治疗室等门急诊科室30余个，拥有1.5T磁共振、16排螺旋CT、西门子DSA、奥林巴斯胃肠镜、支气管镜、腹腔镜、关节镜等先进诊疗设备。医院作为县域医共体牵头单位，下辖15家成员单位，目前正推进两院融合“一院两区”发展模式。

医院中医药服务优势明显，颈肩腰腿痛多学科诊疗中心开展脉法针灸、传统针灸、超微针刀等中医技术，设中医综合外治室，积极拓展中医传统特色治疗项目，开发督脉铺灸、三九贴、中医正骨等特色项目，此外冬病夏治、夏（冬）病冬治、针灸减肥、中药膏方、特色香囊、中医护理、夜门诊等中医特色疗法均受百姓欢迎。康复医学科建成了全县设备先进、功能齐全的康复理疗治疗室，率先引进岐黄针疗法、腹针疗法和龙氏手法整复等新技术，是浙江省县级中医药优势专科、青田县康复医学质量控制中心。医院中西医结合皮肤病科、中医妇科、治未病科等专科在县域知名度较高。

医院拥有省级重点学（专）科 3 个，市级重点学（专）科 7 个（包括 2 个县域龙头学科），是浙江省中医助理全科医生规范化培训基地，青田县中医药适宜技术推广基地，是县糖尿病防治办挂靠单位，是中国创伤救治联盟创伤救治中心建设单位。

3. 缙云县中医医院

缙云县中医医院创建于 1990 年，是一所临床学科齐全、中医特色浓厚的二级甲等综合性中医医院。医院占地面积 10667 平方米，建筑面积 7600 平方米，核定床位 250 张，开放床位 158 张。截至 2022 年 12 月，在职员工 270 人，其中卫生专业技术人员 230 人（高级职称人员 32 人，中级职称人员 51 人）。设置急诊科、内科（呼吸内科、风湿免疫科、肾病科、心血管科、内分泌科、消化科等）、外科（普外科、肛肠科、肿瘤科、皮肤科、妇产科、五官科等）、康复科（针灸推拿科）等住院病区，开设 20 余个临床医技科室及血透治疗中心。2018 年联同 6 家乡镇卫生院（社区卫生服务中心）成立缙云县中医医院医共体。

医院坚持中西医结合，突出临床疗效，既能运用中医中药诊治各类常见病、多发病、慢性病和疑难病，开展针灸、刮痧、拔罐、推拿、穴位贴敷、膏方等中医特色项目，也能熟练开展手术治疗、介入治疗和微创治疗，承担县域内急、危、重症患者的抢救，配置 16 排螺旋 CT、口腔 CT、核磁共振、彩色多普勒超声诊断仪、进口电子胃肠镜系统、眼科断层扫描系统（OCT）、盆底康复治疗仪、宫腔镜、腹腔镜等先进医疗设备。

2016 年 10 月医院与浙江省中医药学会、缙云县科协联合成立缙云县国医馆，浙江省中医药学会 10 余名主任委员（简称主委）专家每月下沉坐诊、带教，成立 3 个省级名中医工作室、1 个省级名医工作室和 1 个全国基层名老中医药专家传承工作室。

医院于 2023 年年底整体迁建，总投资为 1.79 亿元，建设规模为 258 张床位，总用地面积约为 15866.67 平方米，总建筑面积为 38238.34 平方米。项目保留了原县人民医院的门诊楼进行改造，拆除住院楼、感染楼、放射楼、食堂等危旧房，新建病房综合楼、感染楼及配套设施。

4. 遂昌县中医院

遂昌县中医院成立于1978年12月，为二级甲等中医医院，是浙大附属邵逸夫医院合作医院、浙江省中医院遂昌分院和丽水市人民医院遂昌分院。下辖10家医共体分院，57家村卫生室。开设6个病区，核定床位250张，实际开放床位274张。现有在职职工335人，中高级职称人员161人，占比48%。

医院坚持多元化学科合作，深化和省中医院、浙大附属邵逸夫医院的合作共建，近年学科建设稳中向好，康复医学科获评为丽水市临床重点专科建设项目；充分发挥中医药优势，做强做精省重点专科建设项目肝病科，县域龙头学科中西医结合内分泌病学与代谢病学科、骨伤学科；有省"十三五"中医药重点专科建设项目1个，省市县在研科研项目6项；近年开展新技术新项目86项，专科技术水平、服务能力得到大幅提升。

医院坚持"人才强院"，强化人才高质量培养培训，有全国基层名老中医药专家传承工作室1个，全国"岐黄工程"人才培养对象1人，全国中医护理骨干人才1人，浙江省551卫生高层次人才培养对象2人，浙江省基层名中医4人，省"杏林工程"人才培养对象1人，省中医护理优秀人才1人，丽水市绿谷名医2人，绿谷名护士1人，丽水市绿谷医坛新秀培养对象4人，丽水市首届优秀中青年中医师1人，丽水市"创新引领"工作突出贡献个人1人。

5. 松阳县中医医院

松阳县中医医院创建于1988年3月，是国家"二级甲等"综合性中医医院，是浙江中医药大学附属第二医院（浙江省新华医院）分院、丽水学院附属松阳中医医院、松阳荣军优抚医院、海军军医大学中医系中医药实践教学基地，是松阳县医共体牵头单位，入选国家全面提升县级医院综合能力500家县级中医院。

目前医院核定床位250张，设有4大病区、40余个专科门诊及中医馆；有吴瑞华全国名老中医药专家传承工作室等10余个名医工作室；有省、市级重点学科康复科（丽水市县级医院唯一一个"十三五"省中医药重点学科），省级重点专科肺病科、中医肝病科，市重点扶持学科中西医结合外科，市级临床重点建设专科中西医结合骨科和针灸科；建成丽水市县级医院首个"眼视光中心"；配有进口磁共振、高端螺旋CT、乳腺DR拍片机、腹腔镜、关节镜、输尿管镜、高端彩超、高端胃肠镜、中医体质辨识仪、皮肤科进口调Q激光、大型康复机器人等医疗设备。

医院现有职工 280 余人，其中高级职称人员 53 人、中级职称人员 81 人，国家级中医药传承与创新“百千万”人才工程（岐黄工程）培养对象 1 名，入选全国基层名老中医药专家传承工作室建设项目名单的有 2 人，省级名中医 2 人，浙江省中医药传承与创新“十百千”人才工程（杏林工程）培养对象 4 人，市绿谷名医 3 人、名护 2 人，市“138 人才”培养对象 2 名，市百千青年博硕成长计划培养对象 1 人，市绿谷医坛新秀培养对象 1 人。

医院新院址位于松阳县城高速出口附近，按照国家三级乙等中医院标准建设，总用地面积 56666.67 平方米，投资约 4.69 亿元，设置医疗总床位 500 张，总建筑面积 7 万余平方米。

6. 云和县中医医院

云和县中医医院创建于 1978 年，是一所集医疗、康复、预防保健等于一体的二级乙等中医医院。2013 年与浙江中医药大学附属第二医院（省新华医院）开展紧密型医疗合作，成为浙中医大二院云和分院。医院内设 2 大病区，20 多个门诊临床医技科室；设有肺病专科、眼科、心血管专科、脾胃专科、风湿免疫专科等重点专科项目。医院拥有 16 排螺旋 CT、C 臂机、DR、飞利浦 Q7 彩超机、超声乳化仪、胃肠镜、OCT、腹腔镜、三氧治疗仪、膀胱镜、输尿管镜、体外碎石机、全自动生化分析仪、呼吸机等先进设备。

2019 年 4 月云和县医疗健康集团成立，医院增挂集团中医医院院区。医院总占地面积 5160 平方米，总建筑面积 5913 平方米，医院核定床位数 100 张，实际开放 92 张。现已启动新医院整体搬迁工作，新院区总床位数 250 张，按二级甲等医院标准建设，总用地面积 22700 平方米（约 34.1 亩），地上总建筑面积约 22500 平方米，地下建筑面积约 7117 平方米，预计 2024 年年底完成搬迁使用。

医院现有在职职工 150 人，在编人员 114 人，合同制人员 36 人，其中卫生专业技术人员 126 人，卫生专业人员中临床专业人员 47 人，护理人员 50 名，药剂人员 29 人，专业技术人员中高级职称人员 17 人，中级职称人员 45 人。

7. 庆元县中医院

庆元县中医院成立于 1984 年 5 月，1988 年 3 月正式对外开诊，医院用地面积 3163 平方米，总建筑面积 13833 平方米，核定床位 250 张，实际开放床位 182 张。现有职工 291 人，其中卫生专业技术人员 265 人，中高级职称人员 120 人，全国基层名老中医药专家传承人 1 人，浙江省基层名中医 2 人。医院是一所集医疗、教学、预防、保健、康复为一体，具有中医特色、中西医结合的综合性二级甲等中医医院。

庆元县人民政府与浙江中医药大学附属第一医院（浙江省中医院）签订“百科帮扶”协议，庆元县中医院挂牌成为浙江省中医院庆元分院。医院开设内（ICU）、外、妇、儿、骨伤、康复6个病区，设有急诊科、皮肤科、消化科、口腔科、内分泌科、治未病科、体检中心、检验科等25个临床医技科室。

医院现有中西医结合骨伤科、中西医结合呼吸内科、中西医结合儿科、中西医结合外科、针推康复科等中医特色科室，其中中西医结合骨伤科、中西医结合呼吸内科入选丽水市级临床重点专科建设项目库；配有美国GE16排32层螺旋CT、西门子红杉树高性能彩超、西门子DR、GE移动DR、意大利百胜彩色B超、中医红外线体质辨识仪、康复机器人、B超定位水囊式体外冲击波碎石机等一批高新医疗仪器设备，能充分保证医疗业务需求。

医院坚持突出中医特色、中西医并重的办院方向，运用中西医结合治疗各类疾病，对心血管、乳腺、肛肠、泌尿、骨伤、康复等具有较丰富的诊疗经验。

8. 龙泉市中医医院

龙泉市中医医院始建于1958年，是一家集医疗、急救、教学、科研、预防、保健于一体的中医医院，位于中山西路23号，项目建设用地面积约21904平方米（32.8亩），按二级甲等标准化建设，核定床位数250张，拥有进口1.5T核磁、16排螺旋CT、数字化乳腺DR、胃肠镜、气管镜、血透机及康复设备等现代化医疗设备，为患者提供更准确的临床诊断、治疗及护理。2017年，医院成为国家级基层常见病多发病中医药适宜技术推广基地；2024年，成为“浙江省脊柱侧弯中西医诊疗专科联盟”成员单位、“浙江省中西医结合康复医学联盟理事单位”；2025年，成为中国抗癌协会肺癌防筛建设单位。医院学科齐全，开设急诊科、内科、外科、儿科、妇科、骨伤科、康复科、口腔科、治未病科、全科医学、呼吸与危重症医学科（肺病科）、消化科（脾胃病科）、肾内科（肾病科）、血透中心、检验科、放射科、超声科等40余个临床、医技科室，其中中医肺病科为浙江省县级中医药优势学科，肛肠科为浙江省中医药管理局重点学科，中西医结合内科为丽水县域龙头重点学科。医院将始终以“厚德精医、人本为先、仁术济世”为宗旨，坚持“厚德、仁心、创新、图强”的院训，努力打造一家百姓心中的好医院。

9. 浙江省民族医院

景宁县人民医院始建于1940年抗战时期，1984年分设自治县后，正式更名为景宁畲族自治县人民医院，2013年挂牌为浙江大学医学院附属第一医院民族分院，2014年成为丽水学院附属民族医院，2019年增挂“景宁畲族自治县人民医院（县域医共体）”，2021年增挂“浙江省民族医院”，2023年顺利通过二级甲等综合医院复评。医院于2020年整体搬迁至新院区，新医院占地13万余平方米（200亩），按三级乙等标准建设，核定床位800张。其中一期占地6.8万平方米，核定床位550张，开放床位395张；二期项目规划用地6.5万平方米，设床位250张，以康复医疗为主。

医院设12个专科病区，36个专科门诊，46个亚专科；现有职工613人，研究生17人，高级职称人员88人，中级职称人员151人，国家级学术委员32人，省级学术委员60人，市级学术委员155人；拥有院士专家工作站2个（郑树森院士专家工作站，付小兵院士专家工作站），浙江省县级医学龙头学科1个（骨科），浙江省县级中医药优势学科1个（中医痹病学）；乡贤名医工作站2个（张启瑜、赵龙妹）。医院与浙江中医药大学携手共建“畲族医药展览馆”；与浙江省中医院合作挂牌成立“浙江省中医院景宁中医诊疗中心”；先后荣获“省级文明单位”“省级平安医院”“省级卫生先进单位”等省市荣誉30余项。

二、现代综合性医院中医科

1. 丽水市中心医院中医科

丽水市中心医院中医科成立于1974年，是浙江“省级示范中医科”、全国中医药工作示范科室创建科室，下设中医内科、中医妇科、中医全科、针灸科、推拿科5个专科门诊，共有专科医师10人，其中3位获得高级职称，主治医师有2人，住院医师有5人；本科毕业生3名，硕士6名（在读1名），博士1名。科室年门急诊人次达2万～3万人次。科室开设中医门诊，运用中医整体观、辨证施治，结合西医诊疗手段来治疗临床常见病与多发病，特别在病毒感染、老年病、慢性病、心因性疾病、免疫性疾病、肿瘤手术、放（化）疗后综合征、亚健康保健等西医目前无法治疗或实验室不能解释的疾病方面，能得到较好的治疗效果。

2. 丽水市人民医院中医科

丽水市人民医院中医科于2006年被评为“全国综合医院中医药工作示范单位”，2008年被评为“浙江省示范中医科建设项目”，2012年设立“浙江省叶一萍名老中医传承工作室”，2019年被评为“丽水市中西医结合重点学科”，2022年成为“国家级叶一萍名老中医传承工作室”挂靠单位。

目前中医科共15人，其中主任中医师3人，副主任中医师1人，博士2名，硕士6名，省级名中医1名，市级名中医2名。中医骨伤科、中医妇科是其特色亚专科。

3. 丽水市第二人民医院中医科

丽水市第二人民医院老年中医科主要开展老年病的筛查、评估、诊断、治疗、康复及预防等。科室拥有一支临床经验丰富的诊疗团队，其中高中级职称人员10人，硕士研究生3人；主攻内分泌疾病和代谢疾病、免疫疾病、脑血管病、老年睡眠障碍、老年痴呆的治疗及干预；采取中西医结合特色诊疗，结合中医康复、中医外治（如艾灸、耳针、失眠推拿、中药涂擦、穴位贴敷等）全面调治。

2017年12月医院成立了中医精神科，目前开放床位95张，有学科带头人1人，另有副主任医师2人，主治医师3人，住院医师2人，硕士1人，副主任护师1人，主管护师2人，在临床工作中运用中药汤剂、中医针刺、耳穴压豆、推拿、刮痧、中药封包、中药熏蒸等传统医学技术与西医学技术相结合诊治各类精神障碍。

4. 丽水市妇幼保健院中医科

丽水市妇幼保健院中医科自成立以来，不断发展壮大：2019年3月开设中医妇科门诊，2020年9月成立国医馆，2023年5月又增设针灸推拿科。科室积极推广穴位埋线减肥、儿童近视预防、小儿推拿等中医适宜技术，为妇女儿童提供专业中医诊疗服务。科室人才结构合理，拥有主任中医师1人，主治中医师4人，研究生3人，以及浙江省基层名中医和丽水绿谷名中医各1人。全年门诊人次超过1万，是市级重点扶持的妇幼卫生学科重要组成部分。2022年，医院与温州医科大学合作，举办“西学中”培训班，鼓励医护人员学习中医，为妇幼中医发展培养人才。2023年，中医适宜技术累计开展273556人次，业务收入达到3696291元，同比分别增长5.73%和21.73%。

5. 莲都区人民医院中医科

莲都区人民医院中医科为一级临床科室，现有主任中医师1名，执业中医师1名；康复治疗师1名；下设中医脾胃病、中医心脑血管病2个专科门诊，1个康复治疗室；提供包括中药汤剂治疗、针灸推拿、拔罐艾灸等传统中医疗法，以及中低频脉冲、红外线、运动疗法等现代康复治疗手段；年门诊量2万余人次，中药处方近 4 万余张，中药贴数近 3 万贴。科室重视科研与学术交流工作，参加省、市、区科研项目多项，成功举办市级继续教育项目 3 项。

6. 青田县人民医院中医科

青田县人民医院中医科建科 60 多年，已经形成一支中医经典理论功底扎实、临床经验丰富、技术过硬、医德医风良好的医疗团队。科室坚持“中医特色”发展思路，突出中药和各种中医特色疗法的综合运用，中医特色气氛浓厚，2007 年被评为浙江省示范中医科。现科室共有中医师 14 人，康复技师 3 人，其中主任中医师 4 人，副主任中医师 3 人，主治中医师 6 人，住院中医师 1 人，丽水市级名中医 1 人，丽水市“五养”大师 3 人，青田县名中医 5 人，县中医新秀 3 人，全日制研究生 3 人。科室于 1999 年在浙江省中医院国家级名中医陈意教授的指导下，在全市首先推出了中医膏方门诊，治疗病种涉及面广，覆盖中医内科杂症、中医妇科、中医儿科、中医肿瘤、中医治未病科、中医皮肤科、中医慢性病膏方调理、针灸科、推拿科、理疗科、康复科等。

7. 缙云县人民医院中医科

缙云县人民医院中医科，现有主任中医师 1 名，副主任中医师 1 名，主治中医师 2 名，住院中医师 1 名，国家级学术委员 2 名，浙江省基层名中医 1 名，开设中医妇科和脾胃病 2 个专科门诊，擅长脾胃病、呼吸系统疾病、妇科病等中医疑难杂症的治疗。科室重视特色技术发展，与骨伤科合作，开展“联动查房”模式，利用舒筋活络、化瘀止痛的中医药技术增强疗效，避免一病一方，提高辨证论治的灵活性；与妇产科合作，对孕期胎漏患者予“穴位贴敷”治疗，旨在益气养血安胎，对产后腹痛患者予“中药封包”治疗，旨在暖宫化瘀止痛。科室中西医结合，努力为患者提供优质、创新的服务。

8. 缙云县第二人民医院中医科

缙云县第二人民医院中医科，是医院重点学科之一，下设中医内科、中医妇科、针灸科等专科门诊，共有专科医师 2 人，现在外规培 2 人。其中，高级主任中医师 1 人，中医师 1 人，有一名医师荣获“仙都名中医”称号。科室运用中医整体观，辨证施治，结合西医诊疗手段来治疗脾胃系病症、肝胆系病症、老年病、慢性病、心因性疾病、免疫性疾病、肿瘤手术放、化疗后综合征，并在亚健康保健、养生强体等方面形成一定的特色优势。中医科始终坚持“一切以患者为中心”的服务宗旨，为广大患者提供“简便验廉”的中医药服务。

9. 遂昌县人民医院中医科

遂昌县人民医院中医科现有主任中医师1人、副主任中医师2人、主治医师3人、住院医师2人、副主任护师1人、主管护师1人，目前开设中医门诊（含儿科）、推拿、体质辨识、针灸、理疗等诊疗项目。科室开展中药治疗心脑血管疾病、中风后遗症、带状疱疹、骨关节病、腰腿痛、慢性胃炎、失眠、体质偏颇调理、月经不规则、更年期综合征、恶性肿瘤手术或放、化疗后综合征等疾病；针灸、小针刀、穴位注射、理疗等适宜技术；中药散剂、茶饮、面膜、冬病夏治“三伏贴”及冬令膏方等业务。

10. 松阳县人民医院中医科

松阳县人民医院中医科建筑面积212平方米，设有中医诊室、中医护理门诊、针灸推拿科、理疗科。现有专业技术人员8人，其中主治医师5人，住院医师1人，康复治疗师2人。中医科以传统医学理论为指导，坚持中医辨证论治，专治临床各科常见病、多发病及各类疑难杂症，具有简、便、验、廉之特点，现开设中医妇科、中医肾病2个专科门诊，开展项目有针灸、推拿、艾灸、电疗磁疗、手法通乳、平衡火罐、刮痧、穴位贴敷等。

11. 云和县人民医院中医科

云和县人民医院中医科为我县较有影响力的综合医院中医科室，现有主任中医师2人，主治中医师2人（其中1名为硕士学历），住院医师2人。科室秉承中医学辨证论治、整体观念之传统，突出中医特色，将中医内科、中医妇科及中医针灸等整合式发展，以传统的中医针药为治疗手段，将中医特色疗法与现代医学科研成果紧密结合，为患者提供高效、优势的中医药服务。

12. 庆元县人民医院中医科

庆元县人民医院中医科始建于1955年，现有主任中医师2人，副主任中医师1人，主治中医师3人，主任护师1人。该科注重中医理论与实践相结合，中医辨证与专病专方相结合，在治疗中医内科、妇科、儿科、骨科、肿瘤及各种疑难杂症方面积累了丰富的临床经验。科室开展了一系列的中医药适宜技术，如穴位贴敷、耳穴压豆、中药足浴、中药灌肠、中药熏洗、拔罐、刮痧、揿针、各种灸法及小儿推拿等特色疗法。

近年来，该科还开展了“中医进病房”工作，推行中医临床一体化，对患者的治疗采取中西医有机结合，取得良好疗效。

13. 龙泉市人民医院中医馆

龙泉市人民医院中医馆建设于2020年12月，是集中医治疗、针灸推拿理疗等为一体的中医药诊疗养生馆，开设有中医诊室6间、针灸理疗室2间、中医护理诊室1间。中医门诊开设有中医内科、儿科等专科门诊，以特色的中药、针灸推拿等为治疗手段开展中医特色治疗，拥有本院及浙大二院中医专家团队11人。中医馆开设中医健康大讲堂，致力于传承和发扬中华传统医学文化，为广大患者提供高质量的中医诊疗服务。

第二节　中医药政策

近年来丽水市委市政府高度重视中医药工作。2009 年丽水市政府成立以分管副市长为组长的丽水市中医药工作协调小组，具体领导协调全市中医药发展工作。丽水市发改委、丽水市卫健委先后联合出台了丽水市中医药发展“十一五”“十二五”“十三五”“十四五”发展规划，明确了各个阶段中医药发展的主要目标和具体任务。2017 年，丽水市人民政府出台了《丽水市人民政府办公室关于加快中医药健康发展的实施意见》。2021 年，丽水市人民政府牵头召开了中医药传承创新发展会议，会上成立了市中医药传承创新发展领导小组，领导小组下设 5 个工作组，分别由市卫健委、市发改委、市农业农村局、市经信局、市科技局和市教育局牵头，围绕中医药管理体制机制创新、服务模式、产业发展、科研创新、人才队伍建设等方面，对全市中医药传承创新发展进行宏观指导，研究提出促进中医药传承创新发展的方针政策。市卫健委配合市委出台了《关于进一步加强卫生健康人才队伍建设的实施意见》(丽委人办［2021］2 号),《意见》专门针对中医药传承与创新“百千万”“十百千”人才工程及中医师带徒等提出了激励政策。丽水市医保局实行了中医医疗机构中医药治疗率（简称中治率）与医保支付挂钩的正向激励机制，对公立中医医院中治率高的中医优势病种组，通过提高 DRG 付费激励系数予以支付倾斜，支持中医药事业传承发展。2018—2022 年，全市公立中医医院投入 18.6 亿元，占卫生健康投入比例 33%，其中中医基本建设 4.9 亿元。2022 年 8 月，丽水市人民政府出台了《丽水市促进中医药传承创新发展实施方案》，各县（市、区）相继出台了中医药扶持政策。

第三节 中医药服务

中华人民共和国成立后，在党的中医政策指引下，特别是省中医药管理部门长期不懈的支持下，丽水的中医药事业有了长足发展，尤其是撤地设市以来，发展步伐持续加快。近年来，丽水市认真学习贯彻习近平总书记关于中医药工作的重要论述，落实党中央国务院、省委省政府和市委市政府关于中医药发展的战略决策部署，以高水平推进健康丽水建设为引领，坚持中西医并重工作方针，坚持以人民健康为中心，传承精华，守正创新，着力发挥中医药特色和优势，持续提升中医药服务能力和水平。全市中医药呈现出良好的发展态势，逐步探索形成了一条具有丽水特色的中医药发展之路。

“十三五”期末，全市共有中医医疗机构 112 家，其中公立中医院 8 家、民营中医院 2 家、中医门诊部 5 家、中医诊所 97 家。全市公立中医医院共有床位 1632 张，每千人口公立中医医院床位数达到 0.65 张；全市中医类别执业（助理）医师 1368 人，每千人口中医类执业（助理）医师数达到 0.54 人。全市共有 6 家县级中医医院牵头成立县域医共体，建成标准化中医馆 128 家。以丽水市中医院为龙头，县（市）中医院和综合（专科）医院中医科为骨干，基层中医诊疗服务网点为基础，社会办中医为补充的三级中医药服务体系基本形成。

（一）中医药服务体系进一步健全

1. 中医药龙头引领作用进一步增强

在国家三级公立医院绩效考核中，丽水市中医院连续 3 年位列 A 等级，处于全省和全国三级医院第一方阵。2020 年，丽水市中医院成功创建成为浙江中医药大学附属医院，于 2021 年顺利通过国家三级甲等中医院复评审，同时通过浙江省三甲中医医院评审，于 2022 年成功申报国家发改委、国家中医药管理局（中管局）国家中医特色重点医院建设单位项目，取得中央专项资金 6400

万元，中医药传承创新建设项目总投资 2.14 亿元，总建筑面积 32390 平方米，于 2023 年年底正式投入使用，新增核定床位 200 张，医院硬件设施得到较大改善，成为国家中医类别医师资格考试实践技能考试基地（全省三家）、全国中医住院医师规范化培训基地、全国中医药适宜技术推广基地。丽水市中医院在全省率先开展了区域内中药制剂调剂工作，相继在县（市）8 家专科联盟单位进行中药制剂的调剂，在 2022 年浙江省中医药管理局组织的浙江省“千方百剂”医疗机构中药制剂成果路演会上，荣登最受欢迎十佳榜单、最佳服务能力十佳榜单和最强创新能力十佳榜单。

2. 中医药骨干支撑作用进一步增强

莲都区中医院挂牌成立，缙云县、松阳县、遂昌县、青田县、庆元县、景宁畲族自治县 6 家中医院（民族医院）均通过二级甲等复评，其中青田县中医医院在积极筹备创建三乙中医院。龙泉市和云和县中医医院通过二乙中医院复评，其中龙泉市中医医院在积极推进二甲中医院创建工作。青田县中医医院完成医疗用房改造并投入使用，龙泉市、松阳县、云和县、缙云县、遂昌县中医院迁建项目建设均如期进行。青田县、缙云县、松阳县成功创成全国基层中医药工作先进单位。2021 年青田县中医医院和庆元县中医院入选为全省中医日间诊疗服务试点单位。松阳县被省卫健委、省中医药管理局确定为“浙江省中医药综合改革先行区建设单位”。

3. 中医药基层网底进一步筑牢

丽水市已实现全市所有乡镇卫生院（社区卫生服务中心）中医馆全覆盖，开展村卫生室中医角建设，为一体化卫生室配备神灯、拔罐器、刮痧板、艾灸盒等中医诊疗设备，设置中医展示架、中医书籍、中医宣传海报等中医角内容，增强中医药氛围。积极开展丽水市示范中医馆创建工作，目前全市 179 家乡镇卫生院、社区卫生服务中心已实现中医馆全覆盖。100% 社区卫生服务中心、乡镇卫生院能提供 6 类 10 项以上中医药技术服务，100% 社区卫生服务站、100% 村卫生室能提供 4 类 6 项以上中医药技术服务。由丽水市中医院承建的丽水市中医辨证论治综合创新平台正式开通。该平台可以为基层医疗机构及患者提供远程会诊、在线学习、辅助开方、中药审方、饮片调配、代煎及免费配送到家等服务。平台启用至今，已与丽水市 226 家基层卫生院、乡镇卫生中心开展了“云服务”，成为基层医疗卫生服务“最多跑一次”改革继续推进的成功范例。该项改革于 2021 年 12 月入围“浙江省中医药传承创新十大新闻事件”。

（二）中医药学（专）科服务能力进一步增强

丽水市大力开展中医“名科”建设，分层分类推进学（专）科建设，强化学（专）科内涵提升，不断发挥学（专）科引领、辐射、带动及人才培养的功能和作用，积极争创国家、省级、市级中医药重点学（专）科，做优做强肺系病、心血管病、妇科、针灸、推拿、脑病、骨伤、肿瘤、脾胃病、内分泌、肾病、儿科、老年病、皮肤、肝病、乳腺、肛肠等专业领域优势学（专）科。通过与上级医院建立协作关系、开展百科帮扶等方式，先后与上海、杭州等知名医院开展学科专科共建关系，进一步提高优势专科专病的服务水平。以“三大中心”（胸痛、卒中、创伤）建设为抓手，强化、整合多学科联合救治体系，规范诊疗行为，优化诊疗流程，着力提升急危重症医疗救治能力，加强基层中医药特色专科专病建设，聚焦慢性病、老年病、康复、肿瘤、疼痛、骨伤、感染性疾病、中医护理等专科，实施“一县（市）一品牌、一中心一特色”建设。通过努力，截至2022年年底，全市建成了72个有实力、有特色、有口碑的中医药重点学（专）科，包含国家中医药重点专科1个，省中医药重点学科5个、专科21个，市级中医药重点学（专）科和县域龙头学（专）科45个。（附省级及以上学（专）科介绍）

1. 肺病科（丽水市中医院）

丽水市中医院肺病科是国家中医重点专科，浙江省中西医结合重点学科，学科带头人为刘忠达，学术继承人为李权、张尊敬、刘笑静等。学科创建于1998年，现已发展成为全省中医系统较大的中医、中西医结合肺系疾病诊疗中心，是省内较早通过国家三级医院呼吸与危重症医学科规范化建设单位，浙江省防痨协会副理事长、省中医药学会呼吸病分会副主委、感染病分会副主委、省中西医结合学会呼吸病分会副主委单位，首批省老年肺结核中医药多学科交叉创新团队，丽水市第一、第二批肺病学研究首席专家岗，丽水市中西医结合肺病学研究创新团队，丽水市结核病临床医学研究中心牵头单位等。学科核定床位200张，5个病区单元，8个专科专病门诊，设有国医大师葛琳仪团队传承工作室、市肺病学研究首席专家刘忠达工作室，附设肺病学研究室、呼吸内镜中心、肺功能室、结核病与微生物实验室、睡眠呼吸监测室、中医特色治疗室、肺康复治疗室，有医护人员120余人，浙江中医药大学硕士生导师3人，硕士及以上学历者36人，科室拥有享受国务院政府特殊津贴专家，省151人才，省卫生创新人才，省医坛新秀，市138人才和国家、省、市级学科（专科）带头人，形成老、中、青合理人才梯队。科室拥有自主研发的化痰止咳合剂、桑菊止咳合剂、生麦利咽合剂、扶正解毒合剂等院内中草药制剂，临床疗效显著，深得患者广泛赞誉。学科先后承担60余项国家、省、市级科研项目，其中国家重大科技专项5项，省部级项目6项，省中医药重点项目5项，厅市级项目多项；主办国家级继续教育（简称继教）项目12项；获省政府科学技术奖5项，中华中医药科学技术奖1项；编写国家级出版社著作5部；参与制定国家级专家共识指南标准等10余部；获国家发明专利3项。

2. 畲医药心血管病学

丽水市中医院畲医药心血管科为浙江省“十三五”中医药重点学科、丽水市医学重点学科、丽水市科技创新团队、国家高血压达标中心、国家心衰医联体成员单位、丽水市中医药学会心脑血管病分会主委学科，学科带头人是陈礼平。

专科团队拥有硕士生导师3名、专技二级岗1名、全国中医药创新骨干人才1名、省151第二层次人才1名、省医坛新秀1名、省中青年临床名中医1名、市名医2名、市医坛新秀5名。

专科积极开展泛血管共病防治工作，构建了高血压病“亢虚浊痰瘀”理论体系，研发高血压活血降压方，为患者提供精准的心衰诊治及随访方案，研发益气强心合剂、平心复脉合剂，在“异病同治、脑血辨证”指导下，进行“心脑同治”的院内制剂开发。专科创新畲药穴位贴敷加体外反搏技术，进行心脏康复治疗，承南宋名医陈无择《三因方》，建设陈氏医派——陈无择传承工作室，创建王新陆国医大师血浊理论研究室，引进智能AI技术开展国医大师验方防治动脉硬化精准干预研究。

近5年，学科团队立项省自然基金1项，省中管局课题7项，市科技局课题6项；获中国民族医药学会科学技术奖三等奖2项，省科学技术进步奖三等奖1项，市科技进步奖二等奖1项、三等奖2项；授权中国发明专利8项、日本发明专利1项；发表论文50篇，SCI收录6篇；主编或参编医学著作5部。

3. 中西医结合康复医学

松阳县中医医院中西医结合康复科是“十三五”省中医药（中西医结合）重点建设学科，学科带头人为郭兴化。科室以中西医结合为特色，集临床诊疗、科研创新、教学培训、疾病预防于一体，整合神经内科、现代康复中心、针灸推拿科等多学科优势，形成“门诊－治疗－住院”一体化服务体系，配备步态训练与评估机器人、智能上肢反馈训练系统、四肢联动训练仪、冲击波治疗仪、微波治疗仪、磁振热治疗仪、电脑中频治疗仪、多功能牵引床等先进康复设备，重点打造中风后遗症、眩晕综合征、面神经麻痹（面瘫）等特色专科，擅长神经系统疾病及运动系统疾病的诊疗与康复，以传统中医理论为指导，结合现代医学技术，开展针刺、推拿、灸疗、刮痧拔罐、穴位贴敷、穴位埋线、中药熏蒸等特色项目，结合“冬病夏治”理念，强化慢病管理。科室以“中西医协同、精准康复”为核心，依托高端设备、多学科团队及中医药特色优势，为患者提供从急性期干预到恢复期康复的全周期服务，助力功能重建，提升生活质量。

4. 针灸科

丽水市中医院针灸科为浙江省“十三五”中医药重点建设专科，专科带头人为刘鸿。科室设有门诊治疗室 13 间、门诊床位 70 余张，年门诊 10 万余人次。科室以传统中医针灸疗法为基础，结合现代医学发展，开展有腹针、脐针、小针刀、药饼灸、穴位埋线、火针、冬病夏治等特色疗法，开设面瘫、肩周炎 2 个专病门诊，开设减重夜门诊，临床上对颈肩腰腿痛、软组织损伤、中风病、面瘫、月经不调、痛经、失眠、辅助生殖及减肥等常见病、多发病及疑难病有较好的疗效，病种涵盖内、外、妇、儿各个科室。

学科拥有浙江省名老中医学术继承人 1 人、丽水市绿谷特级名医 1 人、市绿谷医坛新秀 1 人、丽水市五养大师 2 人。近年来学科发展迅速，先后承担和参与 10 余项国家、省、市级科研项目，其中国家科技重大专项子课题 1 项、省中医药管理局研究课题 4 项、市科技局课题 3 项，主办 10 余项国家级和市级继续医学教育项目，发表学术论文 40 余篇，其中 SCI 论文 2 篇。

5. 中医妇科

丽水市中医院中医妇科为浙江省“十三五”中医药重点建设专科，专科带头人为江伟华，科室融合中西医学精髓，构建了中医妇科与产科一体化的中西医结合诊疗模式，承担国家中医妇科规范化培训的重要职责，成为集中医、中西医结合医疗、教学、科研为一体的综合性专科。科室开放床位 83 张，拥有省、市名老中医工作室各 1 个。特色门诊覆盖盆腔炎性疾病、生殖内分泌、妇科肿瘤、盆底康复等领域，设有专病门诊 10 个。现已开展 20 余项中医药及民族医药特色非药物疗法，制定了 6 项中医优势病种及护理诊疗方案。科室积极发展现代医学技术，显著提升妇产科三、四级手术能力，其中以宫腹腔镜为主的微创手术占比高达 90%。科室制定国家操作标准 1 项，近五年主持及参与国家级、省部级及厅局级课题 14 项，在核心期刊发表学术论文 60 余篇，其中 SCI 收录 10 篇，主编及参编专著 7 部。

6. 传染病科（结核病）

丽水市中医院结核病科为医院国家中医药重点专科肺病科结核病单元、浙江省“十三五”中医药重点建设专科（传染病科），专科负责人为张尊敬。科室由享受国务院特殊津贴专家、省市级优秀科技人才组成，形成中西医结合创新团队。设普通/耐药结核病门诊，开放床位46张，配备肺功能室、气管镜室、中医综合治疗室，附设先进结核病实验室。是丽水市结核病专科联盟，市结核病临床研究中心牵头单位。2022年入围浙江省老年肺结核中医药多学科创新团队，主办国家级继教项目6项。参与国家传染病重大专项3项，承担省部级科研项目2项，厅市级科研项目30余项。获浙江省政府科学技术奖3项、中华中医药学会奖1项，主编/副主编专著3部。近年来，专科聚焦老年结核病防治，以中西医结合为特色，依托人才与科研优势，致力于解决老龄化、耐多药等结核病防治难题，推动区域中西医结合结核病诊疗水平提升。

7. 治未病科

丽水市中医院治未病科是浙江省“十三五”中医药重点建设专科，专科带头人倪京丽，是国家区域中医预防保健治未病扶优单位之一，是慢病（亚健康）中医健康管理规范化服务创建单位，治未病服务适宜技术定点培训单位。

治未病科是集中医医疗、教学、科研于一体的重要临床科室。科室拥有红外热成像检查仪、中医经络检测仪等，运用传统的中医理论结合现代的诊疗手段，对患者进行治疗、预防、养生、保健、康复和调摄。既继承了历代医家的学术思想和医疗经验，又吸取了现代中医的新进展、新成就。

科室开设中医调理门诊、失眠门诊、疲劳门诊及养生保健、冬病夏治、膏方门诊等特色中医门诊，干预各种肺系疾病，脾胃系疾病，代谢综合征，慢性疲劳综合征，亚健康疲劳状态，睡眠障碍，更年期综合征等。近年来，立项课题10余项，发表论文16篇，其中SCI论文1篇、中华系列论文1篇，承担国家级继教项目1项，省级继教项目4项，市级继教项目12项。

8. 护理学（丽水市中医院）

丽水市中医院护理学为浙江省“十三五”中医药重点建设专科，专科带头人邹新花，是丽水市中医护理质控中心和丽水市中医药学会护理分会挂靠单位，获评“全国中医护理优秀集体”。近年来，通过深化中医护理临床建设、创新人才培养模式、推进服务数字化转型，实现了学科内涵质量与区域影响力的双提升。护理团队现有375人，专科及以上学历占95.2%，其中硕士研究生4人、硕士生导师5名，全国中医护理骨干3人，省级中医护理骨干人才2人，浙江省“优才”11人，省级专科护士19人。近5年科研产出丰硕：获市厅级课题26项（资助79万元），发表核心期刊论文236篇（SCI 4篇，一级期刊10篇），获国家专利17项（发明专利3项），彰显学科综合实力与区域引领地位。

9. 中西医结合风湿免疫学

丽水市人民医院风湿免疫科是第三批浙江省中医药重点学科，学科带头人为叶一萍，学科集临床、科研、教学于一体，为丽水市中西医结合学会风湿免疫病专委会挂靠单位，省风湿免疫病医联体联盟成员单位，科室创建于1993年，是省内最早一批建立风湿免疫专科的单位。科室可开展微创唇腺活检辅助干燥综合征诊断，超声辅助关节炎病因诊断和评估，超声引导下关节腔穿刺、滑膜活检和治疗，免疫原性不良妊娠治疗等新技术、新疗法。开展以风湿免疫科医生为主导的“免疫性不孕”专病门诊，重视关注难治性、罕见的风湿免疫病诊疗等。开展了对浙西南类风湿性关节炎民间治疗的研究，总结了治疗风湿性疾病的内服外治方法，如拔罐疗法、刮痧疗法。主持厅市级课题3项，在国内外杂志发表学术论文数十篇，主编或参编著作3本。“畲医痧症治疗方法研究”获2010年浙江省中医药科学技术创新奖，《浙南山区“风湿四病”流行病学调查研究》获丽水市科技进步奖三等奖，《风湿合剂治疗风湿病临床研究》获医院科技进步推广奖。

10. 肾内科

丽水市人民医院肾内科为浙江省中医药重点建设专科，专科带头人为张小如。专科集临床、科研、教学于一体，是丽水市中西医结合学会肾脏病专委会及丽水学院医学院肾脏病研究所挂靠单位。目前承担省市级科研课题10项。1981年在全市首家开展血液透析，能开展肾穿刺活检术、深静脉半永久透析导管置管术、组合型人工肾、腹腔镜及经皮穿刺法腹膜透析置管术等先进技术。科室现有医生17人，其中主任医师4人、副主任医师3人，涵盖原发性肾病、风湿免疫肾病、代谢性肾病、中西医结合肾病、重症肾脏病、血液透析、腹膜透析及血管通路等亚专科。医疗服务辐射浙西南地区，承担9个县（市）疑难危重病例诊治，年门诊量达45000余人次，年收治患者2000人。科室引入“肾脏病全程管理”理念，凭借精准诊疗、创新技术和人文关怀，持续引领浙西南肾脏病领域发展。

11. 肛肠科

龙泉市中医医院肛肠科为省中医药重点建设专科，专科带头人为王绍臣。医院开设中医肛肠科门诊，充分发挥中医优势，结合中医药特色，开展肛裂、肛门出血、痔疮、便秘及结直肠、肛门术后中医治疗等特色诊疗；病房开放床位10张，能自主完成大部分常规肛肠手术。2018年5月以来杭州师范大学附属医院肛肠科与龙泉市中医医院结成紧密帮带关系，曾成立肛肠科“王绍臣名中医工作室”，由王绍臣教授及杭师大附属医院肛肠科其他专家帮带指导科室工作。科室设备先进，有肛门镜1台，结肠镜3台，在专家指导下能完成领域内绝大部分手术。

12. 中西医结合糖尿病

青田县中医医院中西医结合糖尿病为省“十三五”中医药重点建设专科，专科带头人张兆和、朱春海，是县糖防办挂靠单位，专科现核定床位30张，下设糖尿病专科门诊、甲状腺疾病门诊、体重管理门诊、痛风门诊等门诊诊室。科室团队13人。专科带头人张兆和系浙江省第一批基层名中医，专科带头人朱春海为丽水市第三届“绿谷名医”，青田县专业技术人才类“侨乡精英”。专科发挥中医中药对糖尿病及其并发症、肥胖及代谢疾病、甲状腺疾病、骨质疏松、痛风及高尿酸血症的特色治疗，开展耳穴埋豆、中药外敷、针灸、推拿、穴位贴敷、穴位按摩等，积极参与糖尿病及血管病变的早期筛查工作，同时配有多台胰岛素泵及动态血糖监测仪，系统评估血糖变化特征，指导合理用药。先后承担多项地市级课题研究。

13. 护理学（青田县中医医院）

青田县中医医院护理学为浙江省“十三五”中医药重点建设专科，专科带头人吴丽燕，是青田县中医护理质控中心挂靠单位，专科以提供中西医结合优质护理服务为宗旨，建设县域内具有影响力的省级重点专科。专科现有护士135人，开设中医护理门诊3个。实施中医护理方案20项、技术21项，创新开展“互联网＋护理”服务400余例。团队中1人入选全国中医护理骨干人才，1人获省级优秀人才培育资格，5人次获市级“绿谷名护士”“金蓝领”等荣誉。近三年主持县级课题9项，获国家专利3项，发表论文5篇，举办市级继教班5项。2020—2022年连续三年获丽水市中医护理技能竞赛团体二、三等奖；中医药科普视频《霜降－节气养生》《八段锦》获省级奖项。团队以精湛技术、人文关怀为核心，深化中医特色护理内涵，致力打造区域中医护理示范标杆。

14. 肺病科（云和县中医医院）

云和县中医医院肺病科，专科带头人项宏舟，为“十三五”浙江省中医药重点建设专科，专科主治疾病包括流感、急慢性支气管炎、阻塞性肺病、哮喘、支气管扩张、肺炎、呼吸衰竭、间质性肺疾病、肺部结节、睡眠呼吸暂停综合征、肺癌、胸腔积液等。科室重视现代医学诊疗技术的运用，配有电子支气管镜、肺功能仪、无创呼吸机、睡眠呼吸监测仪等，常规开展有创（无创）机械通气、肺通气功能测定、睡眠呼吸监测、胸腔闭式引流等技术操作。专科带头人项宏舟为全国基层名老中医药专家，浙江省基层名中医传承人指导老师。科室开设慢性咳嗽、慢性阻塞性肺疾病、哮喘、肺结节、鼾症、戒烟等专题门诊，开展中药外敷、针刺、灸疗、拔罐、熏洗、中药熏蒸、穴位贴敷等中医特色诊疗技术服务，在疾病的诊治和长期管理方面具有鲜明的中医特色。

15. 中医骨伤科

庆元县中医院骨伤科是浙江省“十三五”中医药重点建设专科，专科带头人为吴祥宗。骨伤科继承了中医传统的手法整复、小夹板固定，院内自制中药外敷药治疗骨折、脱位、筋伤，同时，常规开展复杂的创伤骨科手术、髋膝关节置换术、肩膝关节镜、脊柱后路手术等三四类手术，在庆元县和周边县市享有较高声誉。2019 年入选浙江省“十三五”中医药重点专科建设项目，入选“2023 年度丽水市临床重点专科项目”。

16. 康复科

缙云县中医医院康复医学科为省“十三五”中医药重点建设专科，专科带头人为蔡俊亮。科室有医师 7 名，其中包括 2 名副主任医师，1 名主治医师，4 名康复治疗师，13 名护士。设有康复科门诊，康复病房及康复治疗中心。设有物理治疗室、作业治疗室、针灸治疗室、针刀治疗室、推拿治疗室、康复评定室等。科室开展功能评定，运动疗法，作业疗法，物理因子治疗，言语及吞咽障碍治疗，针灸、推拿、拔罐、中药熏蒸等传统中医康复治疗等诊疗项目。主要收治缺血性中风、出血性中风、头部内伤、骨折术后、腰椎间盘突出、颈椎病等患者。中医优势病种缺血性中风、出血性中风、头部内伤覆盖率达 80% 以上。专科综合运用了艾灸、埋针、推拿、中药熏药、刮痧、拔罐、穴位贴敷等多种中医特色治疗手段，有效改善了患者的症状，提高了生活质量。

17. 中医肝病（遂昌县中医院）

遂昌县中医院中医肝病科自 2019 年起进入浙江省中医药管理局重点专科建设，专科带头人为马翔华、王育平。依托重点专科建设，通过发展，中医肝病科在人才培养、临床诊疗技术水平、科研等方面，取得了一定的成绩，在门诊人次、住院人次、危重病抢救等方面都有了进一步提高，优势病种管理大幅提升。依托中医优势，利用中西医结合治疗肝病，取得了良好的经济和社会效益。“葛花解酲汤治疗酒精性肝炎的临床研究”浙江省中医药管理局科技计划项目已成功结题验收，并发表论文1篇。科室有1名主任医师，2名副主任医师，2名主治医师，5名住院医师。中医职称人员达70%以上，研究生比例达到20%。科室引进中医体质辨识仪、肝脏弹性成像检查；开展“中医禁食疗法”“健脾固肠热灸膏”等多项治疗肥胖、脂肪肝新技术；开办市级继教“中西医结合治疗慢性乙型肝炎新进展”“基层医院常见消化疾病中西医结合诊治学习班”等项目。

18. 中医肝病（松阳县中医医院）

松阳县中医医院中医肝病专科于2007年7月获省卫生厅批准为省级重点肝病专科建设项目。学科带头人吴瑞华主任中医师是浙江省名中医，国家第四批全国老中医药专家学术经验继承工作指导老师，浙江省中医学会肝病委员会委员。科室现有主任医师2名、副主任医师2名。专科以中医理论为指导，结合现代医学技术，将中医辨证与现代医学辨病相结合治疗慢性肝病，开展中医单病种诊疗规范，应用中西医结合诊疗常规治疗非酒精性脂肪肝、慢性乙型肝炎、肝硬化等疗效显著。运用中医理论自制了多种粉剂如抗纤维化肝硬化1号方、消脂散、抗癌散结散制剂等，既经济又方便实用，受到了患者好评。

19. 肺病科（松阳县中医医院）

松阳县中医医院中西医结合肺病科为“十三五”浙江省中医药重点专科，专科带头人为郭兴化。科室现有医护人员23人，其中高级职称人员4人，硕士3人，外聘专家2人（浙江省中医院，浙江省新华医院）。配备重症监护病房、呼吸睡眠诊疗室。配备PB840呼吸机、V60无创呼吸机、经鼻高流量湿化氧疗仪、电子支气管镜、睡眠呼吸监测仪、肺功能仪等。专科对风温肺热、肺胀、喘病、急性呼吸衰竭、重症肺炎、自发性气胸、咯血、间质性肺炎、慢性呼吸衰竭的诊治实施进一步规范化，成熟开展多项呼吸诊疗技术，如电子纤维支气管镜检查、支气管镜下介入手术、经皮肺穿刺、睡眠呼吸监测等。科室还开展了具有中医特色的肺康复、中医体质调养、穴位贴敷等中医特色治疗技术10余项。

（三）中医药人才队伍进一步壮大

在市委、市政府、市卫健委的坚强领导下，近年来丽水市先后出台了一系列人才引育政策，积极引进硕士及以上各类中医药高层次人才，集聚引才聚才政策措施，引进国医大师、全国名中医、省级名中医、省内外知名中、西、药等领域专家、学者，汇聚丽水市建立工作站（室），培养高水平中医临床和中医药创新型领军人才，实施“师带徒”“西学中”“护学中”“在职研究生班”、定向委培等人才培养项目，推进“中医+”复合型人才培养力度，定期开展市级名中医、市级中青年名中医、市绿谷医坛新秀等人才评选活动，积极做好省级名中医、杏林工程等人才的推荐工作，开展多种形式、多岗位的中医药技能人才竞赛，努力提升中医药人才的职业成就感和获得感。截至2022年年底，全市共有76人被评为市级及以上名中医，其中3人被评为全国名老中医药专家学术经验继承工作指导老师，2人被评为基层名老中医药专家传承工作室专家，6人被评为浙江省名中医，10人被评为浙江省第一、第二批基层名中医，1人被评为浙江省名中医传承人项目指导老师，54人被评为市级名中医。全市共有83人入选市级及以上中医药人才培养项目，其中，国家级12人，省级31人，市级40人。

丽水市中医院先后成立了郑海焕、江伟华、倪京丽省级名中医工作室、刘忠达、雷后兴丽水市首席专家岗工作室及柳占元、叶益平、王津等市级名医工作室，建立首届全国名中医范永升传承工作室、葛琳仪国医大师团队丽水市中医院传承工作室，开展传帮带工作。全市开展了2轮市级名中医“师带徒”工作，共90人考核合格取得出师证。深化浙江中医药大学与丽水市的校地合作战略，做好浙江中医药大学附属丽水中医院内部教研室、研究室、工作室建设，扩大研究生导师队伍。深入开展中医（中西医结合）本科专业人才定向委培，全市共招录203人，为提升基层中医药服务能力储备了人力资源。（附省级及以上名中医名单；省级及以上中医药人才培养项目名单；省级及以上中医护理人才培养项目名单）

省级及以上名中医名单（截至2022年12月31日）

序号	姓名	所在单位	荣誉称号	获得年份	授予单位
1	吴瑞华	松阳县中医医院	第四批全国名老中医药专家学术经验继承工作指导老师	2008	国家人力资源和社会保障部、国家中管局等
2	叶一萍	丽水市人民医院	第五批全国名老中医药专家学术经验继承工作指导老师	2012	国家人力资源和社会保障部、国家中管局等

续表

序号	姓名	所在单位	荣誉称号	获得年份	授予单位
3	倪京丽	丽水市中医院	第七批全国名老中医药专家学术经验继承工作指导老师	2022	国家中医药管理局办公室
4	吴利平	云和县中医医院	全国基层名老中医药专家传承工作室专家	2017	国家中医药管理局
5	季平	龙泉市中医医院	全国基层名老中医药专家传承工作室专家	2018	国家中医药管理局
6	郑海焕	丽水市中医院	浙江省名中医	2001	浙江省人民政府
7	叶一萍	丽水市人民医院	浙江省名中医	2008	浙江省人民政府
8	吴瑞华	松阳县中医医院	浙江省名中医	2008	浙江省人民政府
9	宋力伟	丽水市人民医院	浙江省名中医	2014	浙江省卫生和计划生育委员会、浙江省人力资源和社会保障厅
10	江伟华	丽水市中医院	浙江省名中医	2018	浙江省卫生健康委员会
11	倪京丽	丽水市中医院	浙江省名中医	2020	浙江省卫生健康委员会
12	潘成平	青田县中医医院	浙江省第一批基层名中医	2009	浙江省卫生厅
13	张兆和	青田县中医医院	浙江省第一批基层名中医	2009	浙江省卫生厅
14	刘祖如	云和县人民医院	浙江省第一批基层名中医	2009	浙江省卫生厅
15	范丹阳	遂昌县中医院	浙江省第一批基层名中医	2009	浙江省卫生厅
16	刘昌富	庆元县人民医院	浙江省第一批基层名中医	2009	浙江省卫生厅
17	李学源	庆元县中医院	浙江省第二批基层名中医	2018	浙江省中医药管理局

续表

序号	姓名	所在单位	荣誉称号	获得年份	授予单位
18	江松平	青田县中医医院	浙江省第二批基层名中医	2018	浙江省中医药管理局
19	吴海峰	遂昌县中医院	浙江省第二批基层名中医	2018	浙江省中医药管理局
20	季平	龙泉市中医医院	浙江省第二批基层名中医	2018	浙江省中医药管理局
21	吕虎	缙云县人民医院	浙江省第二批基层名中医	2018	浙江省中医药管理局
22	江伟华	丽水市中医院	浙江省名中医传承人项目指导老师	2019	浙江省中医药管理局

省级及以上中医药人才培养项目名单（截至 2022 年 12 月 31 日）

序号	姓名	所在单位	荣誉称号	入选年份	授予单位
1	卢俊明	丽水市中医院	第二批全国优秀中医临床人才	2008	国家中医药管理局
2	陈慧	丽水市中心医院	第二批全国优秀中医临床人才	2008	国家中医药管理局
3	宋力伟	丽水市人民医院	第二批全国优秀中医临床人才	2008	国家中医药管理局
4	刘小菊	丽水市中医院	第三批全国优秀中医临床人才	2012	浙江省中医药管理局
5	王津	丽水市中医院	第三批全国优秀中医临床人才	2012	浙江省中医药管理局
6	张卫星	丽水市中医院	第三批全国优秀中医临床人才	2012	浙江省中医药管理局
7	林娜	丽水市中医院	全国中药特色技术传承人才培训项目培养对象	2014	国家中医药管理局办公室
8	刘鸿	丽水市中医院	全国中医临床特色技术传承骨干人才培训项目培养对象	2019	国家中医药管理局办公室

续表

序号	姓名	所在单位	荣誉称号	入选年份	授予单位
9	叶咏菊	丽水市中医院	全国中医临床特色技术传承骨干人才培训项目培养对象	2019	国家中医药管理局办公室
10	潘铨	丽水市中医院	全国中医药创新骨干人才培训项目培养对象	2019	国家中医药管理局办公室
11	徐振	遂昌县中医院	全国中医药创新骨干人才培训项目培养对象	2019	国家中医药管理局
12	叶关毅	松阳县中医医院	国家西学中优秀人才研修项目培养对象	2019	国家中医药管理局
13	张尊敬	丽水市中医院	浙江省 151 人才工程第三层次培养人员	2015	浙江省人力资源和社会保障厅
14	王昌雄	丽水市中医院	浙江省 151 人才工程第三层次培养人员	2017	浙江省人力资源和社会保障厅
15	张尊敬	丽水市中医院	浙江省医坛新秀培养对象	2015	浙江省卫生和计划生育委员会
16	潘铨	丽水市中医院	浙江省医坛新秀培养对象	2017	浙江省卫生和计划生育委员会
17	王昌雄	丽水市中医院	浙江省医坛新秀培养对象	2020	浙江省卫生健康委员会
18	叶咏菊	丽水市中医院	浙江省医坛新秀培养对象	2021	浙江省卫生健康委办公室
19	刘笑静	丽水市中医院	浙江省医坛新秀培养对象	2021	浙江省卫生健康委办公室
20	郭净	丽水市中医院	浙江省医坛新秀培养对象	2022	浙江省卫生健康委办公室
21	张尊敬	丽水市中医院	浙江省卫生创新人才培养对象	2022	浙江省卫生健康委办公室
22	陈海涛	丽水市中医院	浙江省中青年临床名中医项目培养对象	2017	浙江省中医药管理局
23	王华强	丽水市中医院	浙江省中青年临床名中医项目培养对象	2017	浙江省中医药管理局

续表

序号	姓名	所在单位	荣誉称号	入选年份	授予单位
24	吴聪聪	丽水市中心医院	浙江省中青年临床名中医项目培养对象	2021	浙江省中医药管理局
25	叶忠伟	丽水市中心医院	浙江省中青年临床名中医项目培养对象	2021	浙江省中医药管理局
26	叶咏菊	丽水市中医院	浙江省中青年临床名中医项目培养对象	2021	浙江省中医药管理局
27	潘铨	丽水市中医院	浙江省中青年临床名中医项目培养对象	2021	浙江省中医药管理局
28	程伟军	松阳县象溪中心卫生院	浙江省优秀中西医结合人才培养对象	2019	浙江省中医药管理局
29	石明晴	丽水市中医院	浙江省中医药“新苗”计划项目培养对象	2021	浙江省中医药管理局
30	刘笑静	丽水市中医院	浙江省中医药“新苗”计划项目培养对象	2021	浙江省中医药管理局
31	吴建业	丽水市中医院	浙江省中医药“新苗”计划项目培养对象	2021	浙江省中医药管理局
32	张晓芹	丽水市中医院	浙江省中医药“新苗”计划项目培养对象	2021	浙江省中医药管理局
33	李云伟	松阳县中医医院	浙江省第二批基层名中医培养对象	2014	浙江省中医药管理局
34	李庆梅	遂昌县中医院	浙江省第三批基层名中医培养对象	2018	浙江省中医药管理局
35	祝新飞	遂昌县中医院	浙江省第三批基层名中医培养对象	2018	浙江省中医药管理局
36	毛荷芬	龙泉市龙渊街道社区卫生服务中心	浙江省第三批基层名中医培养对象	2018	浙江省中医药管理局
37	陈文一	青田县第二人民医院	浙江省第三批基层名中医培养对象	2018	浙江省中医药管理局
38	沈荣妫	庆元县中医院	浙江省第三批基层名中医培养对象	2018	浙江省中医药管理局

续表

序号	姓名	所在单位	荣誉称号	入选年份	授予单位
39	姚春杨	庆元县人民医院	浙江省第三批基层名中医培养对象	2018	浙江省中医药管理局
40	毛泳钦	缙云县中医医院	浙江省第三批基层名中医培养对象	2018	浙江省中医药管理局
41	阙建云	松阳县西屏街道社区卫生服务中心	浙江省第三批基层名中医培养对象	2018	浙江省中医药管理局
42	杨荣军	松阳县中医医院	浙江省第三批基层名中医培养对象	2018	浙江省中医药管理局
43	贾金进	青田县中医医院	浙江省第三批基层名中医培养对象	2018	浙江省中医药管理局

省级及以上中医护理人才培养项目名单（截至2022年12月31日）

序号	姓名	所在单位	荣誉称号	获得年份	授予单位
1	赵素珍	丽水市中医院	2015年全国中医护理骨干人才	2014	国家中医药管理局办公室
2	钟丽丽	丽水市中医院	2016年全国中医护理骨干人才	2016	国家中医药管理局办公室
3	钟丽丽	丽水市中医院	浙江省中医护理优秀人才项目培养对象	2018	浙江省中医药管理局
4	郑海霞	丽水市中医院	浙江省中医护理优秀人才项目培养对象	2018	浙江省中医药管理局
5	赖立英	丽水市中医院	浙江省中医护理优秀人才项目培养对象	2018	浙江省中医药管理局
6	叶丽红	松阳县中医医院	浙江省中医护理优秀人才项目培养对象	2018	浙江省中医药管理局
7	罗俏	遂昌县中医院	浙江省中医护理优秀人才项目培养对象	2018	浙江省卫生健康委员会
8	叶秀春	丽水市中医院	2017年浙江省中医护理骨干人才	2018	浙江省中医药管理局

续表

序号	姓名	所在单位	荣誉称号	获得年份	授予单位
9	叶璟	丽水市中医院	2017年浙江省中医护理骨干人才	2018	浙江省中医药管理局
10	李晓红	缙云县中医医院	全国中医护理骨干人才培训项目培养对象	2018	国家中医药管理局
11	徐丽芳	遂昌县中医院	全国中医护理骨干人才培训项目培养对象	2019	国家中医药管理局
12	应徐燕	青田县中医医院	全国中医护理骨干人才培训项目培养对象	2019	国家中医药管理局
13	叶火娟	庆元县中医院	全国中医护理骨干人才培训项目培养对象	2019	国家中医药管理局
14	柳云红	龙泉市中医医院	全国中医护理骨干人才培训项目培养对象	2019	国家中医药管理局
15	吴慧芬	丽水市中医院	浙江省中医护理优秀人才项目培养对象	2021	浙江省中医药管理局
16	叶秀春	丽水市中医院	浙江省中医护理优秀人才项目培养对象	2021	浙江省中医药管理局
17	陈敏亚	丽水市中医院	浙江省中医护理优秀人才项目培养对象	2021	浙江省中医药管理局
18	王玲	丽水市中医院	浙江省中医护理优秀人才项目培养对象	2021	浙江省中医药管理局
19	卢玫瑰	丽水市中医院	浙江省中医护理优秀人才项目培养对象	2021	浙江省中医药管理局
20	朱倩	丽水市中医院	浙江省中医护理优秀人才项目培养对象	2021	浙江省中医药管理局
21	刘火玲	丽水市中医院	浙江省中医护理优秀人才项目培养对象	2021	浙江省中医药管理局
22	李瑾娴	丽水市中医院	浙江省中医护理优秀人才项目培养对象	2021	浙江省中医药管理局
23	姜燕英	遂昌县中医院	浙江省杏林工程中医护理优秀人才项目培养对象	2021	浙江省中医药管理局
24	丁世玲	丽水市中医院	全国中医护理骨干人才	2022	国家中医药管理局办公室

（四）中医药科技创新活力进一步激发

丽水市高度重视中医药科技的发展，先后出台了系列支持中医药科技创新和发展的政策，科研经费投入也在逐年增长，为中医药科技的发展提供了强有力的支撑。撤地设市以来，丽水市中医院中药制剂中心先后被市卫生局和市科技局列为首批丽水市中药制剂重点实验室，医院申报的浙江省畲医药传承创新和开发应用中医药重点实验室入选“浙江省中医药重点实验室（培育）”项目和丽水市中医药重点实验室，浙江省老年肺结核诊治中医药多学科交叉创新团队入选“浙江省中医药创新团队（培育）”项目。丽水市中西医结合肺病学研究创新团队和畲医药防治心脑血管病科技创新团队顺利通过验收。丽水市中医院牵头的市结核病临床医学研究中心项目被列入第一批丽水市临床医学研究中心建设项目。丽水市先后承担市级及以上中医药科研项目 289 项，获得市级及以上中医药科学技术奖 52 项，中医药发明专利 11 项，中医药相关非物质文化遗产项目 5 项。（附省级及以上中医药科研项目清单；省级及以上中医药科学技术奖清单；中医药发明专利清单；省级及以上中医药相关非物质文化遗产代表性项目名录）

省级及以上中医药科研项目（截至 2022 年 12 月 31 日）

序号	项目编号	项目名称	负责人	项目来源	项目类别	立项单位
1	2008ZX0005-010	肺结核中医证候规律及中西医结合治疗方案研究	刘忠达等	中华人民共和国科学技术部	国家“十一五”科技重大专项	吉林省中医药科学院、丽水市中医院等
2	2012ZX10005007	结核病中西医结合治疗方案的研究	刘忠达等	中华人民共和国科学技术部	国家“十二五”科技重大专项	吉林省中医药科学院、丽水市中医院等
3	2013ZX10005004	中药多方多途径治疗耐药及广泛耐药肺结核临床研究与方案筛选	刘忠达等	中华人民共和国科学技术部	国家“十二五”科技重大专项	长沙市中心医院、丽水市中医院等
4	2018ZX10725509	耐药肺结核中医药治疗新方案研究	刘忠达等	中华人民共和国科学技术部	国家“十三五”传染病科技重大专项	上海中医药大学附属龙华医院、丽水市中医院等

续表

序号	项目编号	项目名称	负责人	项目来源	项目类别	立项单位
5	2019YFC712500	畲医特色诊疗技术方法、方药的挖掘整理	袁宙新	中华人民共和国科学技术部	2019 年度国家重点研发计划“中医药现代化”重点专项	贵州中医药大学、丽水市中医院等
6	20&ZD213	医药文书与畲族传统知识	雷后兴	全国哲学与社会科学工作办公室	2020 年度国家社会科学基金重大项目	三峡大学、丽水市中医院等
7	81303305	畲药食凉茶抗结直肠癌的物质基础研究	程科军	国家自然科学基金委	国家自然科学基金项目	复旦大学
8	011103053	山蜡梅叶油平喘、止咳、祛痰作用研究	刘忠达等	浙江省科技厅	2001 年浙江省科技计划项目	丽水市中医院
9	021103036	脾胃舒胶囊的研制与开发	刘忠达等	浙江省科技厅	2002 年浙江省科技计划项目	丽水市中医院
10	2005C33SAB00008	分离制剂耦合技术及益心酮缓释片的研究	刘忠达等	浙江省科技厅	2005 年浙江省科技攻关计划项目	丽水市中医药研究所、浙江工业大学
11	Y2100765	畲药鸡骨草干预胶原诱导性关节炎大鼠滑膜病变的蛋白质组学研究	卢向红	浙江省科技厅	2010 年浙江省自然科学基金项目	丽水市人民医院
12	2011C23128	畲药小香勾对脾虚湿浊内阻型痛风相关差异蛋白的作用研究	陈学智	浙江省科技厅	2011 年社会公益课题	景宁畲族自治县人民医院

续表

序号	项目编号	项目名称	负责人	项目来源	项目类别	立项单位
13	2012C130173	慢性阻塞性肺疾病稳定期的证型调查及中医药治疗的临床研究	刘忠达等	浙江省科技厅	2012年浙江省科技厅“十二五”重大专项	浙江省中医院、丽水市中医院等
14	2013C33114	基于HPLC-MS/NMR对畲药小香勾活性成分分离鉴定研究	陈学智	浙江省科技厅	2013年社会公益课题	景宁畲族自治县人民医院
15	2014MZFYJS002	益气化痰祛瘀法对COPD痰瘀阻肺证患者综合评估影响的研究	刘忠达等	国家中医药管理局	2014年国家中医药管理局慢性阻塞性肺疾病肺气虚证重点研究室开放基金项目	安徽中医药大学、丽水市中医院
16	2015C33277	畲药三脚风炉抗痛风性关节炎药效物质基础和调控NALP3炎性体作用机制研究	陈学智	浙江省科技厅	2015年社会公益课题	景宁畲族自治县人民医院
17	2016C37138	红芪多糖对糖尿病肾病小鼠肾脏SIRT1的表达的干预研究	雷文晖	浙江省科技厅	2016年浙江省实验动物平台项目	丽水市中心医院
18	2017C33235	NLRP3炎性体和SLC2A9尿酸转运体双重机制介导的畲药三脚风炉抗痛风作用研究	陈学智	浙江省科技厅	2016年社会公益课题	景宁畲族自治县人民医院
19	2016C02058-4	畲药食凉茶种质资源评价与繁育新技术研究	程科军	浙江省科技厅	2016年浙江省农业新品种选育重大专项课题	丽水市农科院

续表

序号	项目编号	项目名称	负责人	项目来源	项目类别	立项单位
20	2015RC34	丽水地区耐多药肺结核免费治疗的疗效及影响因素分析	刘忠达等	浙江省科技厅	2017 年浙江省公益项目	丽水市中医院
21	LYY18H280003	基于生物代谢特征畲药铜丝藤根的中毒机制研究	王双虎	浙江省科技厅	2018 年浙江省基础公益性项目	丽水市人民医院
22	LY20H280003	基于内质网应激 – 血管内皮细胞凋亡调控研究畲药食凉茶抗高血压血瘀证的药效物质及作用机制	陈礼平	浙江省科技厅	2019 年浙江省自然科学基金 / 探索项目	丽水市中医院
23	LGF20H280005	基于 ITS 及 matK 序列对畲药白山毛桃根的遗传多样性及其内部濒危机制研究	雷后兴	浙江省科技厅	2019 年公益技术研究计划 / 社会发展	丽水市中医院
24	LGF20H270010	探讨葛根素对 Pten、P53 基因的调控机制及与卵巢癌防控的相关性	叶咏菊	浙江省科技厅	2019 年公益技术研究计划 / 社会发展	丽水市中医院
25	LGF19H280002	基于多重 PCR 及实时荧光定量 PCR 对中药材中黄曲霉毒素产毒菌株和黄曲霉素的检测技术研究	张晓芹	浙江省科技厅	2019 年浙江省公益项目	丽水市中医院
26	LGD19H160002	青蒿素通过上调 gephyrin 抑制 mTOR 信号通路缓解肝细胞癌发生的作用及机制研究	吴发宗	浙江省科技厅	2019 年浙江公益技术研究计划 / 实验动物项目	丽水市中心医院

续表

序号	项目编号	项目名称	负责人	项目来源	项目类别	立项单位
27	LY19HO30004	人参皂苷 Rg1 经 AMPK/CARM1/Autophagy 信号缓解急性肝损伤中的研究	邵初晓	浙江省自然科学基金委员会	2019 年浙江省自然科学基金一般项目	丽水市中心医院
28	LYY19H280004	基于细胞焦亡通路探讨厚朴酚与和厚朴酚在缺氧缺糖诱导的原代大鼠皮层细胞缺血损伤中的作用及机制	张霞燕	浙江省自然科学基金委员会	2019 年浙江省药学会联合基金 / 一般项目	丽水市中心医院
29	LQ20H270020	基于葡萄糖代谢探讨电针改善 MCAO 大鼠学习记忆障碍的机制研究	俞坤强	浙江省科技厅	2019 年浙江省自然科学基金	丽水市第二人民医院
30	LYQ20H280003	青蒿琥酯逆转肝癌铁死亡介导索拉非尼耐药的分子调控机制研究	程适妙	浙江省自然科学基金委员会	2020 年浙江省药学会联合基金 / 探索项目	丽水市中心医院
31	LGD20H060001	大鼠类风湿性关节炎模型的建立及其在畲药半边枫治疗中的应用研究	王波	浙江省科技厅	2020 年浙江省科技厅公益性技术应用研究项目	丽水市人民医院
32	LBY22H280001	畲药地稔通过抑制 ROS- 内质网应激减轻脑缺血后再灌注损伤的作用机制研究	邱伟文	浙江省科技厅	2021 年浙江省自然基金联合基金项目	丽水市中医院
33	GZY-ZJ-KJ-23096	清肺抗核方治疗老年肺结核的临床疗效及机制研究	刘忠达	国家中医药管理局、浙江省中医药管理局	2022 年局省共建重点项目	丽水市中医院

续表

序号	项目编号	项目名称	负责人	项目来源	项目类别	立项单位
34	GZY-ZJ-KJ-23097	畲药地稔通过抑制ROS-TNFα途径改善脑缺血再灌注后炎症损伤的机制研究	邱伟文	国家中医药管理局、浙江省中医药管理局	2022年局省共建重点项目	丽水市中医院
35	GZY-ZJ-KJ-23098	基于DNA条形码建立濒危畲药树参的“DNA身份证”及其遗传多样性研究	袁宙新	国家中医药管理局、浙江省中医药管理局	2022年局省共建重点项目	丽水市中医院
36	LBY22H280006	畲药食凉茶中槲皮素NK细胞膜仿生型脂质体递释系统的构建和抗胃癌作用机制研究	徐艳艳	浙江省自然科学基金委员会	2022年浙江省自然科学基金北京中卫联合基金项目	丽水市中心医院
37	浙财建字〔2002〕155号	山蜡梅叶临床应用开发研究	刘忠达等	浙江省财政厅、浙江省经济贸易委员会	2002年浙江省中药现代化专项项目	丽水市中医药研究所、浙江省中医药研究院
38	2000C88	山蜡梅叶油平喘、止咳、祛痰作用研究	刘忠达	浙江省卫生厅	2000年第二批浙江省中医药科技计划项目	丽水市中医院
39	2000C89	复方大黄旱草胶囊治疗早期肾功能不全的临床研究	黄刚	浙江省卫生厅	2000年第二批浙江省中医药科技计划项目	丽水市人民医院
40	2000C90	复方灵芝虫草胶囊治疗酒精性肝病的临床研究	王如伟	浙江省卫生厅	2000年第二批浙江省中医药科技计划项目	丽水市人民医院
41	105A	关节镜结合醋灸疗法治疗髌骨软骨炎疗效观察	蒋李青	浙江省中医药管理局	2005年浙江省中医药科技计划项目	丽水市人民医院

续表

序号	项目编号	项目名称	负责人	项目来源	项目类别	立项单位
42	104A	中医辨证分型治疗月经不调激素水平变化的研究	叶一萍	浙江省中医药管理局	2005年浙江省中医药科技计划项目	丽水市人民医院
43	2006R013	中国畲族民间医药调查与整理	雷后兴	浙江省中医药管理局	2006年浙江省中医药软科学项目研究计划	丽水市人民医院
44	2006C118	粗针神道穴透刺治疗慢性荨麻疹的疗效观察	高宏	浙江省卫生厅	2006年浙江省医药卫生科技计划项目	青田县中医医院
45	2007ZA023	畲药脾胃舒胶囊抗肿瘤作用研究与开发	刘忠达	浙江省中医药管理局	2007年浙江省中医药科技计划重点研究项目	丽水市中医院、康恩贝集团、浙江大学细胞生物学研究所
46	2008CA118	中西医联合治疗围绝经期抑郁症临床观察	陈慧	浙江省中医药管理局	2008年浙江省中医药管理局A类项目	丽水市中心医院
47	2008SA011	畲医痧症治疗方法研究	徐向东	浙江省中医药管理局	2008年浙江省中医药软科学项目研究计划	丽水市人民医院
48	2008RA023	畲族医药资源保护现状与对策研究	鄢连和	浙江省中医药管理局	2008年浙江省中医药软科学项目研究计划	丽水市人民医院
49	2008GA022	中西医结合肺结核诊疗规范的研究	张尊敬	浙江省中医药管理局	2007年浙江省中医单病种诊疗规范研究计划	丽水市中医院

续表

序号	项目编号	项目名称	负责人	项目来源	项目类别	立项单位
50	2008GA023	中西医结合对黄褐斑内外兼治的优化方案	叶一萍	浙江省中医药管理局	2008年浙江省中医单病种诊疗规范研究计划	丽水市人民医院
51	2009CB085	银杏叶提取物抗血栓的分子机制研究	曾春来	浙江省中医药管理局	2009年浙江省中医药管理局B类项目	丽水市中心医院
52	2009CB084	益气扶正法对严重脓毒症免疫功能影响的临床研究	邱泽亮	浙江省中医药管理局	2009年浙江省中医药科技计划项目	丽水市人民医院
53	2009ZDJB01-05	“益肾生血方”联合西药治疗慢性再生障碍性贫血的临床研究	方炳木	浙江省中医药管理局	2009年浙江省中医药重大疾病科技创新平台科研专项	丽水市人民医院
54	2009CB086	中药敷脐治疗肝硬化难治性腹水的临床研究	马翔华	浙江省中医药管理局	2009年浙江省中医药科技项目	遂昌县中医院
55	2010ZA119	淫羊藿苷通过cGMP途径治疗慢性肺动脉高压的实验研究	曾春来	浙江省中医药管理局	2010年浙江省中医药管理局A类项目	丽水市中心医院
56	2010ZA120	丹参治疗骨髓增殖性疾病的机理研究	李琳洁	浙江省中医药管理局	2010年浙江省中医药管理局A类项目	丽水市中心医院
57	2010ZA121	艾迪联合FOLFOX4化疗对耐药胃癌患者外周血淋巴细胞P-gp表达的影响	周月芬	浙江省中医药管理局	2010年浙江省中医药管理局A类项目	丽水市中心医院

续表

序号	项目编号	项目名称	负责人	项目来源	项目类别	立项单位
58	2010ZB167	补阳还五汤加味防治奥沙利铂周围神经毒性的临床研究	陈旭峰	浙江省中医药管理局	2010年浙江省中医药管理局B类项目	丽水市中心医院
59	2010ZS008	经筋推拿治疗神经根型颈椎病	龚星军	浙江省中医药管理局	2010年浙江省中医药管理局A类项目	丽水市中心医院
60	2010ZZ011	基于COX-2和5-LOX的常用畲药抗炎活性成分筛选	徐向东	浙江省中医药管理局	2010年浙江省中医药科技计划项目	丽水市人民医院
61	2011ZZ012	耐多药肺结核中医证候规律及中西医结合治疗方案研究	刘忠达	浙江省卫生厅	2011年浙江省中医药重点项目	丽水市中医院
62	2011ZB162	乳腺癌中医证候分类与预后因素的相关性研究	陈述政	浙江省中医药管理局	2011年浙江省中医药管理局B类项目	丽水市中心医院
63	2011ZB163	野黄芩苷抗血栓的疗效及分子机制研究	吕玲春	浙江省中医药管理局	2011年浙江省中医药管理局B类项目	丽水市中心医院
64	2011ZA115	畲族珍稀濒危和特有药用物种资源调查	鄢连和	浙江省中医药管理局	2011年浙江省中医药科技计划项目	丽水市人民医院
65	2011ZB166	三七三虫散对炎性颈神经根病理及IL-1、IL-6影响的研究	刘斌	浙江省中医药管理局	2011年浙江省中医药科技计划项目	丽水市人民医院
66	2011ZB165	柴牡醒脑汤合康复干预对脑卒中后认知功能障碍的临床研究	吕雪霞	浙江省中医药管理局	2011年浙江省中医药科技计划项目	丽水市人民医院

续表

序号	项目编号	项目名称	负责人	项目来源	项目类别	立项单位
67	2012ZGG002	慢性阻塞性肺疾病稳定期中医药防治的临床研究	刘忠达等	浙江省卫生厅	2012年浙江省中医药防治重大疾病攻关项目	浙江省新华医院、丽水市中医院等
68	2012ZA136	扶脾调肝汤联合介入微创技术综合治疗原发性肝癌的随机对照研究	纪建松	浙江省中医药管理局	2012年浙江省中医药管理局A类项目	丽水市中心医院
69	2012ZA137	中西医结合治疗黄斑囊样水肿	俞颂平	浙江省中医药管理局	2012年浙江省中医药管理局A类项目	丽水市中心医院
70	2012ZQ027	中药小肠内滴注在腹腔镜胃癌根治术后快速康复治疗中的应用研究	徐宏涛	浙江省中医药管理局	2012年浙江省中医药管理局优秀青年人才基金项目	丽水市中心医院
71	2012ZB181	消疣汤治疗多发性寻常疣临床价值研究	兰岩菊	浙江省中医药管理局	2012年浙江省中医药管理局B类项目	丽水市中心医院
72	2012ZB180	疏肝理气法辅助治疗癌痛的随机双盲安慰剂对照临床研究	吴敏华	浙江省中医药管理局	2012年浙江省中医药管理局B类项目	丽水市中心医院
73	2012ZA134	马齿苋配方颗粒糖脂双调的临床研究	叶一萍	浙江省中医药管理局	2012年浙江省中医药科技计划项目	丽水市人民医院
74	2012ZA135	中国畲药野生资源分布调查与开发利用研究	雷后兴	浙江省中医药管理局	2012年浙江省中医药科技计划项目	丽水市人民医院

续表

序号	项目编号	项目名称	负责人	项目来源	项目类别	立项单位
75	2013ZB147	中药擦浴配合放血疗法对外感实证高热降温的疗效观察	邹新花	浙江省中医药管理局	2013 年浙江省中医药科技计划项目 B 类	丽水市中医院
76	2013ZB148	畲药食凉茶自组装纳米脂质体给药系统的制备及抗胃癌研究	田伟强	浙江省中医药管理局	2013 年浙江省中医药管理局 B 类项目	丽水市中心医院
77	2013ZST007	经筋推拿治疗神经根型颈椎病技术推广	龚星军	浙江省中医药管理局	2013 年浙江省中医药管理局适宜技术推广类	丽水市中心医院
78	2013ZSP008	畲医治疗头风痧临床研究	张巧玲	浙江省中医药管理局	2013 年浙江省中医药科技计划项目	丽水市人民医院
79	2013ZB149	夏氏睡眠 1 号方的临床研究与应用	夏朝云	浙江省中医药管理局	2013 年省中医药科技计划项目	丽水市第二人民医院
80	2014ZA126	复方芷参汤外洗治疗婴儿湿疹的实验研究及临床疗效观察	陈旭东	浙江省中医药管理局	2014 年浙江省中医药科技计划项目	丽水市人民医院
81	2014ZB138	经鼻肠梗阻减压导管联合复方大承气汤治疗粘连性肠梗阻的临床研究	王昌雄	浙江省中医药管理局	2014 年浙江省中医药科技计划项目	丽水市人民医院
82	2014ZB139	丹栀甘麦解郁汤治疗肝郁化火型绝经综合征的临床研究	江松平	浙江省中医药管理局	2014 年浙江省中医药科技计划项目	青田县中医医院
83	2015Z229	不同产区浙贝母功效成分地理变异及其形成的遗传机制研究	张晓芹	浙江省中医药管理局	2015 年科研基金项目 A 类	丽水市中医院

续表

序号	项目编号	项目名称	负责人	项目来源	项目类别	立项单位
84	2015ZT028	热敏灸治疗肌筋膜疼痛综合征技术	楼喜强	浙江省中医药管理局	2015年适宜技术推广项目A类	丽水市中医院
85	2015ZT027	针刺结合叩刺拔罐法治疗周围性面瘫技术	刘鸿	浙江省中医药管理局	2015年适宜技术推广项目A类	丽水市中医院
86	2015ZB138	基于红外热成像技术的上热下寒型亚急性咳嗽辨证干预的研究	陈海涛	浙江省中医药管理局	2015年科研基金项目B类	丽水市中医院
87	2015ZA226	自拟重剂大黄白术通便方治疗术后早期炎性肠梗阻临床研究	叶斌	浙江省中医药管理局	2015年浙江省中医药管理局A类项目	丽水市中心医院
88	2015ZA227	绝经后女性冠脉支架植入术后补充植物雌激素对患者术后生存质量影响的临床研究	李开军	浙江省中医药管理局	2015年浙江省中医药管理局A类项目	丽水市中心医院
89	2015ZA228	药用真菌桑黄多糖的提取、分析及其抗癌活性的基础与临床序贯研究	纪建松	浙江省中医药管理局	2015年浙江省中医药管理局A类项目	丽水市中心医院
90	2015ZB135	中药新药派能达胶囊联合化疗治疗B细胞性非霍奇金淋巴瘤的临床研究	李琳洁	浙江省中医药管理局	2015年浙江省中医药管理局A类项目	丽水市中心医院
91	2015ZB136	基于“代谢记忆”探讨白藜芦醇对糖尿病视网膜病变的疗效及其分子机制	李俊	浙江省中医药管理局	2015年浙江省中医药管理局A类项目	丽水市中心医院

续表

序号	项目编号	项目名称	负责人	项目来源	项目类别	立项单位
92	2015ZB137	中药白及粉治疗大便失禁性皮炎的应用研究	周望京	浙江省中医药管理局	2015年浙江省中医药管理局A类项目	丽水市中心医院
93	2015ZQ035	畲医发痧疗法治疗腰椎间盘突出症研究及应用	叶亚云	浙江省中医药管理局	2015年浙江省中医药科技计划项目	丽水市人民医院
94	2015ZA223	畲药龙斑汤联合内镜干预逆转胃癌前病变的临床研究	王昌雄	浙江省中医药管理局	2015年浙江省中医药科技计划项目	丽水市人民医院
95	2015ZA224	黄连素预处理对大鼠肾脏缺血再灌注损伤的保护作用及机制研究	郑海雅	浙江省中医药管理局	2015年浙江省中医药科技计划项目	丽水市人民医院
96	2015ZA225	自拟复元骨愈汤联合股骨假体远端髓腔植骨对诱导股骨假体周围骨生长的研究	季卫平	浙江省中医药管理局	2015年浙江省中医药科技计划项目	丽水市人民医院
97	2016ZT025	五线五区十三穴推拿法治疗颈椎病技术推广	占桂平	浙江省中医药管理局	2016年适宜技术推广项目A类	丽水市中医院
98	2016ZB142	基于红外热成像技术的辨证干预女性黄褐斑的中药外敷疗法应用研究	陈海涛	浙江省中医药管理局	2016年科研基金项目B类	丽水市中医院
99	2016ZA208	脂联素及炎症标志物与H型高血压中医证型关系研究	陈礼平	浙江省中医药管理局	2016年科研基金项目A类	丽水市中医院
100	2016ZB143	畲医搓痧疗法治疗高血压性头痛的临床观察	潘铨	浙江省中医药管理局	2016年科研基金项目B类	丽水市中医院

续表

序号	项目编号	项目名称	负责人	项目来源	项目类别	立项单位
101	2016ZA210	耳穴贴压对肝癌射频消融患者超前镇痛干预的应用研究	黄旭芳	浙江省中医药管理局	2016年浙江省中医药管理局A类项目	丽水市中心医院
102	2016ZA209	运用代谢组学方法研究牛樟芝治疗原发性肝癌的分子调控机制	陈敏江	浙江省中医药管理局	2016年浙江省中医药管理局A类项目	丽水市中心医院
103	2016ZQ036	“补肾活血”法防治硼替佐米引起的多发性骨髓瘤患者周围神经病变的临床研究	刘永华	浙江省中医药管理局	2016年浙江省中医药科技计划项目	丽水市人民医院
104	2016ZB144	麝香保心丸对预防糖尿病患者PCI术后再狭窄的研究	张伟	浙江省中医药管理局	2016年浙江省中医药科技计划项目	丽水市人民医院
105	2017ZZ015	中西医结合肺结核治疗方案的优化及影响疗效因素研究	刘忠达	浙江省中医药管理局	2017年浙江省中医药科技计划A类（重点）	丽水市中医院
106	2017ZA145	“消渴痹足浴方”联合西洛他唑治疗糖尿病周围神经病变的临床疗效观察及对IL-6、TNF-α水平的影响	张征宇	浙江省中医药管理局	2017年浙江省中医药科技计划A类	丽水市中医院
107	2017ZB101	基于补肾活血法调控kisspeptin分泌孕前干预LPD复发性流产的临床研究	石明晴	浙江省中医药管理局	2017年浙江省中医药科技计划B类	丽水市中医院

续表

序号	项目编号	项目名称	负责人	项目来源	项目类别	立项单位
108	2017ZB102	耐多药肺结核患者中医辨证分型与CT影像学相关性研究	陈钟杰	浙江省中医药管理局	2017年浙江省中医药科技计划B类	丽水市中医院
109	2017ZT011	经络调理手法预防体弱儿技术推广	吴丽芳	浙江省中医药管理局	2017年浙江省中医药科技计划（适宜技术推广）A类	丽水市中医院
110	2017ZBZ099	耳穴贴压在胃癌加速康复关键环节中的应用研究	徐宏涛	浙江省中医药管理局	2017年浙江省中医药管理局科研基金项目	丽水市中心医院
111	2017ZA144	畲医痧症疗法治疗偏头痛的脑血流动力学及电生理变化研究	蓝丽康	浙江省中医药管理局	2017年浙江省中医药科技计划项目	丽水市人民医院
112	2018ZB143	基于“养阴清肺”法分析抗痨合剂改善耐多药肺结核治疗转归的研究	郭净	浙江省中医药管理局	2018年浙江省中医药科技计划项目	丽水市中医院
113	2018ZB144	芒硝神阙穴贴敷治疗癌痛患者吗啡所致便秘疗效观察	丰银平	浙江省中医药管理局	2018年浙江省中医药科技计划项目	丽水市中医院
114	2018ZB142	畲药“祛风通络解毒方”浸泡治疗化疗性手足综合征的临床研究	叶益平	浙江省中医药管理局	2018年浙江省中医药科技计划项目	丽水市中医院
115	2018ZB141	扶脾调肝汤对ERAS基础上肝切除手术后肠功能影响的研究	邵初晓	浙江省中医药管理局	2018年浙江省中医药管理局科研基金项目	丽水市中心医院

续表

序号	项目编号	项目名称	负责人	项目来源	项目类别	立项单位
116	2018ZB140	一指禅推法促进半月板损伤关节镜术后康复的前瞻性临床研究	徐欢	浙江省中医药管理局	2018年浙江省中医药管理局科研基金项目	丽水市中心医院
117	2019ZH016	成人OSAHS早期识别诊断技术及便携式睡眠监测在基层医院的推广应用	刘笑静	浙江省卫生健康委员会	2019年浙江省医药卫生科技计划	丽水市中医院
118	2019RC320	五味子乙素靶向ZFP36/PRC1抑制EMT逆转肝细胞肝癌化疗耐药的机制研究	翁巧优	浙江省卫生健康委员会	2019年浙江省卫计委青年人才项目	丽水市中心医院
119	2019ZQ046	化湿醒鼾汤治疗痰湿内阻证OSAHS临床疗效及其对患者面部阳跻脉及申脉穴红外热成像特征影响的研究	杨晓明	浙江省中医药管理局	2019年浙江省中医药科技计划A类	丽水市中医院
120	2019ZA131	畲药益肾泻浊方对早中期肾衰竭患者肾功能及转化生长因子的影响研究	刘小菊	浙江省中医药管理局	2019年浙江省中医药科技计划A类	丽水市中医院
121	2019ZQ047	黄连总生物碱及其胃内漂浮型缓释片的制备与质量评价	梅紫薇	浙江省中医药管理局	2019年浙江省中医药管理局青年人才基金项目	丽水市中心医院
122	2019ZA132	姜黄素对多发性骨髓瘤细胞RASSF2表达及启动子区甲基化的机制研究	陈佳琦	浙江省中医药管理局	2019年浙江省中医药科技计划项目	丽水市人民医院

续表

序号	项目编号	项目名称	负责人	项目来源	项目类别	立项单位
123	2019ZA133	畲医药特色药食两用植物的资源调查和研究	朱美晓	浙江省中医药管理局	2019年浙江省中医药科技计划项目	丽水市人民医院
124	2019ZA134	葛花解酲汤加减治疗酒精性肝炎的临床研究	张建生	浙江省中医药管理局	2019年浙江省中医药科学研究基金项目A类	遂昌县中医院
125	2019ZB145	景宁道地畲药袋泡茶预防湿热蕴结型复发性上尿路结石的临床研究	王子俊	浙江省中医药管理局	2020年浙江省中医药科学研究基金项目B类	云和县中医医院
126	2020KY1089	血清网膜素（Omentin-1）、脂联素、红细胞分布宽度与糖尿病视网膜病变相关性的研究	孙霞	浙江省卫生健康委员会	2020年浙江省医药卫生科技计划	丽水市中医院
127	2021ZT008	头皮针调衡电刺激治疗中风后运动性失语技术	楼喜强	浙江省中医药管理局	2020年浙江省中医药适宜技术培育项目A类	丽水市中医院
128	2020ZB297	基于Wnt/β-catenin信号通路探讨验方紫桂汤对排卵障碍性不孕卵泡发育的影响及作用机制	叶咏菊	浙江省中医药管理局	2020年浙江省中医药科技计划B类	丽水市中医院
129	2020ZB298	复方畲药精油在儿童功能性消化不良中的临床研究	林超	浙江省中医药管理局	2020年浙江省中医药科技计划B类	丽水市中医院

续表

序号	项目编号	项目名称	负责人	项目来源	项目类别	立项单位
130	2020ZA123	基于畲医疳积理论研究畲药食凉茶组方对小儿疳证的临床疗效	张晓芹	浙江省中医药管理局	2020年浙江省中医药科技计划A类	丽水市中医院
131	2020ZT013	畲医外治捏痧法治疗小儿疳积技术	雷后兴	浙江省中医药管理局	2020年浙江省中医药科技计划A类	丽水市中医院
132	2020ZT012	放血疗法治疗带状疱疹后遗神经痛技术	刘鸿	浙江省中医药管理局	2020年浙江省中医药科技计划A类	丽水市中医院
133	2020ZB299	早期经皮穴位电刺激（TEAS）特定穴对改善监护室（ICU）内重症脑血管意外术后患者营养和免疫的价值	田昕	浙江省中医药管理局	2020年浙江省中医药管理局科研基金项目	丽水市中心医院
134	2020ZB300	活血化瘀方联合视网膜光凝术对瘀血阻络型糖尿病视网膜病变的疗效观察	俞颂平	浙江省中医药管理局	2020年浙江省中医药管理局科研基金项目	丽水市中心医院
135	2020ZB301	绝经后女性冠状动脉粥样硬化性心脏病稳定型心绞痛中医证候分型与雌激素受体基因多态性的相关性研究	李开军	浙江省中医药管理局	2020年浙江省中医药管理局科研基金项目	丽水市中心医院
136	2020ZB302	丹酚酸A对大鼠心肌缺血/再灌注损伤后心脏结构重塑及心功能的影响研究	向贻佳	浙江省中医药管理局	2020年浙江省中医药管理局科研基金项目	丽水市中心医院

续表

序号	项目编号	项目名称	负责人	项目来源	项目类别	立项单位
137	2020ZB303	中药生肌散湿敷联合腔内射频治疗下肢静脉性溃疡疗效观察	姚奏英	浙江省中医药管理局	2020年浙江省中医药管理局科研基金项目	丽水市中心医院
138	2020ZB304	大承气汤联合早期肠内营养对胰十二指肠切除术患者肠道加速康复的研究	张坤	浙江省中医药管理局	2020年浙江省中医药管理局科研基金项目	丽水市中心医院
139	2020ZB305	青蒿琥酯通过调控线粒体氧化应激途径及活性氧抑制肝癌细胞生长的机制研究	叶斌	浙江省中医药管理局	2020年浙江省中医药管理局科研基金项目	丽水市中心医院
140	2020ZB306	药物涂层球囊（DCB）联合麝香保心丸治疗冠状动脉小血管病变的临床疗效研究	梅益斌	浙江省中医药管理局	2020年浙江省中医药科技计划项目	丽水市人民医院
141	2020ZB307	自拟畲药清痰汤治疗痰热壅肺型慢性阻塞性肺疾病急性加重患者肺部感染控制临床研究	赵军飞	浙江省中医药管理局	2020年浙江省中医药科技计划项目	丽水市人民医院
142	2020ZB308	特殊族群强直性脊柱炎基因表达及畲医发痧干预研究及应用	金掌	浙江省中医药管理局	2020年浙江省中医药科技计划项目	丽水市人民医院
143	2020ZB309	三叶青黄酮调控膀胱癌细胞凋亡的机制研究	吴琦	浙江省中医药管理局	2020年浙江省中医药科技计划项目	丽水市人民医院

续表

序号	项目编号	项目名称	负责人	项目来源	项目类别	立项单位
144	2020ZB310	冰刺瓜液含漱在防治放射性口腔炎中的应用研究	陈玲玲	浙江省中医药管理局	2020年浙江省中医药科技计划项目	丽水市人民医院
145	2021ZA146	畲药食凉茶联合针灸治疗非酒精性脂肪性肝病的临床疗效及其安全性评估	袁淑芬	浙江省中医药管理局	2021年浙江省中医药科学研究基金项目A类	丽水市中医院
146	2021ZB338	基于卵巢kisspeptin/GPR-54系统研究新加二甲地黄汤影响非肥胖型多囊卵巢综合征卵泡生长发育的作用及机制	石明晴	浙江省中医药管理局	2021年浙江省中医药科学研究基金项目B类	丽水市中医院
147	2021ZB339	耳尖刺血技术治疗火毒蕴结型早期低位肛周脓肿的临床疗效研究	郑海霞	浙江省中医药管理局	2021年浙江省中医药科学研究基金项目B类	丽水市中医院
148	2021ZB340	二陈合会厌逐瘀汤治疗痰瘀型糖尿病并OSAHS的临床疗效及对MIF、MCP-1水平的影响	孙霞	浙江省中医药管理局	2021年浙江省中医药科学研究基金项目B类	丽水市中医院
149	2021ZB341	畲药活血消积方对H型高血压痰瘀互结证患者脉搏波传导速度和踝臂指数的影响	潘铨	浙江省中医药管理局	2021年浙江省中医药科学研究基金项目B类	丽水市中医院

续表

序号	项目编号	项目名称	负责人	项目来源	项目类别	立项单位
150	2021ZB342	基于分子谱系地理学及生态因子研究麦冬的道地性形成机制	杨群菲	浙江省中医药管理局	2021年浙江省中医药科学研究基金项目B类	丽水市中医院
151	2021ZB343	基于“畲医疳积”理论研究畲医验方对慢性萎缩性胃炎逆转治疗的临床疗效	郑勇飞	浙江省中医药管理局	2021年浙江省中医药科学研究基金项目B类	丽水市中医院
152	2021ZB348	畲药百鸟不歇调控TLR4–NF–κB通路保护脑缺血再灌注损伤的机制研究	吴绍长	浙江省中医药管理局	2021年浙江省中医药科学研究基金项目B类	丽水市第二人民医院
153	2021ZB349	基于菌群–肠–脑轴研究礞石涤痰汤联合利培酮治疗精神分裂症痰火扰神证的临床疗效及机制研究	朱桂东	浙江省中医药管理局	2021年浙江省中医药科学研究基金项目B类	丽水市第二人民医院
154	2021ZB350	松阳民间传统饮品端午茶调控肠道菌群防治代谢综合征的临床基础研究	叶邦梅	浙江省中医药管理局	2021年浙江省中医药科学研究基金项目B类	松阳县人民医院
155	2021RC147	Kiss–1/GPR54系统在多囊卵巢综合征大鼠卵巢中的表达及调控颗粒细胞自噬和凋亡的分子机制	石明晴	浙江省卫生健康委员会	2021年浙江省医药卫生科技计划项目	丽水市中医院
156	2021ZB345	大陷胸汤联合西医治疗重症急性胰腺炎急性肺损伤的临床研究	潘俊娣	浙江省中医药管理局	2021年浙江省中医药管理局B类项目	丽水市中心医院

续表

序号	项目编号	项目名称	负责人	项目来源	项目类别	立项单位
157	2021ZB344	经皮穴位电刺激（TEAS）肺俞等穴对改善监护室（ICU）内机械通气的慢阻肺急性加重患者肺功能的价值	田昕	浙江省中医药管理局	2021年浙江省中医药管理局B类项目	丽水市中心医院
158	2021ZB346	自拟畲药健脾降脂汤治疗脾虚湿盛型儿童单纯性肥胖症的临床研究及应用	何春风	浙江省中医药管理局	2021年浙江省中医药科技计划项目	丽水市人民医院
159	2021ZB347	畲药地菍的提取工艺影响因素探索及对大鼠浅Ⅱ度烧伤药效学研究	游小恩	浙江省中医药管理局	2021年浙江省中医药科技计划项目	丽水市人民医院
160	2021ZQ091	畲药祛邪补肾汤调控Adamts5干预大鼠踝创伤后骨关节炎（PTOA）的作用及机制研究	邹光翼	浙江省中医药管理局	2021年浙江省中医药科技计划项目	丽水市人民医院
161	2021ZA147	基于网络药理学的参松养心胶囊治疗心房颤动药效物质基础及作用机制研究	吴仙军	浙江省中医药管理局	2021年浙江省中医药科技计划项目	丽水市人民医院
162	2022PY032	辅助电子胃镜及胃镜下治疗新型防滑脱咬口垫的研发	何飞云	浙江省卫生健康委员会	2022年浙江省医药卫生科技计划	丽水市中医院
163	2022KY452	丹酚酸A激活NRF2-SIRT3通路降低氧化应激损伤抵抗视网膜黄斑变性的实验研究	李霞	浙江省卫生健康委员会	2022年浙江省医药卫生科技计划	丽水市中心医院

续表

序号	项目编号	项目名称	负责人	项目来源	项目类别	立项单位
164	2022ZA188	畲药地稔鼻腔冲洗对儿童慢性鼻窦炎的临床疗效及其对IL–6、IL–8、TNF–α影响研究	吴俊	浙江省中医药管理局	2022年浙江省中医药科技计划项目A类	丽水市中医院
165	2022ZB399	畲药食凉茶对耐多药结核分枝杆菌感染巨噬细胞炎症反应的调控作用及相关机制研究	张尊敬	浙江省中医药管理局	2022年浙江省中医药科技计划项目B类	丽水市中医院
166	2022ZB400	数字转型背景下畲医药数据库的建设与应用	林娜	浙江省中医药管理局	2022年浙江省中医药科技计划项目B类	丽水市中医院
167	2022ZB401	中药热熨在老年AECOPD无创正压通气相关性腹胀痰湿中阻证患者中的临床效果研究	叶秀春	浙江省中医药管理局	2022年浙江省中医药科技计划项目B类	丽水市中医院
168	2022ZB402	基于畲医“解毒通利”理论研究畲药“地菍清凉膏”对乳腺癌放疗中急性放射性皮炎的临床疗效	郑勇飞	浙江省中医药管理局	2022年浙江省中医药科技计划项目B类	丽水市中医院
169	2022ZB403	祛风活络胶囊治疗瘀血痹阻证类风湿关节炎的临床研究	兰祝飚	浙江省中医药管理局	2022年浙江省中医药科技计划项目B类	丽水市中医院
170	2022ZB408	七叶皂苷钠对糖尿病大鼠血－视网膜屏障损伤的保护作用及其机制	陈珍	浙江省中医药管理局	2022年浙江省中医药管理局研究基金项目	丽水市中心医院

续表

序号	项目编号	项目名称	负责人	项目来源	项目类别	立项单位
171	2022ZB407	中医集束技术在胃癌围术期加速康复外科关键环节的应用研究	姜川	浙江省中医药管理局	2022年浙江省中医药管理局研究基金项目	丽水市中心医院
172	2022ZB406	畲药嘎狗噜对治疗幽门螺旋杆菌相关性胃炎的免疫调节机制研究	戴木根	浙江省中医药管理局	2022年浙江省中医药管理局研究基金项目	丽水市中心医院
173	2022ZB405	参松养心胶囊干预房颤患者焦虑抑郁状况的随机对照临床研究	吕玲春	浙江省中医药管理局	2022年浙江省中医药管理局研究基金项目	丽水市中心医院
174	2022ZB404	自拟清热润目汤联合朱氏风池三针法配合眼周取穴对老年睑板腺功能障碍所致干眼症的治疗效果研究	应佳	浙江省中医药管理局	2022年浙江省中医药管理局研究基金项目	丽水市中心医院
175	2022ZA189	评估胃复春片对慢性萎缩性胃炎患者发现早期胃癌后行早期胃癌内镜下切除术后对其萎缩肠化及癌变风险干预作用的临床研究	潘俊娣	浙江省中医药管理局	2022年浙江省中医药管理局研究基金项目	丽水市中心医院
176	2022ZB409	土木香内酯通过诱导程序性坏死抑制恶性胸膜间皮瘤增殖的机制研究	黄彬	浙江省中医药管理局	2022年浙江省中医药科技计划项目	丽水市人民医院
177	2022ZA190	基于皮层可塑性探讨归脾汤治疗心脾两虚型老年抑郁症患者的机制研究	俞坤强	浙江省中医药管理局	2022年浙江省中医药科技计划项目（A类）	丽水市第二人民医院

续表

序号	项目编号	项目名称	负责人	项目来源	项目类别	立项单位
178	2022ZB410	交泰疏肝汤加减治疗肝气郁结性糖尿病合并抑郁症的临床疗效及机制初步探讨	华英	浙江省中医药管理局	2022年浙江省中医药科技计划项目	丽水市第二人民医院
179	2022ZX002	经典名方玉女煎开发关键技术体系构建及治疗感染性疾病阴虚内热证临床研究	刘忠达等	浙江省中医药管理局	2022年浙江省中医药科技计划中医药现代化专项项目	浙江省立同德医院、丽水市中医院等
180	2022ZD16	县域医共体框架下基层中医药服务能力现状分析和对策研究	郭兴化	浙江省基层卫生研究中心	2022年浙江省基层卫生软科学研究项目	松阳县中医医院

省级及以上中医药科学技术奖（截至2022年12月31日）

序号	成果名称	主要完成人	第一完成单位	获奖等级	颁发单位
1	浙西南山区恙虫病临床特征及早期诊断研究	刘忠达、陈海泉、王秀英、金元虹、陈小龙等	丽水市中医院	1997年浙江省科学技术进步奖优秀奖	浙江省人民政府
2	高湖纤恙螨恙虫病临床合并症的研究	刘忠达、李权、陈海泉、陈根生、吕莉君等	丽水市中医院	2004年浙江省科学技术奖三等奖	浙江省人民政府
3	畲族医药研究与开发	雷后兴等	丽水市人民医院	2008年浙江省科学技术奖三等奖	浙江省人民政府
4	中西医结合肺结核诊疗规范的研究	张尊敬、刘忠达、雷永良、李权、杜单瑜	丽水市中医院	2016年浙江省科学技术奖三等奖	浙江省人民政府
5	耐多药肺结核中医证候规律及中西医结合治疗方案研究	刘忠达、张尊敬、郭净、李权、雷永良等	丽水市中医院	2017年浙江省科学技术奖三等奖	浙江省人民政府

续表

序号	成果名称	主要完成人	第一完成单位	获奖等级	颁发单位
6	特色野生药材保护利用研究	程科军、石智、徐金标等	丽水市农业科学研究院	2017年浙江省科技进步奖三等奖	浙江省人民政府
7	畲药质量控制关键技术及应用	程科军等	丽水市农业科学研究院	2020年浙江省科技进步奖三等奖	浙江省人民政府
8	2021畲药的传承创新应用和产业化前景	雷后兴、张晓芹、王娜妮、潘铨、刘敏等	丽水市中医院	2021浙江省科技进步奖三等奖	浙江省人民政府
9	硬膜外麻醉下正骨复位治疗腰椎间盘突出症	郑海焕等	丽水市中医院	2002年浙江省中医药科技创新奖三等奖	浙江省卫生厅
10	柔肝合剂治疗肝纤维化、肝硬化疗效分析	林绿冬等	丽水市中医院	2003年浙江省中医药科技创新奖三等奖	浙江省卫生厅
11	中风病证型分析及周围血白细胞变化的研究	吕莉君、刘忠达、姚纯俭等	丽水市中医院	2006年浙江省中医药科技创新奖三等奖	浙江省卫生厅
12	中国畲族民间医药调查与整理	雷后兴、鄢连和、陶云海等	丽水市人民医院	2008年浙江省中医药科学技术创新奖二等奖	浙江省卫生厅、浙江省中医药管理局
13	畲族医药研究与开发	雷后兴、李水福、刘忠达等	丽水市人民医院	2009年浙江省中医药科学技术创新奖一等奖	浙江省卫生厅、浙江省中医药管理局
14	畲医痧症治疗方法研究	徐向东、鄢连和、雷后兴等	丽水市人民医院	2010年浙江省中医药科学技术奖二等奖	浙江省卫生厅、浙江省中医药管理局
15	畲族医药资源保护现状与对策研究	鄢连和、雷后兴、徐向东等	丽水市人民医院	2012年浙江省中医药科学技术奖二等奖	浙江省卫生厅、浙江省中医药管理局

续表

序号	成果名称	主要完成人	第一完成单位	获奖等级	颁发单位
16	中西医结合治疗特发性血小板减少性紫癜免疫学改变与疗效关系的临床研究	方炳木、江锦红、刘永华等	丽水市人民医院	2014年浙江省中医药科学技术奖二等奖	浙江省卫生厅、浙江省中医药管理局
17	中西医结合肺结核诊疗规范的研究	张尊敬、刘忠达、雷永良	丽水市中医院	2015年浙江省中医药科学技术奖二等奖	浙江省卫生和计划生育委员会
18	“益肾生血方”治疗慢性再生障碍性贫血疗效及机制	方炳木、江锦红、刘永华等	丽水市人民医院	2016年浙江省中医药科学技术奖三等奖	浙江省卫生和计划生育委员会
19	耐多药肺结核中医证候规律及中西医结合治疗方案研究	刘忠达、张尊敬、郭净等	丽水市中医院	2017年浙江省中医药科学技术奖二等奖	浙江省卫生和计划生育委员会
20	中国畲药野生资源分布调查与开发利用研究	雷后兴、李建良、郑宋明等	丽水市人民医院	2017年浙江省中医药科学技术奖二等奖	浙江省卫生和计划生育委员会
21	中国畲族民间医药调查与整理	雷后兴、鄢连和、陶云海等	丽水市人民医院	2009年中华中医药学会科学技术奖三等奖	中华中医药学会
22	中西医结合肺结核诊疗规范的研究	张尊敬、刘忠达、雷永良	丽水市中医院	2017年中华中医药学会科学技术奖三等奖	中华中医药学会
23	畲药资源调查与开发利用研究	雷后兴、李建良、郑宋明等	丽水市中医院	2017年中国民族医药学会科学技术奖一等奖	中国民族医药学会
24	畲族珍稀濒危和特有药用物种资源调查	鄢连和、朱美晓、雷后兴等	丽水市中医院	2017年中国民族医药学会科学技术奖二等奖	中国民族医药学会

续表

序号	成果名称	主要完成人	第一完成单位	获奖等级	颁发单位
25	畲医药传承与利用	雷后兴、王伟影、李建良等	丽水市中医院	2019年中国民族医药学会科学技术奖二等奖	中国民族医药学会
26	畲药成分分析技术与畲医药临床应用	陈礼平、潘铨、王娜妮等	丽水市中医院	2020年中国民族医药学会科学技术奖三等奖	中国民族医药学会
27	常用畲药全产业链质量提升关键技术创新与应用	程科军、石智、吕群丹等	丽水市农林科学研究院	2020年度中国民族医药学会科学技术奖二等奖	中国民族医药学会
28	特色畲药药效物质研究及临床应用	陈礼平、张晓芹、王娜妮等	丽水市中医院	2021年中国民族医药学会科学技术奖三等奖	中国民族医药学会
29	体相观与黑箱论刍议——中医骨伤科临床诊断体会	郑海焕等	丽水市中医院	1998年尚天裕科学奖科技进步奖三等奖	尚天裕科学奖评审委员会、世界中医骨伤科联合会、尚天裕科学奖组织委员会

中医药发明专利（截至2022年12月31日）

序号	发明专利名称	发明人	单位	专利号	授权公告日
1	山腊梅油作为制备消化系统疾病药的应用	刘忠达等	丽水市中医院	ZL3129561.4	2003-06-23
2	柳叶蜡梅提取物作为制备治疗胃癌药物的应用	刘忠达等	丽水市中医院	ZL201110147801.7	2011-05-30
3	治疗肩周炎的中药组合物及其制备方法	金丽霞	丽水市中心医院	ZL201210012206.7	2014-03-05
4	一种治疗痧症的畲药	雷后兴	丽水市人民医院	ZL201310329993.2	2014-10-08

续表

序号	发明专利名称	发明人	单位	专利号	授权公告日
5	一种治疗小儿疳积的畲药及其使用方法	雷后兴	丽水市人民医院	ZL201310329992.8	2015-01-28
6	一种离液剂以及使用该离液剂提取基因组 DNA 的方法	陈礼平	丽水市中医院	ZL201710413739.9	2018-01-16
7	人体基因组 DNA 样本的常温保存方法	陈礼平	丽水市中医院	ZL201711276915.5	2018-11-30
8	一种中药材快速清洗烘干机	郑秋霞	丽水市中医院	ZL201810108763.6	2019-11-01
9	一种用于高血压血瘀证治疗的畲药组方	陈礼平	丽水市中医院	ZL201910481381.2	2021-03-16
10	一种皂苷化合物及其制备方法与应用	林娜	丽水市中医院	ZL202010706101.6	2021-08-10
11	一种酚类化合物	涂朝勇	丽水市中心医院	ZL202010442948.8	2022-10-25

省级及以上中医药相关非物质文化遗产代表性项目名录

（截至 2022 年 12 月 31 日）

序号	项目名称	类别	所在地	级别	公布时间及批次
1	畲族医药（痧症疗法）	传统医药	丽水市	国家级	2008 年第二批国家级非物质文化遗产项目
2	端午茶	传统医药	松阳县	省级	2009 年浙江省第三批非物质文化遗产代表性项目

（五）中医药特色进一步发挥

1. 推广中医药适宜技术

丽水市卫生行政主管部门高度重视中医药适宜技术基地建设和技术推广工作，将中医药适宜技术推广工作列入“中医药参与社区卫生服务市级示范单位创建”和“基层中医药服务能力提升工程”中，保障中医药适宜技术推广工作有效开展。各基地成立了适宜技术推广领导小组、专家组、工作组及质量控制小组，具有完善的建设管理制度、实施方案、规划、年度计划和总结，并有相应的质量控制和技术评价措施。丽水市中医院等 8 家中医院（民族医院）创建成国家基层常见病多发病中医药适宜技术推广基地。

2. 树立“浙丽畲药”品牌

深入挖掘和传承畲医畲药，做好畲医药独特诊疗技术和单方、验方的筛选工作，推动一批丽水特色畲药进入《浙江省中药炮制规范》标准和《中国药典》标准。支持特色畲药药效物质基础及畲药饮片质量控制研究，积极研发畲药制剂，推动畲药的临床应用及产业化。丽水市中医院研发的院内制剂“降脂轻身茶”已获省药监局批准文号（浙药制字 Z20100152），投入临床应用多年。“消痔合剂”通过省药监局备案审批。浙江省民族医院“畲医药学”学科，成为丽水市县域龙头建设学科，完成畲医药种植园建设，与浙江中医药大学对接战略合作事宜，成功建设以打造浙江中医药大学中医博物馆景宁民族分馆为目标的畲医药展览馆。

3. 打造“中医药 +”融合模式

中医药 + 康养服务日趋成熟，遂昌县蔡和国药健康文化产业园已开始建设，松阳县开发了歇力茶、茶膳等“松阳药膳”系列产品。中医药 + 旅游有机融合，集科研科普、生态旅游、文化展示等于一体的华东药用植物园于 2021 年 5 月正式开园。景宁畲族自治县畲医畲药展示馆等 8 家单位被评为浙江省中医药文化养生旅游示范基地。

（六）中医治未病优势进一步凸显

丽水市中医院中医治未病科创建于 2010 年，在全市率先开展中医治未病工作，构建中医特色预防保健服务体系，2014 年成为国家第一批中医预防保健及康复能力建设单位，2015 年成为国家治未病扶优单位科室，2018 年经市卫计委批准成立丽水市治未病技术指导中心，2018 年成为浙江省“十三五”中医药重点建设专科。

1. 服务体系

截至 2022 年年底，全市逐步形成了以丽水市中医院为龙头，青田县中医医院、缙云县中医医院等九县（市）为中心节点，全市社区卫生服务中心 / 乡镇卫生院为基础的中医预防保健服务体系，配备体质辨识仪、经络检测仪、红外热成像仪等中医健康状态辨识评估类设备和针疗类、灸疗类、熏洗类、光疗类、电疗类、磁疗类等中医健康干预类设备，每年制定治未病诊疗方案并在全市范围内进行推广。

依托市治未病技术指导中心平台建立了全市的中医红外热成像网络平台。

充分发挥市中医院中医治未病指导中心作用，形成市、县一体化中医治未病服务网，结合中医体质辨识、健康调养，为患者提供个性化诊疗。市中医院2020年成为“长三角中医膏方联盟”成员单位，2021年成为“全国治未病服务适宜技术定点培训单位”“中国慢病（亚健康）中医健康管理规范化服务创建单位”“北京中和亚健康科学研究院中医红外热成像技术临床与科研数据中心丽水分中心”。全市8家中医院单独设立治未病科。各乡镇卫生院和社区卫生服务中心逐步开展老年人和0～36月儿童中医药健康管理工作，中医药健康管理率在70%以上。积极推广药食两用等养生保健产品应用和研发，推广太极拳、五禽戏、八段锦、药膳等中医传统方法。

2. 特色项目

以中医“未病先防、既病防变、愈后防复”为理念，全市积极开展中医养生调理、中医体质辨识、中医非药物特色疗法、健康宣教等诊疗服务，目前全市已开展的中医特色诊疗项目有8大类60余项，形成了以“春季生长辅助，夏季冬病夏治，秋季减重调理，冬季膏方养生”为特色的中医四季养生品牌。

（1）冬病夏治

冬病夏治是指利用夏季人体阳气最旺盛之际，采用穴位贴敷、针刺、艾灸、药物内服等治疗手段，以三伏贴、三伏灸两种模式为主，治疗某些虚寒性疾病，达到标本兼治、预防保健的作用。

（2）膏方养生

膏方是一种中药半流体剂型，具有体积小、含量高、携带方便、口感甜美、个体化强等特点。丽水市各级中医医院自2010年开始陆续开展冬令“膏方养生节”，市中医院治未病中心在全市首推四季膏方，并推出养血膏、益智膏等一系列膏方。

（3）时令节气门诊

围绕二十四节气，以宋代丽水名医陈言的《三因极一病证方论》为理论依据，设立陈言运气时令病诊室栏目，解读博大精深的运气时令养生保健的中医药文化，分享养生智慧。丽水市中医医院致力于继承发扬宋代丽水名医陈无择的学术思想，注重遵循中医五运六气的节气变化规律，并在此基础上指导调节体质平衡、保健养生和常见时令节气慢性病的预防治疗，栏目介绍阴平阳秘的健康生活知识和养生智慧及简便廉验的日常调理方法。

（4）佩香辟秽

丽水市各级中医医院已连续多年开展“端午香囊节”系列活动，开展香囊进企业、进校园、进机关、进社区活动，传承端午习俗，弘扬中医药文化，新冠疫情期间制作防疫香囊，用于预防疫情。

（5）四季茶饮

中医学认为，茶是“万病之药”，具有“上清头目，中消食滞，下利二便”之功效。丽水市在全市陆续推广了四季茶饮群众性保健活动，推广的茶饮方有“乌梅祛湿茶”“轻身祛湿茶”等，服务人数众多。

（七）中医药文化进一步弘扬

中共丽水市委宣传部、市卫健委、市农业农村局、市林业局联合制定下发《丽水市中医药文化推进行动方案（2019—2025年）》，丽水市中医院等单位编印了《丽水市中医中药进党校知识读本》《中国传统文化核心价值观》读本，出版《中草药民间单方验方大全》，发扬缙云黄帝养生文化、处州陈无择学术思想、松阳叶法善养生文化、庆元扁鹊医圣文化。丽水市中医院成立丽水市陈无择学术思想研究中心，定期开展学术研讨，弘扬陈无择学术思想；缙云设立浙江省中医药学会《黄帝内经》研究会，加强对《黄帝内经》学术研讨，定期召开《黄帝内经》学术峰会暨“黄帝文化·养生长寿”研讨活动，有效促进《黄帝内经》学术思想的继承与发展；持续开展中医药科普知识宣传，丽水市中医院联合丽水电视台开辟《养生谈》中医药访谈栏目200余期，举办“绿谷养生大讲堂”100余期，举办瓯江中医药论坛5期；组织开展了中医药“四进”系列活动，全市建立了9个中小学中医药与健康教育社会实践基地，景宁畲族自治县畲医畲药展示馆等8家单位被评为浙江省中医药文化养生旅游示范基地；编撰《浙派中医·丽水卷》，开展中医药文化保护传承研究，扩大中医药文化影响力，营造信中医、用中医、爱中医的良好社会氛围，全市居民中医药健康文化素养明显提升。

第四节　中医药抗疫

一、丽水早期疫病流行及防治简述

古代中国医药界把沾染疫疠瘴气而造成流行的急性传染病统称“疫疠”“瘟疫”“疫病”等。早在公元前11世纪的西周，人们已对疫疠有所了解，《礼记》亦叙述了气候异常将引起疾病流行的史实。中国历代朝廷和府州县官为扼制疫疠的蔓延耗资巨万。古代丽水（处州）人民一样备受疫病之苦，死亡人口数以万计，而当地的医家们追古发今，各显神通，为民排难解忧，辛勤防治。在此主要胪述早期丽水（处州）疫疠流行和防治概况。

明万历六年（1578），丽水县大疫。万历十六年（1588），丽水秋疫。

清康熙十年（1671），处州府大疫。次年，丽水大旱，疾疫大作，郡守令章学诗设局，诊治耆民。康熙十四年（1675），丽水大疫，民遭兵凶，多死蹂躏，旋又疫疠大作，亡者无算。道光十四年（1834）秋，丽水大疫。道光二十九年（1849）、咸丰八年（1858）秋、同治元年（1862）八月、同治七年（1868），丽水均疫疠大流行。

中华人民共和国成立前，丽水鼠疫、霍乱、脑膜炎、天花、疟疾、痢疾、回归热、伤寒等都有流行。1940—1949年，11种法定管理传染病总发病16286例，死亡1057人，其中死于鼠疫患者最多。1942—1947年，丽水县流行鼠疫6年之久，疫情波及48个村镇（含城关区3镇），共计发病1184例，死亡896人，病死率75.68%。其间1944年流行最为严重，是年共发病926例，死亡784人，病死率达84.67%。1944年6月，国民政府中央卫生署外籍专员伯力士博士，应浙江省卫生处之邀，来浙协导防治鼠疫工作，7月7日，由温州赴云和，经丽水时召开防疫会议，布置鼠疫防治工作。时省医疗防疫大队派第二分队，中央卫生署第四防疫大队调第六分队至丽水协防鼠疫，实行逐保挨护预防注射、DDT 消毒、撒毒鼠饼、隔离鼠疫患者等措施。丽水县卫生院会同处州医院合组防疫工作突击队，下设预防注射、消毒、毒鼠、统计 4 组，开展鼠疫疫苗预防接种计 3340 人份，进行药物毒鼠及对住户 DDT 灭蚤，对各交通要道实行检疫，实行死亡登记、尸体检验及棺木管制等，加强疫情管理，推行清洁运动，防治鼠疫流行。中华人民共和国成立后，建立了鼠疫防治专业机构，鼠疫未再发生。

二、中华人民共和国成立前抗击鼠疫纪实

（一）丽水县中医药抗击鼠疫流行纪实

1944 年 8 月侵华日军在丽水投放鼠疫、伤寒、副伤寒等细菌，致使疫病在丽水山城蔓延。丽水医家庄虞卿与丽水中医公会众中医奋起与疫疠抗争，为民众辟瘟除疫。他所开的医寓中堂、轩间及外面弄堂都坐满了等候看病的患者。此后，他与唐国俊、王会贞、王以文等丽水医家合编《鼠疫验案》，此书载有十余则当时治疗鼠疫病之验案，1944 年年底于丽水刊行，为单行小本，约三千字。他的处方公开放在丽水城区太平坊局弄口同德堂药店施药恤贫，救了不少鼠疫患者。

（二）云和县中医药抗击鼠疫流行纪实

在抗日战争 1940 年 10 月 4 日、22 日、11 月 27 日、28 日和 1945 年 8 月间，日军设在我国沈阳的细菌战总部 731 部队，派遣敌机前后分批在我省的宁波、衢州、金华和丽水、云和等县撒播鼠疫跳蚤，投掷含有鼠疫菌的麦、粟、饼干等物，引起上述各地鼠疫病流行。仅云和一县来看，当时就有二十多个村庄被传播疫菌，三百余名无辜同胞受传染而死去，有几户竟全家死于鼠疫。参加医防鼠疫的医师，给病家请佛求神的道士，替死者油漆棺木的油漆匠，也被传染而死亡。这是云和县有史以来最大的一次灾难。

1. 流行概况

1942 年 8 月初的一天早晨，日机三架次，分批到云和投掷炸弹，多数没有爆炸。1945 年夏，日机又在云和上空投掷含有鼠疫菌的棉花、糖果、饼干、玩具等物，有意引人上前拾取。当时群众就十分怀疑，直到重河、云和镇等地发生鼠疫，大家才恍然大悟。

1944 年春，河上村儿童保育院首先发生鼠疫，继而传染流行。至八九月间，云和镇叶家厅西首隔壁叶祖交、王国定家相继发生疫病，然后逐渐向各处蔓延。1945 年，重河、贵溪、长田、局村、小顺、石浦、长汀、麻厂、象山、

木田、小徐、赤石、梅源、东坑等二十多个村庄，鼠疫广泛流行，其势之凶猛，死亡率之高，极为惊人。

2. 治疗情况和中医中药的作用

当时全国处在抗日战争时期，经济、工业、医药各方面都很落后，抗菌素还未发明。直至1945年才从国外进口些S.D、S.T、Sm、S.n、S.G及青霉素等药品，而且为数甚少，价格昂贵。在这样的条件下，当时的治疗用药，不过是S.D、S.T、S.n和鼠疫菌苗，最贵的鼠疫菌苗每支要卖一钱黄金，一般人民群众很难用得起，因此不少的患者不得不用草药和请中医师治疗。当时本县开业中医师陈甸臣、徐烈宗、吴庆田三位在鼠疫救治工作上发挥了很大作用，承担了相当一部分的医疗救治责任。据考察，全县经他们应用中医药治疗而愈的不下四五百人，其中仅吴庆田中医师一人治愈病者就达两百余人，其足迹遍布云和各疫区。当年，吴庆田医师家壁上挂着署名郎礼生者1943年所送的“起死回生”横匾一方，大字下写着数行小字，感谢吴医师救活他的老婆。此外，陈云香、魏锡圭一家四人都是吴庆田、陈甸臣、徐烈宗三位中医师治愈的。据病家回忆，当时中医所用一般都是黄芩、连翘、石膏、羚羊、犀角等清热解毒药，还有鸦片用来外敷及少量内服，常用的草药有白茅根、马兰头、淡竹叶、夏枯草等。

3. 中华人民共和国成立后的有效措施

从1950年开始，国家每年调拨大批鼠疫活菌苗，由县组织大批医务人员，在地区中西医务工作队的协助下，到老疫区和重点乡镇进行全民鼠疫预防注射，中医药预防治疗等。国家免费供给DDT、666杀虫剂开展全面喷洒消毒、灭鼠杀虫工作，携带毒鼠药进行全面免费毒鼠，同时开展卫生防疫知识宣传教育和指导各项卫生防疫工作，提高人民对鼠疫危害性的认识，使群众主动协助做好防疫工作，取得显著成效，1949年迄今再未发生过鼠疫。

三、中医药抗击传染性非典型肺炎纪实

2003年年初传染性非典型肺炎（以下简称非典）病例陆续在全国报道后，全市各中医院在当地党委、政府和卫生局的领导下成立工作专班，开设发热门诊、设立隔离病房等。丽水市卫生局成立了有中医药人员参加的丽水市非典型肺炎防治专家组，丽水市中医院按照上级部署成立医院非典型肺炎救治领导小组，领导小组下设办公室和医疗技术组、中医中药专家组、护理技术组、社区医疗组、后勤保障组、预防监督组、应急小组等10个工作小组，负责制订应

急工作预案，设立发热门诊，执行24小时值班制，设立发热患者留置室和隔离病区。医院启动了全员培训、全员大练兵活动，在全院开展向广东省中医院、广州中医药大学一附院学习中医药预防和救治非典型肺炎成功经验，认为本病符合《素问·刺法论》“五疫之至，皆相染易，无问大小，病状相似”的论述，属于中医瘟疫、热病的范畴。其基本病机为邪毒壅肺，湿证瘀阻，肺气郁闭，气阴亏虚。中医药治疗的原则是早治疗，重祛邪，早扶正，防传变。医院在全院开展应用中医药防治非典工作，先后推广应用中医药非典预防方剂和院内预防非典中药协定方，桑菊止咳合剂、生麦利咽合剂等院内中药制剂向院内院外广泛推广应用，非典期间医院制剂室共生产非典预防中药合剂5473瓶，受到了社会各界的好评。

四、中医药抗击新冠肺炎纪实

2020年自新型冠状病毒感染发生以来，丽水市各级中医院党委高度重视疫情防控工作，以最坚决的态度贯彻落实习近平总书记重要指示精神和党中央国务院、省、市委和市卫生健康委决策部署。各级中医院纷纷成立党委书记、院长任组长的疫情防控工作领导小组，统一指挥调度医院疫情防控工作，科学谋划疫情防控措施，做到守土有责、守土担责，确保各项决策部署落到实处。同时，成立工作专班，专门负责疫情研判、疫情防控技术指导、院内交叉感染防控、院内疫情防控工作督查、中医药救治，人员抽调及其他疫情防控任务。

丽水市中医院先后共有920人积极响应政府号召，驰援武汉、上海、新疆、西藏、重庆、义乌等地抗疫。医院第一时间成立疫情防控中医攻关组，配合市卫健委制定了《丽水市新型冠状病毒感染的肺炎中医药防治方案（试行版）》，为全市中医药参与疫情防治提供了规范；实施中医药防治措施，制订全人群、全过程中药干预方案，先后研制防感汤1号、2号、3号方及中药制剂“防感合剂”。全年提供防感中药16余万贴，服务4万多人，开展市集中医疗救治点确诊患者中医集体会诊121次。医院组织27人助力企业复产复工、9人参与驻校助学健康指导服务工作。医院成立海外华侨中医药服务专班，开展海外侨胞医疗服务直通车中医专场4场，全球直播PPT授课及现场咨询中医专场11期，直播与回看的点击量达到6500多次；开设“海外中医云药房”，为海外侨胞提供防感中药4万余份；悉心编写了《华侨中医药防控新冠肺炎书册》，为全球疫情防控积极贡献丽水中医智慧。

2022年12月，新冠疫情防控从“防感染”转向“保健康、防重症”，面对

“感染减员”与“重症激增”双重夹击，全市各级中医院全面协调医疗救治，多措并施扩容医疗资源，全力做好患者“应收尽收”。其中，丽水市中医院共收住新冠感染患者1495人次，重症、危重症患者312人次（占比20.9%），抢救成功率高达93.2%。医院肺病科团队牵头组织开展“三消饮加减方治疗重型新型冠状病毒肺炎临床疗效观察”临床科研项目，并取得初步成效。同时，医院充分发挥中医药独特优势和作用，开设中医康养门诊，住院新冠病毒感染患者中医药全程参与率达99%以上，从“防、治、康”上全过程助力抗疫。医院向医务人员和防控一线工作人员推广使用中药预防汤剂，为实现零感染发挥了重要作用。丽水市中医院自主研发的“防感合剂”获省药监局制剂备案批准，并提供临床应用，彰显了中医药的独特优势。各县（市、区）中医院也积极发挥中医药在抗疫中的优势，贡献了中医人的力量。

五、中医药抗痨纪实

（一）中医药参与抗痨历程

结核病是伴随人类历史最长的由结核杆菌引起的慢性呼吸道传染病，被列为我国重大传染病之一，我国每年结核病发病人数位居世界第二，高居甲乙类传染病前列。2006年随着国家结核病防控策略调整，丽水市卫生局会同市疾控中心研究并发文公布丽水市中医院为丽水市耐多药结核病诊治定点医院、丽水市结核病诊治定点医院，负责丽水市属和各县（市、区）耐多药结核病患者定点诊治和丽水市直及莲都区属结核病患者定点诊治工作。原丽水市疾控中心中东路结核病门诊于2006年全面移交给丽水市中医院，至此，丽水市中医院开始走上应用中医药参与结核病诊治工作探索之路。丽水市中医院作为省市结核病定点医院，所做工作大致经历了以下历程。

2007年开始在院内设置独立的结核病专科门诊，收住结核病患者，2008年开始承担国家疾控中心全球基金耐多药结核病防治项目，并同时承担金丽衢三地耐多药结核病患者诊疗工作。2011年开始设立独立的结核病区，建立独立的结核病实验室。2012年省卫生厅发文公布丽水市中医院为浙江省结核病诊治定点医院、首批浙江省耐多药结核病定点医院。2016年，国家疾控中心和浙江省卫生厅确定其为国家中盖结核病项目三期试点单位，丽水市中医院成为全国三级中医院中唯一承担该项目的试点单位。2018年6月，经市卫生计生委批准，丽水市中医院作为牵头单位联合市下属县（市）结核病定点医院成立丽水市结核病专科联盟。2018年12月，丽水市中医院成为丽水市结核病临床医学研究中心（培育期）建设单位。2019年医院结核病科被省中医药管理局确定为浙江省“十三五”中医药重点建设专科。2021年10月市结核病临床研究中心经市科技局、市卫生健康委、市财政局联合考核评估，进入建设期。2022年10月，医院申报的“浙江省老年肺结核诊治中医药多学科交叉创新团队”被省卫生厅评选为浙江省中医药创新团队建设项目（培育）。

目前，丽水市防痨协会，市结核病专科联盟，市结核病技术指导中心等设在丽水市中医院。

（二）中医药参与抗痨工作实践认识

1. 中医对结核病的认识和历史渊源

结核病在中医学上属于“痨”病范畴，因病变主要在肺，故肺结核属于“肺痨”范畴。我国古代对痨病的记载，最早出现于商、周。据《荀子・非相》篇所记：“傅说之状，身如植鳍”“周公之状，身如断菑。”指两位古人都是驼背。大多数驼背是由脊柱结核引起的后遗症，因此两位古人都可能有结核病史。据史籍记载，傅说是商代殷武丁时的宰相，距今约3200年。周公为周文王之子，武王之弟，距今也有3000余年。湖南长沙考古发现的马王堆汉墓墓主辛追夫人（公元前186年），右上肺有结核病灶，距今亦有2000多年。

中医对本病的认识源远流长，并逐步深入。中医学对肺痨的认识始于《内经》，晋代葛洪《肘后备急方》谓：“死后复传旁人，乃自灭门。”描述了肺痨在当时流行猖獗的史实。宋元时期，诸多医家对本病的研究亦有大发展。如宋代处州（丽水）医家陈言《三因极一病证方论》列“劳瘵”专篇，明确地将肺痨从一般虚劳和其他疾病中独立出来，这在理论和实践上都是一大发展。《三因极一病证方论・劳瘵》指出本病“内非七情所致，外非四气所袭”“多由虫啮”；还叙述了肺痨的症状表现，说：“其变有二十二种，或三十六种，或九十九种，大略令人寒热，盗汗…或脑后两边有小结核，连复数个。”并强调治肺痨当用“杀虫”的治法。元代葛可久《十药神书》为我国现存的第一部治疗肺痨专著，书中记载十药治痨经验方，标志着中医药防治结核病逐步形成理论体系框架。明代虞抟《医学正传・劳极》认为本病治法为“一则杀其虫，以绝其根本；一则补其虚，以复其真元”，确立了补虚与杀虫的两大治疗原则，至今仍为肺结核证治的两大主要方法。

2. 中医药诊治结核病现状

市中医院结核病团队在省、市结核病定点医院实践中，通过对历代中医古籍有关肺痨论述的梳理可知，数千年来祖国医学对结核病的认识是随着医学的发展而演变的，其认识大约可分为三个阶段：一是汉代以前认为肺结核属于“虚劳”的范畴；二是从汉代到唐代，古人已经认识到肺结核具有传染性；三是宋代以后，对结核病的病因机理的认识和治疗方药陆续进行了系统化完善。

近代结核病中医药防治曾出现停摆，20世纪80年代我国结核病实施严格的定点医院管理，中医系统基本退出了痨病防治体系，中医药防痨的理论认识及能力曾一度处于萎缩的状况。市中医院结核病团队在省市结核病定点医院建设中有幸参与联合申报并承担了国家“十一五”“十二五”“十三五”中医药防治结核病重大科技专项等实践，并通过对中医古籍文献学习和临床实践，逐步深入了对结核病的认识，发现中医对肺结核的证治叙述颇详、丰富多样，但也存在诊断上不足（无病原微生物）、疗效判断标准不完整（仅限于症状体征经验）、疗程估计不足（没有循证医学概念）、中药治疗肺结核的机理仍不清晰、作用靶点不明确等问题。“守正创新”，努力挖掘中医药在结核病防治中的特色优势是值得深入探索的新课题。

3. 中医药抗痨工作进展

面对我国结核病防治中老龄化、合并症和共病多、耐多药，新药开发缓慢等现状，中医院结核病团队近年来围绕老年肺结核、耐多药肺结核、复治肺结核、抗结核药物不良反应、无西药可用患者等当前西医结核病防治的难点问题，开展中医、中西医结合诊治的实践和探索。医院先后参与联合申报并承担了国家“十一五”“十二五”“十三五”传染病重大专项“肺结核中医证候及中西医结合治疗方案研究”“结核病中西医结合治疗方案研究”“中药多方多途径治疗耐药及广泛耐药肺结核临床研究与方案筛选”“耐药肺结核中医药治疗新方案研究”等系列课题研究任务；主持浙江省中医药重点研究项目“耐多药肺结核中医证候规律及中西医结合治疗方案研究”及“中西医结合肺结核治疗方案的优化及影响疗效因素研究”；主持浙江省科技厅公益类项目“丽水地区耐多药肺结核免费治疗的疗效及影响因素分析”及省、局共建项目“清肺抗核方治疗老年肺结核的临床疗效及机制研究”和20余项结核病中医药防治相关科研项目；成功申报并举办基层医院结核病防治知识培训、中医适宜技术在基层医院结核病中的应用、中医诊疗技术在基层医院结核病中的应用等6期国家级继教班，在区域内外产生了较大影响。

经市中医院中医结核病团队初步临床研究表明，在防治耐多药肺结核领域，运用中医“动态”辨证论治，即在患者治疗期间，定期对患者进行中医证候的辨证，耐多药肺结核的证候规律在疾病过程中有规律可循，且证型的变化与年龄、性别、肺部病灶等具有相关性。据此，团队首先优化了中西医结合治疗耐多药肺结核的诊疗方案并应用于临床，其要点为：常规化疗 + 辨证中药 + 中医外治（针灸、穴位贴敷等）加减。结果表明，中西医结合治疗能改善耐多药肺结核患者的临床症状。其次，团队运用“养阴清肺”法进行抗痨治疗，项目组自行研制了具有“养阴清肺”功效的院内中药协定处方——抗痨合剂（基本药物为：百部、十大功劳叶、党参、黄芪、白及、浙贝母等），并对其临床疗效进行了探索。结果表明，抗痨合剂可显著提高耐多药肺结核患者的治疗成功率，是改善耐多药肺结核患者治疗转归的独立影响因素。紧接着，团队对院内中药协定处方——抗痨合剂治疗耐多药肺结核的作用机制进行了探索。结果表明，抗痨合剂可能通过下调耐多药肺结核患者外周血 VEGF 的表达，抑制血管形成，上调耐多药肺结核患者体内 Th17 水平，下调 Treg 水平，改善 Th17/Treg 的平衡状态等发挥抗结核治疗作用，为中药抗痨合剂治疗耐多药肺结核的免疫学机制研究提供了依据。与此同时，团队在研究中对空洞型肺结核、耐药肺结核、老年肺结核、合并症多、广泛抗痨药物过敏、结核毒血症状明显等的中医药治疗已取得一定疗效。团队成员完成“中西医结合肺结核诊疗方案的研究”“耐多药肺结核中医证候规律及中西医结合治疗方案研究”等项目，并获中华中医药科学技术奖三等奖 1 项、浙江省政府科学技术进步奖三等奖 2 项，主编《中医教您防治肺结核》及副主编《结核病中西医治疗学》专著各 1 部，参与全国行业内专家共识制定 10 余项。

4. 中医药参与抗痨实践带来的思考

近年来国务院先后下发了《“十三五”全国结核病防治规划的通知》和《遏制结核病行动计划（2019—2022）》，使结核病防治工作进入了国家战略行列，特别是《规划》中提出了“运用中医药技术方法在结核病中发挥作用，组织开展中医药防治结核病研究，发挥中医药在防治耐多药肺结核等方面的优势”，使我国结核病防治的严峻形势与需要成了中医药融入与参与重大公共卫生的新机遇。

纵观人类几千年的历史长河，我们经历过的痨病诊治中，中医药发挥了重要作用，我们需要传承发展中医药痨病理论体系。中医学的精华与创新源泉在于医学问题的整体解决能力，中医诊疗技术在结核病防治中的创新应用尚需要顶层设计，需要良好的临床对照研究自证疗效。结核病防治是国家重大公共卫生问题，中医药防痨理论和能力的发展需要大量中医、中西医结合专业人才投入临床实践工作中，需要中医肺病学科团队积极联合西医结核病团队与技术平台，需中西医大融合，建立大平台，才能取得大成果。

习近平总书记指出，“中西医结合、中西药并用，是这次疫情防控的一大特点，也是中医药传承精华、守正创新的生动实践。”中医药参与抗痨工作也应从中西医结合、中西药并用综合防控救治新冠病毒感染的各项有利措施中汲取智慧和经验，努力践行中医药“抗痨防痨”实践，为2035年终止结核病流行的愿景做出中医药新贡献。

第五节　中医药研究

一、丽水市中医院中药制剂中心

丽水市中医院中药制剂中心于2011年被丽水市科技局批准为第一批丽水市中药制剂重点实验室。制剂室成立于1980年9月，使用面积18平方米，以预备制剂为主，药剂人员2名，1981年面积增至36平方米，开始生产板蓝根冲剂、猴头菌糖浆及复方垂盆草合剂等中药制剂。1982年面积增至54平方米，人员增至4人，设立无菌室，生产眼药水、小针剂，品种有100%胎盘、100%胚胎及鱼腥草、板蓝根等6种。

1983年7月，制剂室经改造验收，因环境条件及设备的限制，停止了无菌制剂的生产。1984年在中药制剂方面，又增添了脾舒宁冲剂、益母草冲剂、当归红花酊、红藤汤等品种。

1985年，经省卫生厅批准，发给“医院制剂许可证”，使用面积增至110平方米，根据临床需求，经不断更新发展，至1988年中药制剂品种达77种。

1990年医院新建制剂大楼，使用面积达300平方米，药剂人员4人，工人2人。增添中药制剂设备中药蒸汽提取锅、浓缩锅、红外线烘箱等，大力开发中药制剂。到1993年，根据本院临床中医师协定处方开发化痰宁、感冒咳嗽合剂、咽炎合剂、鼻炎灵合剂等20种中药制剂产品。

1997年制剂室面积扩大至400平方米，并增添紫外分光光度计等检验设施，以确保制剂产品的质量。制剂产品62种，其中中药制剂达26种。

2000年，根据浙江省药监局文件，医疗机构制剂室需按照国家GMP新标准进行改造，丽水市中医院中药制剂中心生产面积增至756平方米，药学专业人员增至6人，其中大学以上学历3人，高级职称人员1人，中级职称人员3人，拥有了一支较强的专业人员队伍，并增添中药多功能提取浓缩设备，建造洁净度达十万级的净化生产车间。

2001年，经省专家现场验收，制剂室获得了浙江省药监局发放的“医疗机构制剂许可证”，是丽水地区唯一一家中医医院制剂室，获得新中药制剂品种21个，投入生产的新品种有开胃合剂、排石合剂、通脉口服液、益脑康口服液、抗痨合剂、健身茶等。同年，制剂室获得浙江省“青年文明号”的集体荣誉。

2003年，制剂室开发本地畲药“食凉茶”，加工成饮片供临床使用。同年全国暴发非典，制剂室充分发挥了其制剂功能和中草药特色，生产了非典预防中药合剂5473瓶，产生了较大的社会和经济效益。

2005年，根据国家药监局对医疗机构制剂品种质量检测方法完善的文件，医院通过筛选，提升制剂产品质量，明确疗效，稳定质量，对具有本院特色的中草药制剂进行保留或开展临床研究。通过努力，生麦利咽合剂、扶正解毒合剂、桑菊止咳合剂、化痰止咳合剂、鼻炎愈合剂、妇炎愈合剂等13个品种获得省制剂生产批准文号，属于全省中药制剂产品较多的单位之一。同年制剂室被丽水市卫生局确定为“丽水市重点实验室”。

至2007年，制剂室已连续六年获得浙江省“青年文明号”的荣誉称号。在生产的同时，制剂室也积极参与了科研项目的研究与开发，从2000年开始，先后参与11个省市级的科研项目研究，其中“慢盆合剂”的研究开发在2001年获市科技进步奖三等奖，“柔肝合剂”于2003年获浙江省中医药科技创新奖三等奖；2009年与丽水市农业科学研究院合作的“畲药山蜡梅生产质量管理规范的研究”获丽水市科学技术进步奖二等奖和浙江省农业厅技术进步奖二等奖。

2011年，制剂室被丽水市科技局确定为丽水市第一批重点实验室，与上海同济大学、浙江省中医药研究院、浙江大学、浙江工业大学、浙江省中医院等单位进行多项科研项目的合作，其中，5项开发本地中草药资源的课题在省科委或中医药管理局立项，包括“山蜡梅叶油平喘、止咳、化痰作用的研究”“脾胃舒胶囊的研究与开发”“柳叶蜡梅抗消化道肿瘤作用的研究与开发”“柳叶蜡梅灌肠剂的研究”等，特别是“脾胃舒胶囊的研制与开发”为省重点科研项目，获得国家发明专利2项。多年来，制剂室一直从事畲药方面的研究，将有代表性的畲药开发成院内制剂，如“降脂轻身茶”“消痞健胃合剂”。

2018年，制剂室投资改造微生物实验室，2020年顺利通过GPP（优质药房工作规范）标准验收，市药监局授予 AA 企业的等级评定。先后配备齐全先进的生产设备和检验仪器，主要有大型中药提取设备、减压浓缩装置、快速冷却灭菌柜、卧式超声波洗瓶机、连续投料粉碎机、V 型混合机、半自动胶囊填充机、热风循环烘箱等。药检室分设理化室、仪器室、留样观察室等，主要设备有高效液相色谱仪、智能四联二氧化硫蒸馏仪、旋转蒸发仪、崩解仪、生物安全柜、霉菌培养箱、细菌培养箱、显微镜、电热恒温水浴锅、电热恒温干燥箱、分析天平、分光光度计、紫外线分析仪等。

2020 年在新冠疫情暴发期间，根据医院中医专家组的协定处方，制剂室开发了“防感合剂”，在预防和治疗新冠中发挥出重要的作用，获得了社会和群众的好评。

2022 年，在浙江省“千方百剂”医疗机构中药制剂成果路演会上，制剂室荣登“最受欢迎单产品”“最佳服务能力”“最强创新力”三项十佳榜单，在全省市（地）级中医院中处于领先地位。

制剂室现拥有一支技术结构合理的优秀专业人员队伍，科室成员年富力强，团队配合紧密。其中大学以上学历 7 人，研究生学历 2 人，高级、中级以上职称人员 4 人。

制剂室生产范围包括中药制剂和西药普通制剂两部分。剂型覆盖了合剂、口服液、袋泡茶、胶囊、散剂、搽剂等。目前制剂室保留经典的制剂品种 15 个，其中中药制剂 13 个，以呼吸特色制剂为龙头产品，是浙西南部拥有院内中药制剂品种数量最多的制剂室，并具有规模化大批量生产能力，能满足医院专科专病用药需求。这些制剂不仅在临床使用年限长，而且临床疗效好，治疗费低，服用方便。新冠疫情期间，中药制剂充分发挥中医药防治疫病的优势，为百姓的健康保驾护航。

二、丽水市中医药研究所

丽水市中医院于 2002 年 8 月 20 日向丽水市民政局、丽水市科技局提出了申请成立丽水市中医药研究所的申请。2002 年 9 月 27 日，上级和丽水市民政局审核批准，核发了民办非企业单位证书（丽民〔2002〕64 号文件）。2002 年 10 月 15 日，丽水市中医药研究所正式挂牌成立，注册地点位于丽水市中山街 800 号丽水市中医院内。

丽水市中医药研究所所长是刘忠达，名誉所长是孙静芸（浙江省中医药研究院原院长）。研究所内设中药研究室（负责人袁宙新），中医研究室（负责人叶益平），中医妇科研究室（负责人江伟华），中医肝病研究室（负责人林绿冬），中医骨伤科研究室（负责人郑海焕），畲医药研究室（负责人兰祝飚）。丽水市中医药研究所是我市中医药领域成立较早的学术性、公益性、非营利性社会服务活动的社会组织，致力于发展全市中医药事业产业，主要的业务范围包括开展中医中药的专业知识咨询、科普宣传、学术交流与推广、中医药制剂或特色中药产品开发研究等。在研究所的推动下，丽水市中医院中医内科、肺病科、骨伤科、肝病科、妇科等学科不断开展新技术、新疗法和中草药制剂研发等。研究所成立以来，在丽水市科技局、市卫生局（卫健委）、市经信委和依托单位丽水市中医院的大力支持下，先后与浙江省中医药研究院中药研究所、浙江工业大学药学院、浙江大学基础医学院、浙江中医药大学药学院建立了科研协作关系，先后完成了浙江省科技厅、省卫生厅、省财政厅、省中医药管理局、省经贸委、丽水市科技局等省市级多项科研项目，参与创建依托单位丽水市中医院国家和省市级中医药重点学科、专科建设项目，并根据学科、专科特色和名医临床协定处方，先后研发并获浙江省药监局批准文号的院内中医药制剂有骨伤科的祛风活络胶囊、肝病科的柔肝合剂、内科的降脂舒心合剂、妇科的妇炎愈合剂；肿瘤内科的扶正解毒合剂、肺病科的抗痨合剂、以畲药食凉茶为主药的降脂轻身茶等。特别是在参与畲药研究开发方面，丽水市中医药研究所取得了较多的成果，在主持承担的浙江省科技厅“山腊梅叶油平喘、止咳、祛痰作用研究”，浙江省财政厅、浙江省经信委“山腊梅叶临床应用开发研究”，浙江省中医药重点研究项目“畲药脾胃舒胶囊抗肿瘤作用研究与开发”等科研项目的带动下，开展畲药食凉茶（山腊梅叶）的研究和食凉茶中药饮片的临床推广应用，推动其进入《浙江省炮制规范》，获得国家发明专利 2 项，并实施转让。

第六节 中医药教育

丽水早期中医教育多为家传或者师承，中华人民共和国成立后逐渐出现正规的中医药学校等教育机构。后伴随时代发展，党和各级政府、教育和卫生行政部门不断重视中医药人才培养，中医教育的形式更为多元化，学历教育、专业化培训、规范化培训、名老中医师带徒等相继涌现，为中医药的传承发展赋能。现将各地中医教育历史缕析如下。

一、丽水市中医药教育发展

（一）丽水市（县）中医药教育

1. 丽水卫生学校

1958年9月19日，丽水县人民委员会同意县人民医院开办卫生学校，定名为“浙江省丽水卫生学校”，设医士专业1个班，招生45名，9月28日开学，学制3年，副院长孙士章兼任校长，洪伟杰医师兼任教导主任，林光荣医师为专职教师，分别具体负责卫生学校的行政管理和教务工作。卫生学校开展勤工俭学，创办工厂，生产胎盘粉、土霉素、医用纱布，饲养动物，开荒种菜、种番薯，上山砍柴，实行学生吃饭不要钱的政策。次年9月，学校停办，大部分学生并入温州卫生学校，个别学生赴瑞安卫生学校插班学习。

1960年春，丽水卫生学校复办，招生45名。同年9月，景宁卫生学校并入。经过考核，学生被编为医士、保育护士2个班级，共有学生77名，学制3年。校长为孙士章，专职教师包括林光荣、兰留坤、潜复兴、陈雪雯。1961年4月，学校整顿，教师仅剩兰留坤1人，学生大部分被动员回乡务农，少数成绩较好者与丽水中学及景宁中学转来的学生共同编成丽水县初级卫生人员训练班，学员共33人（中途参军1人），学习7个月（理论课4个月、实习3个月）。当年11月这批学员结业，由县卫生科分配工作，除少数留在县人民医院工作外，大部分被分配到各公社联合诊所工作，属于集体所有制人员。

2. 丽水县“五七”大学卫生班

丽水县教育局在1977年创办“五七”大学，第一期即为卫生班，培训卫生系统于1975年、1976年招收集体所有制医疗单位学徒共77名，于当年5月7日开学。校方负责学徒的行政管理，卫生系统选派专职教师戚国堡、周祖夜、吴卓民、倪元洪、郑海焕、黄厚生负责教课；采用上海第一医学院华山医院1975年9月编写的医院办大学教材，设置政治常识、医学基础理论、内科、外科、五官科、传染病流行病学、实验诊断学、中医中药、针灸等课程，其中妇产科选用中等卫校教材。学徒课堂学习截止到1978年4月23日，之后进行3个月的实习，于当年7月25日毕业，由学校颁发毕业证书。毕业后大部分学员回原单位工作。

3. 丽水市卫生进修学校

1979年，丽水县卫生进修学校经县革命委员会和省卫生厅批准建立。1981年4月，县卫生局将县中医院坐落在城关镇西井弄4号的200平方米的拆迁周转房和一块空地划给卫校，并拨款资助其建造教学办公楼。1982年1月7日学校迁入新址。1986年撤县设市，更名为丽水市卫生进修学校。

市卫生进修学校是市卫生系统业务培训基地，主要任务为：①卫生技术人员在职业务培训提高，完成继续教育，如知识更新教育、补缺性教育、新技术推广应用、晋升晋职复习辅导等；②上岗前培训，举办各种专业培训班；③乡村医生的培训、提高；④接受省、地方卫生主管部门委托举办全省或地区安排的进修班，并为地区及市教育、医药、计划生育部门代培有关专业人员。自1979年10月至1990年9月，学校共开办各种学习班、培训班41期，培训学员1849人次，结（毕）业1836人次。例如，1980年9—10月举行中医学习班，招生73人，学制30天；1983年3月—1985年1月举行中医士培训班，招生37人，学制2年；1983年10月举行中药炮制学习班，招生34人，学制1个月等。

原分设于云和及遂昌县的丽水职工中等卫生学校本部和分校，分别于1986年6月和1985年9月迁至丽水市卫生进修学校，机构属地区卫生局领导，学校领导班子由市卫生进修学校领导班子兼任，实行“两块牌子一套班子”管理体制。

附：丽水职工中等卫生学校

1983年，省人民政府〔83〕99号文件批准建立丽水职工中等卫生学校，分本部和分校两部分。本部设在云和县卫生进修学校内，招收医士专业；分校在遂昌县，设中医士专业，属地区卫生局领导。根据省卫生厅和省教委的意见，分校和本部分别于1985年9月和1986年6月迁至丽水市卫生进修学校。其领导班子由市卫校领导班子兼任，干部任免、教职工调配及经费预算等均按市卫生进修学校隶属关系办理，实行“两块牌子一套班子”的管理体制。在学校迁址的同时，将84级中医士班和84级医士班分别从遂昌和云和搬到丽水继续学习。该校列入全省成人中专招生计划，向全省招收职工中专生。该校又是丽水卫生学校的教学点，1987年、1988年连续2年以丽水卫校丽水市教学点名义招收2个全日制护士班，并向社会招收了部分自费生。自1983年9月至1990年9月招收学生13个班级，共667人，已毕业5个班级，251人。1990年年底在校生共有8个班级，413人。

4. 丽水学院医学院

丽水学院医学院是丽水学院的二级学院，具有硕士学位授予资格，前身是浙江省丽水卫生学校，创建于1965年。2000年开始全日制高等医学教育，开设口腔医学、护理学2个专科专业，2007年并入丽水学院组建医学院。在58年的办学历程中，医学院始终秉承“厚德博学、笃行济世”的院训，披荆斩棘，踔厉奋发，逐步形成了“刻苦、严谨、求实、进取”的院风和“载医明道、务实敬业、奋进图强”的学院精神。自办学以来医学院已为社会培养了3万多名医疗卫生人才。

学院现有基础医学、临床医学、口腔医学、护理学等一级学科，国家级一流本科课程1门。其中，口腔临床医学为“十二五”省级重点学科，口腔医学为“十三五”“十四五”省级一流学科，基础医学、护理学、病理生理学为市级重点学科。学院现有实验室面积14000余平方米，固定设备5700余件，设备总值3900余万元，拥有丽水市唯一的获省科技厅批准的实验动物中心，以及丽水市唯一的经省红十字会批准的遗体捐献接收站。其医学实验教学中心是省级重点建设实验教学示范中心。

5. 丽水护士学校

丽水护士学校是一所底蕴深厚的卫生中职学校，创建于1978年，现已建校45年，2022年9月正式迁入花街新校区，新校区总占地面积41633.33平方米，办学规模为30个班，有1200个学位，开设护理、中医护理专业。学校规划“一训四风”的架构，确立“明德唯馨、仁术康民”的校训，“厚德重技、学以致用”的办学理念，以及“以生为本、以师为尊、以干为要”的治校理念，提出“仁·荷”（人和）校园文化顶层设计方案。

在专业设置上，学校立足市场发展需求，积极开展专业方向教学改革。以临床护理为大类，设置临床护理养生养老方向和精神护理方向；在人才培养上，学校紧跟行业标准，提出“四有”育人目标，培养“心中有梦、眼中有光、手中有法、肩上有责”的“四有”学生。

（二）缙云县中医药教育

1. 中医带徒

在古代和民国时期，缙云县的中医传业以家传和师承为主；门诊普遍为中药店坐堂行医。

中华人民共和国成立后，在20世纪70年代以前，中医传业仍以家传和师承为主，除极少数人毕业于中医药院校、卫校外，基层乡镇卫生所的中医药新职工大多还是以招收学徒方式录入。例如，1976年5月，缙云县卫生局招录了中、西医学徒75人，并于1976年9月6日—1977年1月30日在仙都五七工农学校举办了第一届中、西医学徒培训班，总课时1370个，解决了当时基层卫生院中医药人员严重不足的问题，1978年又重复举办了一次培训，进一步提高了学员的医疗水平。1980年3—5月，县卫生局又举办了中药学徒培训班，有学员36人，总学时250个。这时的中医药学徒培训方式有了较大的进步，学徒除了在本单位跟师学习，还能接受县卫生行政部门定期开班传授的中医药学知识的系统性教育。在这些中医药学徒中，后来又有人通过外出进修提高了业务水平；参加成人教育取得浙江中医学院文凭，多数人晋升了中级职称，有4人获得了高级职称，分获丽水市“绿谷基层名医”“仙都名医”和“缙云县最美健康卫士”等荣誉称号，成了基层乡镇卫生院的中医药业务骨干。

2. 教育培训

中华人民共和国成立初期，缙云县没有正式的中西医教育机构，具体培训工作由县卫生行政部门组织落实。20世纪50年代，浙江中医学院为缙云县举办了一期中医药函授教育，提高了基层中医工作者的理论和业务水平。1971年9月10日—11月，县卫生局在壶镇举办了赤脚医生培训班，培训中草药、针灸和西医急救知识，受训人员达160人次。

为了更好地提高广大基层医务人员的医疗业务水平，缙云县于1997年年初创建缙云县卫生进修学校，有固定教师4人，根据办学需要还会临时抽调有关专业教师数人；校址在县卫生局内（溪滨南路26号），有教舍150平方米，设办公室、课堂、宿舍、图书室等。1983年5月，省卫生厅下文，正式批准成立缙云县卫生进修学校，县卫生局局长兼任校长，副校长主持日常教学工作。

学校建立后，开展了大量的中西医教学工作。截止到1983年年底，学校就举办了培训班18期，教育学员653人，培训内容涉及中医中药、西医助产、防疫等。其中，跟中医药相关的培训如下。

1977年5月15日—1978年1月12日，举办了第二届学徒班，开设了中医基础理论、中药学、温病学、西医基础、内科、西药、助产、妇产科学、药理学、外科学等课程，总学时13230个，学员57人。

1978年2—8月，举办了中医士班（第一届中医学徒的第二次培训），开设科目有中医内科学、妇科学、儿科学、针灸，西医内科、拉丁文，总学时650个，学员37人。

1980年3—5月，举办了中药班，开设科目有中药学、方剂学、药用植物学、中药加工炮制学，总学时250个，学员36人。

后来，国家恢复高考制度，各地中医药大学及卫校不断培养出中医药人才，卫生系统的中医药新员工基本来源于国家培养的大、中专毕业生。缙云县卫生进修学校的教学工作重点，转向围绕县卫生行政主管局的工作部署，开展阶段性的临时医药卫生培训工作，在中医药方面，主要包括中医适宜技术推广应用、中医临床经验总结推广、乡村卫生室中医知识培训等。

近年来，缙云县鼓励非中医类别医师学习中医药理论和技能，举办浙江省中医药大学继续教育学院西学中培训班缙云教学点，已完成培训82人；积极开展师带徒，鼓励名中医1师带3徒，传承中医诊疗技能，已培养基层中医骨干7名；加强中医传承，有18位青年基层医务人员与9名省市医院中医专家结成师徒关系，传承中医技术；开展师承教育，目前有3人通过考试取得中医执业医师资格证，10人正在参加中医医术（传统医学）师承。

（三）遂昌县中医药教育

1. 中医带徒

清光绪《遂昌县志》有文字记载，自明、清至民国，中医带徒，代有沿袭。历代医家通过指带门人、传授子孙的教育方法，将独特的医学见解、验案例证、临床经验留传于世，发扬光大。中华人民共和国成立后，中医带徒继续得到尊重和继承，并逐步过渡到以学校教育为主。1955—1980年，各医疗单位先后招收中医药学徒113人。

2. 学校教育

1984年5月，浙江省卫生厅批准建立丽水职工中等专业卫生学校遂昌分校，开设中医班，招生45名，学制3年。1985年省教育委员会决定将中医班迁至丽水职工卫生学校。

（四）云和县中医药早期教育

早在20世纪30年代初期，云和江聘三为了培养医学人才，使中医后继有人，克服种种困难，在小顺镇第十二保桑岭根村创办淑庐中医专修所（可视为处州第一所中医学堂），招收有志习医青年20余人。淑庐中医专修所又称国医专修所，创办时间为1930年1月，学期3年，实习期1年。

二、中医住院医师规范化培训教育

2012年，丽水市中医院成为浙江省第一批中医医师规范化培训基地，丽水市人民医院、遂昌县人民医院、庆元县中医院、缙云县中医医院为后备临床培训基地，莲都区曳岭卫生院、莲都区紫金社区卫生服务中心、莲都区岩泉社区卫生服务中心为社区实践基地。2017年，丽水市中医院成为国家第二批中医医师规范化培训基地，2019年成为国家执业医师资格考试基地（全省三家之一），2020年成为浙江中医药大学附属医院。

丽水市中医院教学培训设施设备齐全，有1200平方米的临床技能培训中心，总投资1000多万元，设有专科技能实训平台、综合技能实训平台、中医技能实训平台3大平台，有模拟标准化病房、模拟门诊诊室、中医实训室、内科实训室、外科实训室、妇儿实训室、急救技能实训室等20多间技能实训室，配备有急救、穿刺、中医、外科、护理、妇产科的仿真模型和培训设施，全天候向学生开放。

目前，丽水市中医院规培基地有协同单位1家（诸暨市中医医院），有基层培养基地3家（莲都区紫金街道社区卫生服务中心、莲都区岩泉街道社区卫生服务中心、莲都区岩白云道社区卫生服务中心）。2012—2022年共招录规培学员411人，目前有带教老师167人，模拟师资45人，师资遴选、培训、考核、评价、激励等管理制度健全，基地每年选派近30名师资参加国家级、省级师资培训活动；有硕士生导师15名，在培研究生61名，已培养研究生26名，设有中医内科学、中医外科学、中医妇科学、中医骨伤学、中西医结合临床学等硕士专业。每年接收实习生40人以上、见习生100人以上。

丽水市中医院近3年获教改课题立项8项，教学论文15篇，教学成果9项，立项省级及以上继续教育项目50项。在2021年全国中医住院医师规范化培训年度业务水平测试中，丽水市中医院在全国166家基地中排名第27位，在浙江省内位列第 2 名，全省中医规培结业考核首考通过率为 96%。在 2022 年度全国中医住院医师规范化培训年度业务水平测试中，丽水市中医院在全国 102 家地级市中医规培基地业务水平测试中排名第 17 位，全省中医规培结业考核首考通过率为 95%。

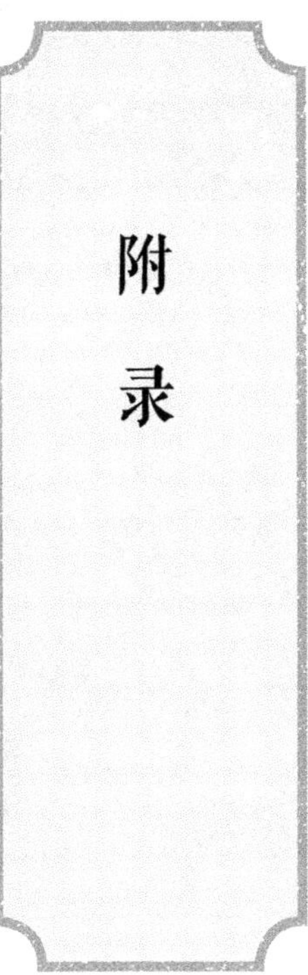

附录

附录

附录一：大事记

先秦时期

旧《松阳县志》载道：“戴火仙，秦汉以前入留名山修炼道成。”

春秋战国时期

《资治通鉴》中记载：“南方暑湿，近夏瘅热，暴露水居，蝮蛇蠚生，疾疢多作，兵未血刃而病死者十二三，虽举越国而虏之，不足以偿所亡。”（春秋时期丽水属越国势力范围）

汉代

著名道士赵炳精通法术，乐于治病救人。后世为纪念他的善行，修建赵侯祠，现位于缙云仙都梯云洞侧。

两晋时期

晋代葛洪曾于南明山修炼丹药，并于山顶云阁崖刻“灵崇”二字。炼丹处附近有口井（现于仁寿寺旁），称为“葛井”。

隋唐时期

隋大业十二年（616），叶法善出生于括州括苍（今松阳县），其家族自曾祖起三代皆为道士，皆通摄养占卜之术。叶法善历高宗、则天、中宗三朝，五十年间时常被召入宫，尽礼问道。晚年隐居在寿仙谷一带，施惠苍生。于唐开元八年（720）去世。

唐大中四年（850），杜光庭出生于处州缙云。唐咸通十一年（870），杜光庭至仙都拜师刘处静，后入天台山修道。唐乾符二年（875），杜光庭为避战乱返回处州。杜光庭平生除著有道学著作和小说、诗歌外，还著有中医脉学《玉函经》及《了证歌》。

宋代

建炎四年（1130），庆元县斋郎乡龙岩村吴三公开创人工栽培香菇方法——“砍花法”，影响广泛，传及庆元、景宁、龙泉等多个县城。

南宋绍兴元年（1131）前后，陈言出生于青田鹤溪（今景宁），敏悟绝人，长于方脉，治病立效，有不可求药者，则预告死期，晷刻无爽。淳熙元年（1174），陈言著成其代表作《三因极一病证方论》，简称《三因方》。本书将病因归纳为内因、外因、不内外因三类，并据此系统论述内、外、妇、儿各科疾病，从因辨证，详列主治，精选方剂，对后世医学影响深远。

何澹（1146—1219）主持修撰的《龙泉县志》记录了香菇发源始末，言及“砍花法”人工栽培香菇技术操作流程，是目前已知最早、最准确、最完整的人工栽培香菇的记录。

明代

洪武元年（1368），处州府治内祝定授本府医学提领，转正科。

洪武三年（1370），遂昌县城东设惠民药局，有内、外科医师各一人。以官价买药，饵以重利，拯疗贫病军民疾患，后此法废止。明初庆元县设医学训科，职掌医药行政。

洪武十四年（1381），举辟李仲建首供置职，署址在县城仁丰门内左侧。

景泰三年（1452），云和县署设医训科，管理医药事业。

成化二十二年（1486），丽水、松阳、云和、景宁已将茯苓、厚朴等列入药类。

万历六年（1578），大疫。

万历八年（1580），大疫。包喜（字子昭）往衢州购药，施赠平民。

万历十年（1582），遂昌乡民痘疫流行。包志学（字而时）购参普济，贫者多赖以生。

万历十六年（1588），大疫。

清代

顺治年间（1644—1661），《龙泉县志》载录龙泉有百合、厚朴、百部、桃仁等中药材 155 种。

顺治三年（1646），兰溪诸葛氏于缙云县五云镇创办中医药“春雨堂”，店址在十字街附近，有店面三间。

顺治六年（1649），兰溪永昌人吴肇麟在缙云壶镇创设“问松堂”。

康熙十一年（1672）7—9月，疫病流行，章学诗奉郡守之命设局，治病。

康熙十四年（1675）大疫，百姓因战乱多遭死亡与蹂躏，旋又疫痢大作，亡者十之八九。

乾隆三十年（1765），缙云已有“卫生堂”等医疗机构，用以疗济贫病，隔离疫者。《缙云县志》卷二载：“卫生堂在北门内，乾隆三十年知县令狐亦岱建。缙邑路当孔道，往来贫病者，里人惧累勿纳。令狐亦岱命庠生李淦等，捐常地构堂五间。处州镇于公文焕，游击植公璋，守备柴君建业，每岁生息，以为药饵之资。”

嘉庆年间（1796—1820），处州著名中药堂“生生堂”开业，选址处州旧府城内的三坊口，系浙江兰溪诸葛村人诸葛文则所创办。

嘉庆二十五年（1820），龙泉小梅开设“三和堂”中药店，并附药厂，制中成药。

道光十四年（1834），大疫流行。

道光二十九年（1849），大疫流行。

咸丰八年（1858）9月，大疫。

同治元年（1862）8月，大旱，疫。

同治六年（1867），大疫。

光绪年间（1875—1908），《缙云县志》收载本县土产中药元胡、白术、茯苓等101种，且详明其性状。

民国时期

1900年，官医局成立。

民国二年（1913），丽水城内“致中和”中药店开业，创始人是瑞安林葆初。

1918年，丽水景宁设施医局于鹤溪源太生药店内，于夏秋多病季节延聘中医住局施诊，不收医费，药资无措者，报知事批准给予救助，1922年停办。

民国十年（1921），龙泉诸葛达臣经营了一家生生堂中药店（今龙泉新华电影院边），并到丽水生生堂药店买来一对梅花鹿（一雌一雄），创办养鹿场，制作全鹿丸，场址设在官仓弄。经过精心饲养，梅花鹿多年繁育，存栏数最多达到21头。

民国十三年（1924），大赛乡大赛村菇民叶耀庭，鉴于种菇技艺“上祖生传无书”，遂照古传手艺以七言俚韵编成《朽木产菇》9章，并附菇业应用文和急救医伤验方，终著成《菇业备要全书》，由县城徐同福堂石印局刊印现世。

民国十七年（1928），有文献记载，在城镇九菇山营造中山纪念林时，栽植了厚朴6株。此为厚朴人工造林的最早文字记录。

民国十八年（1929）6月6日至10月20日，杭州举办西湖国际博览会，丽水药材参展。缙云白术、元胡、白芍、吴茱萸荣获一等奖，庆元县厚朴、松阳县包一钱药店的药材桔梗荣获优等奖，庆元县茯苓荣获名牌奖。

民国二十年（1931）5月，龙泉国药业同业公会成立。全县有121户商行从事厚朴、香菇、笋干等山货贩运“单帮”，运销沪、杭、甬、台、穗等地。民国初期，屏南郭大兴将精制厚朴运至中国香港、泰国销售。

民国二十年（1931），缙云县外销至上海及东北各省的中药材数量达8.5万公斤有余，金额达5万余元。

民国二十二年（1933），丽水县成立国药业同业公会，诸葛芳为主席。是年3月17日，丽水县国医公会成立，王景祥为常务委员。是年，瑞安人戴雁峰在处州旧城区内开设处州药房。

民国二十五年（1936），丽水县国医公会改名为丽水县中医分会，唐国俊为主席。

民国二十九年（1940），丽水县中医公会改名为丽水中医师分会，唐国俊为理事长。

民国三十一年（1942），缙云县成立县卫生院，下设壶镇及盘溪卫生分院2所。根据民国三十四年档案资料统计，全县有病床13张，县卫生院1所，区、乡分院各1所，合格西医师3人，中医师6人，助产士1人，药剂师2人，私人诊所3家，私立“壶镇天德医院”1所，药房3家，中药店11家。

民国三十二年（1943）11月，丽水县中医师公会筹备会成立，推举唐国俊等5人为筹备委员。

民国三十四年（1945）4月16日，龙泉中医师公会于镇东庙开设中医诊疗所。

民国三十五年（1946），丽水“生生堂”成为地下党的秘密交通站。

民国三十五年（1946）12月16日，浙江省卫生处批准成立“浙江省立处州医院附设高级护士职业学校”。1948年9月23日，该校开学，招收学员23名，次年春学校停办。

中华人民共和国成立至改革开放

1950年年初，丽水县医务工作者协会及丽水县中医师协会成立，会员33人。是年，缙云县医务工作者协会成立。

1951年11月23日，丽水县医务工作者协会及县中医师协会合并改组为丽水城区卫生工作者协会，分为西医师组和中医师组，中医师组会员31人。会址选于城关镇梅山背8号。各地个体医生在卫生行政部门的领导下开始组织并成立联合诊所。

1953年，丽水县卫生科举办第一期中医进修班，为期3个月，参加进修学习的有35人，旁听5人。

1953年，云和5名个体行医者组成中医联合诊所，到1982年，该诊所发展成全民所有制的云和县中医院。

1954年5月9日至6月底，丽水县卫生科开办中医政策学习班，参加人员有260余人。12月22—25日，"丽水县第一次中西医代表会议"召开，贯彻中央对中医中药工作的指示，出席代表80人。龙泉市建立城镇第一联合诊所，以中医中药为主，所址设在城镇义泉巷。

1954年6月，丽水中医联合诊所（丽水市中医院前身）成立。

1955年9月，丽水医院（现为丽水市人民医院）建立中医病房。是年，全县首次中医中药会议召开。

1956年11月7日，丽水县人民医院设立中医科。12月，丽水县第二次中医代表会议召开。是年，丽水县中药店参加公私合营。是年，龙泉市先后建立城镇第二联合诊所，以草药、中医外科为主，所址设于东街；城镇第三联合诊所，以中医中药、中医伤科为主，所址设于西街。

1957年9月，浙江省在丽水开展药材资源普查，在丽水县峰源、西溪发现野生药材440余种。12月16日，丽水县第四次中医代表大会会议召开。

1958年9月19日，丽水县人民委员会同意丽水县人民医院开办"浙江省丽水卫生学校"。10月，丽水县成立城关人民公社医院，由城郊卫生所、城关联合诊所合并组成，地址设在酱园弄谭宅。是年，龙泉市建立"城郊联合中医院"，设址西街。

1959年5月，丽水县中医中药研究组成立，成员7人。

1960年9月2日，丽水县中西药公司成立；龙泉县各公社成立中医中药研究小组，参加人员有49人，整理、出版《龙泉县中草药秘方、单方集》1集。

1961 年，丽水县第一次招收中医学徒，在丽水县碧湖镇平原公社卫生所举行拜师仪式，老中医魏人贵、王宗兴接受魏志华、梁子伟、何良能为中医学徒。是年，人民公社体制下放，龙泉市“城郊联合中医院”改名“城镇联合医院”。

1962 年 11 月 12 日，丽水县卫生科召开中医带徒工作座谈会，邀请部分带徒老师就学徒条件、带徒年限、教学方法、师徒待遇等问题进行讨论，并成立了丽水县中医教研组。

1962 年，浙江省卫生厅公布一批名中医名单，丽水县吴庚伯被评为专区著名中医师，县著名中医师有吴宝庆、黄如廉、朱珠、汤怀义、徐彩花、梁亦云、唐国俊 7 位。

1963 年，丽水全县有中医学徒 36 名。

1964 年 2 月 3 日，丽水县人民委员会召开全县名老中医座谈会，吴庚伯等 18 人到会。是年，丽水县人民医院开设针灸科。

1965 年上半年，对全丽水县个体中医药人员进行登记、考核和审批发证，171 人中经考核合格并获证者 104 人。是年龙泉市“城镇联合医院”迁贤良坊（现院址），改称“城镇医院”。

1966 年，杭州制药厂在云和县局村乡溪口村筹建分厂。

1970 年开始大搞中草药运动：6 月，丽水县人民医院开设中医伤科，县人民医院药房主任卢士由自制一枝黄花注射液，并在自己身上做试验，7 月 13 日，以身殉职；7 月，丽水第一家“中草药推广服务部”在城关府前开业；12 月，缙云县白竹乡包坑村的赤脚医生黄云良，参加北京举办为期 3 个月的全国中西医结合专业培训。

1971 年 6 月，丽水县卫生局举办了为期 3 个月的西学中培训班，学员 40 余人，学员来自全县各医疗单位。

1972 年 5 月，丽水县卫生局成立卫生科技情报组，重点开展老年慢性支气管炎（老慢支）中医药研究工作。

1973 年 9 月，丽水县召开全县科研工作会议，重点对毛冬青治疗老年慢性支气管炎的疗效进行临床验证研究。

1975 年 5 月，地区卫生局在丽水县高溪举办“丽水地区中草药制剂学习班”，历时半个月，来自各县的学员共计 40 人。8 月，地区卫生局在丽水县雅溪召开草药医单、验、秘方经验交流会，15 名草药医师参加会议。

1976 年 6 月，丽水县富岭公社中堂大队“赤脚医生”兰光富出席全国“赤脚医生”代表会议，并获“浙江省优秀赤脚医生”称号。

1976年9月6日，缙云县卫生局在仙都五七工农学校举办了第一届中、西医学徒培训班开班仪式，培训总课时达1370个，培训学员达75人。

1977年5月7日，丽水县“五七”大学卫生班开学。

改革开放至今

1978年

1月，丽水县革命委员会批准城关镇联合医院扩建为丽水县中医院。

12月16日，浙江省卫生局浙卫计（78）905-2号文件批复同意以丽水城郊卫生院为基础合并城关镇联合医院，成立丽水县中医院，次年4月1日开诊。

1979年

1月1日，中医处方用药计量单位实行改革，原中药计量的16两制改为“克”“毫克”制。

3月，丽水县中医院朱学葵同志被浙江省省委、省革委会授予“省先进科技工作者”称号。

12月，遂昌县中医院、云和县中医医院成立。

1980年

9月，丽水县中医院制剂室成立，以生产预备制剂为主，1981年开始配制板蓝根冲剂、猴头菌糖浆及复方垂盆草合剂等。

1981年

10月，省卫生厅中医处处长于诗俊到丽水县中医院和丽水地区部分县视察中医药工作。

1983年

5月，经浙江省卫生厅人发〔83〕212号文件批准，丽水县中医院王以文同志获得主任中医师技术职称，同年被省卫生厅授予“浙江省名中医”的称号。是年中华全国中医学会浙江省丽水县中医分会成立，挂靠丽水县中医院。

1984年

2月，丽水县中医院被浙江省卫生厅评为省先进医院。

4月，丽水县中医院被浙江省卫生厅授予“中药饮片先进单位”称号。丽水县中医院郑海焕同志被省卫生厅评为省先进工作者。

5月，庆元县中医院成立。

9月，浙江省卫生厅委托丽水县中医院与县卫生进修学校合作举办全区一年制中药提高班，参加学员共80人。

1985年

4月26日，丽水县人民政府召开全县中药材生产会议，系中华人民共和国成立以来第一次。

9月，设于遂昌的丽水职工中等卫生学校分校迁至丽水县卫生进修学校。

1986年

2月，丽水县中医院被浙江省卫生厅授予“浙江省文明中医院”称号。

3月，原丽水县撤销，改为丽水市，原“丽水县中医院”同时更名为“丽水市中医院”。

6月，设于云和县的丽水职工中等卫生学校分校迁至丽水市卫生进修学校。

11月2日，丽水市中医院朱学葵院长代表丽水地方、县（市）中医院参加全国中医院工作会议。

11月8日，卫生部部长崔月犁在省卫生厅戴迪厅长的陪同下来丽水视察中医药工作，于丽水市中医院题写“丽水市中医院”院名。

1987年

2月，丽水市中医院被浙江省绿化委员会授予“浙江省绿化先进单位”。

3月，国家卫生部授予丽水市中医院朱学葵院长“全国卫生文明先进工作者”称号。

5月8日，浙江省中医工作会议在丽水召开，副省长李德葆于丽水市中医院视察，并题写“为中医现代化而奋斗”条幅。

8月，丽水市中医院诸葛智经主治医师参加援助乌干达医疗队。

9月18日，原浙江省省委书记、时任省顾问委员会主任的铁瑛到丽水市中医院视察，并为医院题写“振兴中医事业”条幅。

11月，浙江中医学院丽水函授辅导站成立，挂靠丽水市中医院。

12月，卫生部授予丽水市中医院“全国卫生文明先进集体”称号。12月16日，卫生部医政司司长张自宽同志到丽水市中医院视察。

是年，应国家中草药资源普查要求，缙云县成立“缙云县中草药资源普查领导小组”，办公室设在缙云县医药公司。历时半年余，全县普查出中草药资源1200余种，制作标本800余种，编辑成册。

1988年

3月，松阳县中医医院成立。

8月，丽水地区牙病防治领导小组成立，办公室设在丽水市中医院。

9月，省卫生厅委托丽水市中医院承办浙江省第四期中医护理学习班（学制半年），学员28人，其中20人来自杭州、宁波、绍兴、金华等地区。

1989年

3月，丽水市卫生局、丽水市中医院联合组织整理《王以文临证经验选编》（约10万字），两家单位共同刊印发行。

1990年

2月，丽水市中医院被地区卫生局评为“双优”服务最佳医院。

4月，缙云县中医医院成立。

11月28日，浙江省中西医结合消化专业委员会在丽水市中医院召开全省“中西医结合治疗急性胰腺炎”研讨会。

1991年

5月，丽水市中医院孙立志被国家卫生部评为全国优秀中医护理工作者。

6月15日，浙江省中医药管理局局长于诗俊视察丽水市中医院和全区中医药工作。

10月，丽水地区首次全区中医工作会议在丽水市召开，各县中医院领导出席会议。

1992年

5月，丽水市中医院夏承义、张祖联被丽水地委、行署选拔为丽水地区第二批中青年专业技术拔尖人才。

6月30日，经丽水地区卫生局批准，“丽水地区中医院联合制剂中心”在丽水市中医院成立。

1993年

3月，丽水市中医院与青田县海口镇卫生院达成联合办医协议，12日举行开诊仪式。

4月，浙江省医史学术会议在丽水市中医院召开。

5月，丽水市中医院被评为地区“双优”活动优胜医院。

7月，丽水市中医院陈志成同志被评为浙江省优秀院长。

1994年

3月，丽水市中医院动工兴建门急诊大楼。

4月，丽水市中医院王仁官医师被评为丽水地区白求恩式卫生工作者。

9月，丽水地区卫生局举办首届中医护理操作技术比赛。

12月，丽水市中医院谢丽福同志获丽水地区第一届“十大杰出青年”称号。

1995年

3月，丽水市中医院与温州市瓯海区巨溪乡卫生院开办医疗联合体。

7月，地区卫生局召开以中医院专科建设为主题的中医院质量管理研讨会。

8月14日，浙江省中医药管理局局长王坤根同志来丽水视察中医药工作。

9月1日，丽水市中医药学会、丽水市中医院牵头举办西学中培训班，学习时间1年，学员60名。

10月，青田县中医医院正式开诊。

12月，丽水地区行署专员徐培金同志到丽水市中医院视察。

1996年

2月，丽水市、遂昌县通过浙江省农村中医重点建设县（市）中期评估。

3月13日，浙江省卫生厅陈晓非副厅长在丽水地区卫生局局长王杰伟陪同下到丽水市中医院视察工作。

6月，丽水地区卫生局对丽水市6所县级以上中医院开展医疗质量大检查活动。

11月，丽水市中医院刘忠达院长应邀随同省中管局局长王坤根，省中医院院长肖鲁伟赴北京参加国家中医药管理局和中华中医药学会举办的首届全国中医药发展战略研讨会。

1997年

5月，丽水地委副书记、行署徐培鑫专员亲临丽水市中医药学会和丽水市中医院联合举办的庆祝《浙江省发展中医条例》颁布实施大型宣传活动。

6月，丽水地区卫生局批准成立丽水地区中医急症中心和地区牙病防治指导中心，两个中心挂靠丽水市中医院。

7月，遂昌县被确定为创建全国农村中医建设先进县。遂昌县中医院被评审为国标二级乙等中医医院。

8月24日，浙江省中医药管理局局长王坤根在丽水地区卫生局叶沙平副局长陪同下再次视察丽水市中医院和部分县中医院。

9月3日，丽水市中医院与浙江省中医院签订“友好医院”协议。

9月，全区供应室护士长培训班在丽水市中医院举办，为期3天，全区35人参加培训。

10月，丽水市中医院、遂昌县中医院被浙江省卫生厅确定为首批省重点中医院创建单位。

12 月，丽水市中医院成功抢救并全部治愈 12 名集体甲胺磷农药中毒患者，事迹在地、省、中央电视台播出。

12 月 24 日，浙江省卫生厅副厅长陈晓非、省中医药管理局局长王坤根到丽水市中医院视察，指导国标“二甲”中医院评审验收工作。

1998 年

丽水市中医院和遂昌县中医院通过丽水地区首批中医医院“放心药房”验收。

1 月，丽水市中医院被浙江省卫生厅授予国标二级甲等中医院，并继续保留“省文明中医院”称号。

3 月 20 日，浙江省卫生厅党组副书记、副厅长喻华芝到丽水市中医院视察工作。

4 月 8 日，浙江省卫生厅厅长李兰娟在地区行署副专员庄志清、丽水市人民政府副市长任淑女等的陪同下到丽水市中医院视察工作。

5 月 8 日，上海中医药大学附属龙华医院和丽水市中医院签订建立“指导医院”关系协议书，并举行授牌仪式。地委委员、丽水市委张成祖书记等领导应邀出席并致辞。

8 月，丽水市中医院通过国际爱婴医院评审验收。

8 月 14 日，浙江省中医药管理局局长张平同志在地区卫生局副局长王昌荣的陪同下到丽水市中医院及部分县中医院调研指导工作。

10 月，丽水市中医院刘忠达院长被丽水地委、行署选拔为第四批中青年专业技术拔尖人才。

1999 年

1 月 25 日，丽水市中医院急诊科成功抢救 23 名浙江林业学校食物中毒学生，国家、省、市新闻媒体作了专题报道。

2 月 1 日，丽水市中医院刘忠达同志被省委组织部等 8 个部门确定为浙江省“151”人才工程（省跨世纪学术和技术带头人）第二层次培养对象。

2 月 9 日，丽水地区卫生局发文公布程法森、曾立言、朱庚甫、郑海焕、魏争、吴复长、林宝福、徐煌、戴子辰等 10 人为首批丽水地区名中医（中药）师。

4 月 7 日，丽水地区卫生学校教学医院在丽水市中医院挂牌。

6 月，遂昌县创建全国农村中医工作先进县通过国家中医药管理局验收。

云和县被列入浙江省第三批中医工作重点建设县。

8月25日，丽水市中医药学会召开第四届代表大会。

9月8日，浙江省卫生厅陈晓非副厅长、省中医药管理局副局长沈堂彪到丽水市中医院和部分县（市）视察指导中医药工作。

12月26日，丽水市通过省农村中医工作重点建设县验收。松阳县、云和县被列入省农村中医重点建设县。

12月29日，全区首次执业中医师实践技能考试在丽水市中医院举行，全区共有209人参加考试。

2000年

3月，青田县中医医院、缙云县中医医院、松阳县中医医院先后顺利通过地区“放心药房”验收。

4月，受丽水地区护理学会委托，丽水市中医院举办为期5天的中西医结合整体护理学习班，全区各县、市中医院40名护理骨干参加培训。

5月，丽水市中医院获国务院残工委授予的“全国志愿者助残先进集体”称号。

5月20日，丽水市中医院制剂室通过省药监局新一轮验收。

7月4日，丽水撤地设市，丽水市中医院事权正式纳入地级丽水市管辖。

7月20日，丽水市中医院程法森同志被评为“浙江省中医药先进工作者”。

2001年

1月3日，省中医药管理局王玲局长在市卫生局孟文贤局长陪同下到丽水市中医院和部分县中医院进行调研指导工作。

2月8日，省卫生厅副厅长陈晓非到丽水市视察丽水市中医院和部分县中医院建设工作。

3月6日，丽水市人民政府转发省政府办公厅《关于进一步贯彻实施〈浙江省发展中医条例〉的意见》。

7月5日，郑海焕、沈大水、刘忠达、夏承义、林绿冬、金晓波、章连成、柳占元、叶峰9位同志首次受聘为浙江中医学院兼职教授、副教授。

9月，上海医科大学中山医院主办、丽水市中医院承办的“中国临床医学第一届医学新思维、新经验、新技术交流会”分会会议在丽水举办，6位国内知名医学专家应邀授课。全市各县120余人参加会议。

9月，省卫生厅厅长李兰娟等在丽水市副市长庄志清陪同下到丽水市中医院视察调研中医药工作。

9月21日，国家中医药管理局医政司司长孙塑伦、省中医药管理局副局长沈堂彪来丽水考察调研中医药工作，并在丽水中医院召开加快市、县中医院发展座谈会，丽水市人民政府市长助理吴鸿和市卫生局有关领导，以及全市中医系统代表等30余人参加座谈会。

10月25日，丽水市中医院承办的浙江省中医医院管理研讨会在丽水召开，全省各级中医院领导80余人参加会议，省卫生厅陈晓非副厅长、省中医药管理局王玲局长等到会作了重要讲话。

2002年

1月28日，丽水市中医院郑海焕被浙江省人民政府授予“浙江省名中医”称号。

4月，中国工程院院士、浙江大学医学院附属第一医院院长郑树森、浙江省医学会秘书长周郁鹤一行到丽水市中医院调研指导。

6月26日，丽水市中医院与省中医药研究院合作开展省科技厅“脾胃舒胶囊研制与开发”项目，并参加省政府举办的省市科研协作签约仪式。

8月，省中医药技术推广中心在丽水市举办首期中医适宜技术推广会。

11月30日，时任省长助理、省农工民主党主委的徐鸿道在市卫生局孟文贤局长的陪同下到丽水市中医院调研中医药发展工作。

12月12日，丽水市中医药研究所经批准挂牌成立，研究所设在丽水市中医院，原国家中医药管理局副局长、中国民族医药学会会长诸国本，丽水市委副书记焦光华，市长助理吴鸿，省中医药管理局副局长、省中医药学会秘书长熊国治，市卫生局、科技局、农业局、林业局、经贸委、科协等有关部门和有关专家出席了授牌仪式。

2003年

1月，浙江省卫生厅与丽水市中医院签订“山海协作工程”项目合作协议。

2月25日，由丽水市人民政府承办，丽水市卫生局、丽水市中医院、丽水市中医药学会协办的中国民族医药学会全国秘书长会议在丽水召开，时任中国民族医药学会会长的诸国本出席会议，省卫生厅副厅长陈晓非，省中医院党委书记、院长王坤根应邀到会，时任丽水市副市长的刘秀兰到会祝贺，丽水市中医药系统相关人员列席会议。

3月，丽水市中医院、遂昌县中医院被评估为首批省级重点建设中医院。

4月，在抗击“非典”期间，市委副书记焦光华，副市长庄志清，市卫生局孟文贤局长等领导先后来丽水市中医院检查指导“非典”防治工作，全市各级中医医院设立发热门诊，发挥中医优势，配制中药汤剂预防“非典”等。

5月，丽水市中医院与浙江省立同德医院（浙江省中医药研究院）建立协作医院关系，并举行授牌仪式。

7月，莲都区、缙云县、云和县、松阳县被评为省级农村中医工作先进县，遂昌县被评为全国农村中医工作先进县。

8月20日，丽水市中医院刘忠达同志被丽水市政府授予“抗击非典先进个人”称号。

9月22日，市卫生局组织召开丽水市中医工作会议，制定下发了《2003—2010年丽水市中医事业发展规划》。会前召开丽水市中医药学会第五次代表大会，选举产生新一届理事会。

10月8日，香港东华三院、香港中文大学中医学院一行12名专家来丽水市中医院考察交流。

11月15日，浙江省卫生厅叶真副厅长在市卫生局林美琴副局长陪同下到丽水市中医院及部分县中医院视察调研中医药工作。

2004年

2月，丽水市中医院刘忠达院长、郑海焕副院长应邀赴香港参加第四届东华三院暨香港中文大学中西医药治疗研讨会，并在大会上交流了论文。

3月，丽水市中医院刘忠达同志被中华中医药学会聘为中华中医药科学技术奖评审专家库专家。

6月，由浙江省中西医结合学会呼吸病分会、浙江省中医院、丽水市中医药学会、丽水市中医院共同举办的省呼吸病学术年会暨“中西医结合呼吸病研究进展”学习班在丽水举办。

8月23日，浙江省政协常委、原省卫生厅厅长、省中医药学会会长张承烈教授带领国家级名中医葛琳仪教授等12位省内知名专家到丽水市中医院开展大型义诊和学术交流活动。

11月13日，丽水市中医院党委书记、院长刘忠达被评为2004年度浙江省优秀院长。

2005年

5月10日，丽水市中医院制剂室被市卫生局确定为市级重点实验室。

5月，丽水市中医药学会和丽水市中医院与浙江中医学院联合举办为期2年的西医学习中医培训班，全市82人参加培训学习。

10月9日，中共丽水市委、市人民政府批准丽水市首家惠民医院在丽水市中医院挂牌成立。省卫生厅杨泉森副厅长、市委副书记焦光华、副市长庄志清等领导出席了挂牌仪式。

12 月 28 日，丽水市政府刘希平市长、庄志清副市长、吴炳全秘书长等到丽水市中医院调研考察丽水市惠民医院工作的开展情况。

2006 年

1 月 5 日，丽水市医学会老年病学分会在丽水中医院召开成立大会，分会挂靠丽水市中医院。

4 月 29 日，浙江省首届中医药科技成果推广培训班在丽水举办，全省 50 余位学员参加了培训。

5 月 5 日，原国家中医药管理局副局长、中国民族医药学会会长诸国本，全国政协委员、中国中医研究院首席研究员周超凡来丽水市中医院考察调研中医药工作，并被聘为医院学术顾问。

7 月 31 日，丽水市中医院与浙江省中医院协作医院挂牌成立。

10 月 8 日，丽水市中医院刘忠达获"浙江省优秀科技工作者"称号。

12 月 8 日，丽水市人民医院鄢连和获"全国民族医药工作先进个人"称号。

2007 年

2 月 10 日，丽水市中心医院、青田县人民医院中医科被列入省级示范中医科建设单位。

2 月 13 日，丽水市中医院刘忠达同志荣获国务院政府特殊津贴证书。

3 月，丽水市人大常委会刘国安副主任带队就全市贯彻执行《中华人民共和国中医药条例》《浙江省发展中医药条例》和我市中医药发展情况进行专题调研。

4 月 18 日，丽水市人民政府陈荣高市长、庄志清副市长、市卫生局林美琴副局长专程到丽水市中医院天宁院区调研中医药参与社区卫生服务的工作开展情况。

5 月 21—24 日，省卫生厅副厅长张平、省中医药管理局局长沈堂彪一行在市卫生局郑利剑局长陪同下到丽水调研中医药工作。

5 月 27 日，"浙江省中医药学会中医基础理论继续教育研讨会"在丽水召开。浙江中医药大学夏鲁杭副校长、基础学院郑小伟院长等应邀到会。

7 月 18 日，省中医药管理局曹启峰副局长、省名中医研究院王坤根副院长一行来丽水调研中医药科研、名中医带徒等工作。

8月7日，浙江中医药大学副校长连建伟带领大学博士生服务团一行9人到丽水市中医院举行中医药传承、创新、和谐发展论坛和大型义诊活动。

9月11日，丽水市中医院江伟华医师被中华中医药学会授予“全国首届百名杰出女中医师”称号。

9月16日，中华中医药学会授予丽水市中医院“全国中医药科普工作先进集体”称号。

9月26日，中华中医药学会授予丽水市中医院护理部“全国首届中医护理先进集体”称号。

10月26—28日，浙江省中医药管理局局长沈堂彪一行在市卫生局领导陪同下到丽水、云和、龙泉、庆元等地中医院调研中医药工作。

10月28日，中国民族医药学会首届全国畲族医药学术研讨会在丽水景宁召开。

11月，丽水市人民医院被评为全国综合医院中医药工作示范单位。

2008年

2月，丽水市卫生局制定下发《丽水市中医药事业第十一个五年规划》。

4月，丽水市人民医院叶一萍、松阳县中医医院吴瑞华被评为浙江省名中医。

5月，丽水市中医院被国家发展和改革委员会、卫生部、国家中医药管理局确定为全国重点中医院建设单位。

6月，丽水市人民医院申报的“畲族医药（痧症疗法）”被列入国家第二批非物质文化遗产保护名录。

7月1日，全市国家中医和中西医结合执业医师实践技能考试在丽水市中医院举行，全市各县277名考生参加了考试。

9月10日，省卫生厅党组成员、纪检组长蔡新光一行到丽水市中医院和部分县（市）中医院指导行风民主评议工作。

10月29日，“中医中药中国行”浙江丽水市站活动举行启动仪式，国家中医药管理局徐金香处长，丽水市人大、市政府、市政协、市卫生局有关领导出席启动仪式，全市中医药系统200余人参加启动仪式。

11月13日，丽水市中医院与杭州市中医院建立协作医院关系，并举行揭牌仪式。

11月22日，原国家卫生部副部长兼国家中医药管理局局长，时任中华中医药学会会长佘靖一行，在市卫生局林美琴副局长的陪同下视察丽水市中医院，并召开了全市中医业务骨干座谈会，余靖就如何抓住机遇壮大中医药事业，加快中医人才培养、学科梯队和专科专病建设等方面作了重要讲话。

12月5日，浙江省副省长郑继伟一行在丽水市庄志清副市长、市卫生局郑利剑局长、邹向阳副局长等的陪同下调研指导丽水市中医院全国重点建设中医院急诊住院大楼工程进展情况。

12月28日，丽水市中医院举行30年华诞暨与上海中医药大学附属岳阳中西医结合医院建立对口合作医院揭牌仪式。省中医药管理局沈唐彪局长，市人民政府副市长金建新等领导应邀到会并致辞。

2009年

1月，丽水市中医院呼吸内科护理单元被中华中医药学会授予“全国中医特色护理优秀科室”称号。

2月，时任丽水市人民医院副院长的雷后兴同志荣获国务院政府特殊津贴证书。

4月9日，丽水市中医院全国重点建设中医院改扩建项目建设工程正式奠基。丽水市政府副秘书长邱务土主持奠基仪式，市委常委、市纪委书记朱晨宣布开工，市人大常委会副主任刘国安、市政协副主席韦铁民、莲都区政府副区长卢彩柳、市卫生局局长郑利剑等领导及市、区两级有关部门负责人，以及医院干部职工和施工单位的工程人员共200余人参加了奠基典礼。

4月30日，市政府办公室下发丽水《关于成立丽水市中医药工作协调小组的通知》(丽政办发〔2009〕54号)，协调小组由市人民政府分管副市长廖思红担任组长，市卫生局副局长林美琴兼办公室主任。

8月，市卫生局制定下发《丽水市直名中医师带徒管理办法》。

9月15日，丽水市人民政府与上海同济大学共建同济大学丽水中药研究院。

10月30日，丽水市中医院邹新花同志被中华中医药学会评为第二届全国百名优秀护理标兵。

11月7日，省卫生厅张平副厅长，省中医药管理局陈学奇副局长一行在市卫生局邹向阳副局长陪同下来丽水市中医院专题调研指导全国中医重点建设中医院急诊住院大楼工程进展工作。

11月11日，省人大常委、教科文卫副主任、原浙江中医药大学校长肖鲁伟率省人大中医调研组来丽水市就《浙江省发展中医条例》《浙江省人民政府关于进一步促进中医药事业发展的意见》等的执行情况进行专题调研。

11月28日，丽水市中医院与上海同济大学丽水中药研究院签订联合共建“中药制剂研究中心”协议书。

2010年

2月，丽水市畲族医药研究会被民政部评为“全国先进社会组织”。

3月，丽水市莲都区紫金街道社区卫生服务中心被省卫生厅命名为省级中医药特色社区卫生服务示范中心。

6月4日，丽水市中医院全国重点建设中医院急诊住院大楼隆重举行结顶仪式。市人大、市政府、市政协、市卫生局等领导出席，廖思红副市长致辞，郑利剑局长主持仪式。

8月10日，丽水市中医院刘忠达院长获“全国医药卫生系统先进个人”荣誉称号。

11月25日，浙江省首届“中医膏方的临床应用与实践”暨“中药煎煮膏方制备技术”培训班在丽水举行。

11月，丽水市中医院获“浙江省中医药科教管理工作先进单位”称号。

2011年

3月，丽水市委、市政府批准在市卫生局增挂丽水市中医药管理局牌子。

3月18日，省中医药管理局徐伟伟局长就全国重点中医院建设及等级医院创建工作专程来丽水市中医院调研指导。

5月9日，在“浙江大学－丽水市政府全面合作签约仪式”上，丽水市中医院与浙大药学院就“莲房综合利用关键技术研究与开发”项目签订协议书。

7月14日，国家中医药管理局时任党组成员王志勇、人教司姜在旸司长、医政司杨龙会副司长等一行，在省卫生厅副厅长张平、省中管局副局长陈学奇等陪同下来到丽水市调研督导中医药事业发展情况。

10月，丽水市中医院顺利晋升浙江省三级乙等中医医院。

11月5日，丽水市中医院刘忠达院长被中华中医药学会授予“全国中医医院医疗业务管理优秀工作者”称号。

11月16日，丽水市中医院刘鸿医师被评为全省干部保健工作先进个人。

12月，丽水市发改委、丽水市卫生局联合下发《丽水市中医药事业发展规划（2011—2015）》。

2012年

3月，丽水市中医院肺病科入选国家中医药管理局“十二五”中医重点专科建设项目。

5月2日，丽水籍国内著名肿瘤外科专家、北京大学肿瘤医院院长季加孚教授应邀来丽水市中医院交流讲学并受聘为丽水市中医院学术学科发展顾问。

6月5日，浙江省卫生厅发文公布丽水市中医院为浙江省第一批中医住院医师规范化临床培训基地，遂昌县中医院、庆元县中医院为后备基地。

6月27日，在丽水市人民政府主办的“生态经济与人才科技高峰论坛”上，丽水市中医院与浙江中医药大学签订《“浙八味”产地迁移及规范化种植研究》合作协议书。

6月28日，中科院院士、中国科学院云南植物所植物化学国家重点实验室主任孙汉董院士来丽水市中医院考察指导，并受聘为医院学术学科建设顾问。

7月13日，丽水市中医院与龙泉市中医院举行协作医院授牌仪式。

8月3—8日，根据国家中医药管理局统一部署，以福建中医药大学附属人民医院院长刘建忠为组长，由辽宁、福建、浙江等省的18名专家组成的全国三甲医院评审专家组对丽水市中医院进行三级甲等中医院评审检查。

9月，丽水市中医院邹新花同志被评为全国中医药系统创先争优活动先进个人。

11月，丽水市中医院与丽水市电视台联合举办的“养生谈”中医药科普栏目开播。

11月8日，国家中医药管理局医政司中西医结合与民族医药处赵文华处长一行来丽水调研中医药和民族医药工作。

12月，丽水市中医院通过国家三级甲等中医医院评审，遂昌县中医院、庆元县中医院通过浙江省二级甲等中医医院评审，龙泉市中医医院、云和县中医医院通过浙江省二级乙等中医医院评审。

12月8日，丽水市中医院党委书记、院长刘忠达被授予“浙江省优秀院长”称号。

12月17日，省人大常委、省中医药学会肖鲁伟会长一行在市卫生局副局长王魏的陪同下到丽水市中医院和部分县中医院调研指导中医院建设发展工作。

12月，丽水市人民医院“畲医药研究与开发创新团队”被丽水市委人才工作领导小组列为丽水市首批重点科技创新团队建设项目。

2013年

遂昌县被命名为全国基层中医药工作先进单位。

云和县中医医院与浙江中医药大学附属第二医院签订合作办医协议。

丽水市中心医院、景宁畲族自治县人民医院通过“全国综合医院中医药工作示范单位”评估。

丽水市卫生和计划生育委员会（简称卫计委）等部门联合下发《丽水市基层中医药服务能力提升工程实施意见》。

3月，由市卫生局组织，丽水市中医药学会、丽水市中医院具体负责实施的“丽水市百岁老人中医药健康行”活动正式开展。

5月，时任全国人大副委员长、著名药学家、中国工程院院士的桑国卫欣闻丽水市中医院晋升三级甲等中医院，亲笔题写“浙江丽水中医院”院名。

6月22日，丽水市中医院“肺结核中医证候规律及中西医结合治疗方案研究”课题项目组参加国家科技部“十二五”国家重大科技专项联合项目启动会。

7月，松阳县中医医院与浙江省中医院签订合作办医协议。

9月7日，浙江中医药大学与丽水市中医院联合举办的浙江中医药大学丽水首届研究生课程进修班在市委党校隆重开班，时任浙江中医药大学党委副书记的黄文秀应邀到会作重要讲话，来自丽水市及各县（市）中医院的60名学员参加开班式。

9月，全市16名中医药管理人员参加浙江省中医药学会举办的为期2年的“西医人员学习中医”高级培训班。

10月17日，丽水市中医工作会议在丽水市中医院举行，省中医药管理局局长徐伟伟应邀到会，市卫计委有关领导、市中医院、各县（市、区）中医院领导班子参会。徐伟伟局长就深入贯彻落实《浙江省基层中医药服务能力提升工程实施意见》作了重要讲话。

10月，丽水市中医院被国家中医药管理局确定为全国中医药预防保健及康复能力建设项目建设单位。

11月8日，天津中医药大学药学院院长、中国工程院院士、著名药物学家刘昌孝来丽水市中医院调研指导，并受聘担任医院学术学科建设顾问。

2014年

1月，丽水市人民医院宋力伟被评为浙江省名中医。

2月，市卫计委发文成立丽水市级中医病历、中药药事、中医护理三个医疗质量控制中心，并挂靠丽水市中医院。

2月，云和县中医医院被命名为2013年度浙江省“平安医院”。

3月，丽水市中医院被中国科学技术协会和中华中医药学会确定为全国中医科普宣教基地，中华中医药学会有关领导来丽水出席授牌仪式。

7月12日，瑞典于默奥市政府访问团一行12人在市委外事办领导陪同下来丽水市中医院考察交流中医药和养生养老项目。

7月25日，中国民族医药学会畲医药分会在丽水成立，分会挂靠丽水市人民医院。

8月，著名中国工艺美术大师、亚太地区工艺美术大师、青田石雕泰斗倪东方先生为丽水市中医院刻写“大医精诚”文化碑石。

12月，丽水市卫生计生委与市老科协联合组织开展全市民间中草药单验方调查，收集中草药单验方273个。

2015年

5月5日，国家卫计委副主任兼国家中医药管理局局长王国强、医政司司长蒋健等在省政府副秘书长李云林，省卫计委主任杨敬，省中医药管理局局长徐伟伟，市委副书记、市长黄志平，副市长戚永远，市卫计委主任邱务土等的陪同下，就如何加快开展地市级中医院创新工作来丽水市中医院视察调研。

10月17日，丽水市中医药学会、丽水市中医院承办的第八届浙江中西部科技论坛暨基层中医药服务能力提升工程分论坛活动在丽水市举办。

11月2日，丽水市举办首期全市中医护理骨干培训班，全市中医护理骨干150余人参加培训，为期1年。

11月3日，中共丽水市委人才工作领导小组公布丽水市首批“首席专家”名单：丽水市人民医院、畲医药研究与开发首席专家雷后兴，丽水市中医院中西医结合肺病学研究首席专家刘忠达。

11月13日22时50分许，莲都区雅溪镇里东村发生山体滑坡，山体滑坡塌方量达30余万立方米。灾情发生后，丽水市中医院积极参与急救工作，成功救治参与现场救援并受伤的碴土车驾驶员杨某。

12月9日，丽水市畲族医药研究会成立十周年系列活动在景宁举行。

2016年

全市各中医医院院长参加省中医药管理局举办的为期1个月的中医医院院长培训班。

3月7日，浙江中医药大学党委书记孙秋华，校长方剑乔一行到丽水市中医院，就浙江中医药大学附属丽水中医院创建工作开展专题调研。

3月8日，中国工程院院士，时任中国中医科学院常务副院长的黄璐琦在省中医药管理局徐伟伟局长的陪同下来丽水市中医院调研指导，黄璐琦院士受聘为丽水市中医院学术学科建设顾问，并获赠医院参编的《浙江丽水药物志》一书。

6月24日，市卫计委组织开展首次全市中医住院病历书写比赛，全市共8支代表队，16名选手参赛。

9月28日17时28分许，丽水市遂昌县北界镇苏村发生山体滑坡，有20余名人员失联。接到上级救援指令后，丽水市中医院在第一时间组建应急医疗队，进驻北界镇文化大礼堂灾民安置点救助伤者及灾民。

10月22日上午，全市首家“周末名中医馆”在丽水市中医院开设。

2017年

市卫计委等4个部门联合下发《丽水市基层中医药服务能力提升工程“十三五”行动计划实施方案》。

市卫计委联合市委党校开展中医药进党校活动，市中医药学会组织编印《丽水市中医中药进党校知识读本》500本。

5月，市发改委、市卫计委联合印发《丽水市中医药事业发展“十三五”规划》。

8月18日，丽水市人民政府印发《关于加快推进中医药健康发展的实施意见》。

11月21日，丽水市畲族医药研究所被授予“全国少数民族医药工作表现突出集体”。

12月，市卫计委批准成立由丽水市中医院为牵头单位的丽水市中医院中医医疗联盟（医联体）和丽水市结核病专科联盟，并举行授牌仪式，市政府副市长卢彩柳、市卫计委周一红主任等应邀到会，并作重要讲话。

12月，丽水市中医院雷后兴、景宁畲族自治县人民医院雷建光被授予“全国少数民族医药工作表现突出个人”称号。

2018年

丽水市中医院获批国家中医类别医师资格考试实践技能考试基地。

1月16日，丽水市中医院被省委、省政府列为“浙江省文明单位”。

4月26日，丽水市中医院刘忠达被授予首届全国“最美防痨人”称号。

6月20日，丽水市中医院特聘国医大师孙光荣为医院学术顾问。

7月18日，范永升全国名中医药传承工作室落户丽水市中医院。

11月，丽水市中医院“畲医药防治心脑血管病”“中西医结合肺病学研究”被丽水市委人才工作领导小组列为丽水市重点科技创新团队建设项目。

2019 年

1 月，丽水市中医院江伟华被评为浙江省名中医。

2 月，丽水市中医院牵头申报的“市结核病临床医学研究中心”被市科学技术局、市卫生健康委员会（简称卫健委）、市财政局列入市首批医学中心（培育）建设项目。

6 月，市委宣传部、市卫健委等 5 个部门联合印发了《丽水市中医药文化推进行动方案（2019—2025 年）》。

11 月，丽水市中医院被确定为国家中医医师住院规范化培训基地。

11 月，市卫健委联合市总工会、市人力社保局共同举办 2019 年丽水市中药炮制调剂鉴定技能竞赛活动。

12 月 15 日，丽水市中医院朱学葵老院长被浙江省中医药学会授予“终身荣誉奖”。

2020 年

1 月 26 日，时值新冠疫情最为严重之际，丽水市中医院 ICU 专科护士吴倩接到指令逆行出征，驰援武汉。她是丽水市中医系统出征第一人。

7 月 1 日，在公布的 2018 年全国三级公立中医医院绩效考核中，丽水市中医院取得“A”的好成绩（排名全国 69 名）。

9 月，丽水市中医院与龙泉市人民政府签订战略合作协议，与缙云县中医医院签订市中医医联体呼吸内科专科联盟对口帮扶合作协议。

10 月，丽水市中医院被批准成为浙江中医药大学非直属附属医院，并举行授牌仪式。浙江中医药大学陈忠校长、市政府卢彩柳副市长、市卫健委吴郁郁主任应邀到会，并致辞。

2021 年

1 月，丽水市中医院通过国家三级甲等综合性中医院复评审，同时被确定为浙江省三级甲等综合性中医医院。

1 月，丽水市中医院倪京丽被评为浙江省名中医。

1 月，青田县、缙云县、松阳县中医医院被评为全国基层中医药工作先进单位。

3 月 30 日，在公布的 2019 年全国三级公立中医医院绩效考核中，丽水市中医院再次取得“A”等级（排名全国 57 名），较 2018 年度提升了 12 个名次。

4 月，国家发改委、国家中医药管理局联合发文公布，丽水市中医院为国家中医特色重点医院项目建设单位。

8月，经浙江省卫生健康委员会正式批复同意景宁畲族自治县人民医院增挂“浙江省民族医院”。

8月18日，省卫健委副主任曹启峰、浙江中医药大学党委书记黄文秀等一行到丽水调研中医药发展工作，并在丽水市中医院召开工作座谈会，市卫健委主任吴郁郁、市医保局局长吴筱琳、市中医院领导班子、部分县中医院领导等参加了座谈会。

9月3日，丽水市委人才科技领导小组办公室、市人社局联合公布丽水市第二批“首席专家”名单：丽水市中医院肺病学研究首席专家刘忠达，畲医药开发利用研究首席专家雷后兴。

10月，由中华中医药学会主办，缙云县中医医院承办，丽水市中医药学会协办的“黄帝文化与健康专题研讨会”专场在缙云县召开。

12月，首届“浙江省中医药传承创新十大事件”名单中，丽水市中医院选送的“智慧中医‘云服务’”上榜。

2022年

3月25日，中国科学院大学附属肿瘤医院（浙江省肿瘤医院）丽水市中医院协作医院举行揭牌仪式。

5月13日，丽水市发改委、丽水市卫健委联合印发《丽水市中医药发展“十四五”规划》。

7月，在公布的2020年全国三级公立中医医院绩效考核中，丽水市中医院取得“A”等级（排名全国54名）。

8月，浙江省中医药管理局同意丽水市松阳县建设浙江省中医药综合改革先行试点。

8月6—8日，中国工程院院士、国医大师王琦，中华中医药学会监事长曹正逵，中华中医药学会国际交流部部长闫铮，浙江省中医药学会副会长王晓鸣等一行莅临丽水市调研指导中医药和健康养生产业发展，并在丽水市中医院题写“优势学科是基础，优势病种是支撑”条幅，以资鼓励。

8月24日，丽水市人民政府印发《丽水市促进中医药传承创新发展实施方案》。

8月30日，在“2022年浙江省‘千方百剂’医疗机构中药制剂成果路演会”上，丽水市中医院院内制剂化痰止咳合剂斩获最受欢迎、最佳服务力和最强创新力十佳榜单。

9月30日，在公布的2021年全国三级公立中医医院绩效考核中，丽水市中医院取得“A”等级（排名全国52名）。

9月，景宁畲族自治县人大常委会启动草拟《景宁畲族自治县畲医药发展条例》工作。

10月，丽水市中医院申报的“浙江省老年肺结核中医药多学科创新团队（培育）”“浙江省畲医药传承创新和开发应用中医药重点实验室（培育）”项目先后获浙江省卫生健康委员会立项。

11月15日，葛琳仪国医大师团队工作站落户丽水市中医院，举行授牌仪式，市政府卢彩柳副市长、市卫健委吴郁郁主任应邀到会并致辞。

12月20日，丽水市中医院获“浙江省院科两优、德医双强公立医院”称号。

附录二：医坛轶事

一、国医大师何任与父亲何公旦的丽水缘

何任（1921—2012），字祈令，杭州人，著名的临床家和教育家，首届“国医大师”荣誉称号获得者，曾任浙江中医学院院长，为中国研究《金匮要略》第一人，著有代表作《金匮要略通俗讲话》《金匮要略归纳表》《金匮要略校注》。在抗战期间，他和父亲何公旦曾与丽水结下不解之缘。

何任出生于中医世家，父亲何公旦为杭城名医。有缙云籍人刘其英在杭州部队供职，因与何公旦私交甚笃，就慕名送儿子刘杭生师从何公旦习医。

1937 年 7 月，“七七”事变发生，日寇侵华战争全面爆发，铁蹄到处奸杀掳掠，世道大乱，民心不稳。浙江省府迁往永康方岩，省建设厅和教育厅迁往丽水。于是，何公旦决定举家南迁缙云避乱，一路有缙云籍弟子刘杭生伴随，也可谓轻车熟路。就在他们迁居缙云 4 个月后，杭州就沦陷了。此时何任年方 17 岁，随父至缙云县五云镇，客居于坑头坊（现为中心坊）的吕渭卿家，从父习医，并温习功课备考医学院校。

功夫不负有心人，何任考取了上海新中国医学院。他由缙云出发，于 1938 年 7 月进入该校就读，于 1941 年毕业。

何任毕业后就职于设在永康的浙江盐务局医务室，后战事紧迫，便随盐务局内迁龙泉郊外金沙寺，被安排住在龙泉城内北河街。何任在龙泉行医，疗效甚佳，慕名上门诊疗者渐多。受药业界邀请，何任租下城内槐坡社巷 8 号住屋，开设了业余诊所“何氏医庐”。当其时，日军于丽水使出细菌战，致当地鼠疫流行。何任查阅大量中西资料，拟定治疗方法，与时驻龙泉的国际组织医疗队合作，治愈大量患者。其住处有一何姓青年患“腺鼠疫”，何任按《巢源》中的“恶核”对待，以清热解毒、活血化瘀为主，并参照“阴阳毒”治法处理

而愈。此外，何任创制“青苏散”，用于治疗头痛、高热及不明原因的流行病，价廉效高，治愈大批患者。

何任的父亲何公旦（1876—1941），字旦公，号颂华，仁和（今杭州市）人。《缙云县志》曰：“（何公旦）幼习儒，擅诗词，由儒而通医，皆赖自学，博采名家之长，而业益精，中年时虽未悬壶，但因屡起大症，故病家辗转荐介，医名已远及湘、滇、蜀、粤、鲁等地。”何公旦曾应聘任教于浙江中医专门学校，也担任过“祥林医院”医学顾问，著有《金匮要略讲义》1部，曾作为授课教材，另有《骈庵医学摭拾》2本，皆为临证治病之经验谈。何公旦风雅，好诗、书、画，经常临摹岳武穆公的书法作品。自从培养儿子何任进入上海新中国医学院读书后，62岁的他继续留在缙云居住，悬壶济世。

然而日寇步步进逼，时局持续动荡不安，丽水、缙云等山区也不得幸免。1938年2月6日，日寇首次轰炸了丽水，市场物价飞涨，人心惶惶。迫于急转直下的形势，何公旦于1938年春、秋二季分别躲避到乡下的宅基村（徒弟刘杭生家）和河阳二村小住月余，以防不测。

1941年春，日寇锋镝卒逼，进犯诸暨、金华，暂迁永康方岩的省府也转迁至松阳（后于8月6日迁回永康），于是何公旦携家人逃离五云镇，迁居距县城二十余里的瑞贞坊（舒洪镇）仁岸村何金发家。其女何愔（何任之姐）为一代国画大师潘天寿的夫人。时值仁岸村何氏本家宗亲修缮“何浩宗祠”，遂诚邀颇有名望的翁婿二人赐以墨宝。何公旦的两幅楹联刻于正厅四柱，其一幅曰：“敦尔品，励尔行，优尔学业智能，无忝尔祖考；诚于身，齐于家，纳于礼仪忠信，不匮于孝思。”潘天寿的楹联刻于戏台前二柱：“忠国孝亲真事业，高歌妙舞大文章。”横匾书“明德惟馨”。仁岸村祠堂内至今留有此二人所撰的楹联。

何公旦因长期颠沛流离，生活无常，身心交瘁，不幸染疾，于1941年季夏客逝于仁岸村，享年仅66岁，安葬于村口的殿山脚下。何公留缙，前后逾四年之久，与当地百姓结下了深厚的情谊。

何任闻知父亲噩耗，疾首痛恨日寇蹂躏恶，抚心追思慈父养育恩，在父坟前顿足痛哭。在中华人民共和国成立后的50年代初，何氏兄弟姐妹终于选择吉日，将父亲的芳魂从缙云迎归故里安息。

二、青田药店陈

青田城乡的众多方志和宗谱中，记载了许多青田先贤勤奋好学、忠义孝悌、乐为善举、可圈可点的人文故事和事迹。青田颖川陈氏正是以大名士身份起家的巨姓望族。青田颖川陈姓，主要有县前陈、湖滨陈、司下陈、回图陈之分。县前陈的代表人物是北宋进士陈汝锡，湖滨陈的代表人物是做过平阳县令的石盖陈葵，司下陈的代表人物是明会元陈诏，回图陈也称药店陈。

说起“药店陈”，关于这个称呼的由来，有一段感人的故事。

青田药店陈的始祖是南宋宁宗朝的浙南名医陈中立。陈中立，字从叟，别号丹山道人，宋孝宗淳熙七年（1180）生于温州乐清。少聪慧，长成后精通医术，“以儒医鸣于瓯（温州）处（处州）间”，在浙南一带很有名气。他来青田为人医病，寓居于县城和义坊（金巷口一带）。“邑人有病求治，不择贵贱，咸往。”宋宁宗嘉定九年（1216）十二月的一天，陈中立从水南乡下为人看病后回城，在渡船中，看到两个衙卒缚着一个小青年，便问：“这青年犯了什么事？”衙卒答：“他欠富人家的钱未还，被告了，要带他去吃官司。”陈中立看这青年像是个本分之人，便动了恻隐之心，问这青年欠了多少钱，衙卒答了数目。陈中立随即解开囊袋，拿出相应银两，说：“这青年所欠的钱，我替他还了。他与富人间的借欠已是两清，你们放了青年吧。”衙卒收了银子，解绳放了青年。说话间，渡船已到埠头。陈中立不问青年姓名，独自回到和义坊家中。第二天一大早，这青年领着一位妇人上门来致谢。青年自言姓金名贤，妇人是其母亲蔡氏。二人叩谢说：“昨日承蒙先生倾囊周济，大恩大德，无以为报，愿将祖上的一处荒山送给先生以表谢意。”陈中立说：“这万万不可。昨日之事，我已忘了。且力所能及，我从未想过回报。你们的谢意，我心领了。”蔡氏说：“荒山虽难表心意，但听说其中有好穴地，故而真诚赠予。”说到墓穴，陈中立想起已去世的父母仍停厝在乐清，尚未安葬。便问道：“这山叫什么名？”母子说：“大蟠龙。”陈中立听后，暗自一惊。原来，他在前几天做了一个梦，梦见一位神仙手持节牌向他宣读：奉天帝之命，积金积书还不如积阴德，以蟠龙山相赠。陈中立便叫小青年带他到山上去看一看。这一日从县城出发，经山口、仁庄乡，到小令乡下船，沿途花香鸟语，山清水秀，古树参天，名贵药材金银花、天冬、灵芝草、绞股蓝、山茱萸、神仙对坐草、牛膝、杜仲，随处可见，果然是人间仙境，与梦中所见相符。他和青年来到大蟠龙山，登山四望，但觉景色恍如梦境，便自言自语，高兴地说：“这真是上天留给我父母的礼物呀！”下山后，他收受了蔡氏母子的馈赠，亲自圈定龙脉墓址，另加银两，并按价挨家付给地银，将蟠龙山改名为大蟠龙山。蔡氏母子契赠陈中立的这处山地，东至蔡堤龙脊水，南至三都双坑口，西至大济钟潭上，北至头车为界，共三十六亩。嘉定十年（1217），陈中立将父母的灵柩从乐清运到大蟠山，安葬在营建好的坟墓中。从此，他便定居在青田县城和义坊为父母守墓，四时奉祀。

之后，陈中立子孙繁衍，成为青田从事医药业的众多陈姓医家的始祖。陈中立于宋淳祐六年（1246）去世，享年七十六岁。由于陈中立的次子陈景行已任高官，父以子贵，陈中立便以“敕赠朝清大夫，再赠为通奉大夫”的官礼下葬。陈中立的墓位于大蟠山父母的坟墓旁，立有墓志，并设有“奉上宪饬保护”碑识，可谓备极哀荣。

陈中立的祖父陈师亮（朝奉郎）有三个儿子，长子陈鄂，次子陈禧，三子陈融。陈言是陈鄂之子，陈中立是陈融长子。两人同为乐清始祖陈彪的第六世孙。陈言字无择，号沐溪（以地名为号，与中立“丹山道人”同，均为青田城乡地名），是南宋名医永嘉医派创始人。他的《三因极一病证方论》，影响深远。

受父亲和堂伯父的影响，陈中立的长子陈升得医学真传，亦成为一代名医。陈升，字已之，幼聪明，读书过目成诵，业医后，仁德酷似乃父。

陈升的长子陈适孙，字与可，事亲尽孝，博洽经史。淳祐年间，陈适孙由明经入仕，初任两淮节制司佥判，后迁至节度使（从二品），宋元鼎革时，退隐于家，以歌诗自适，其精于医，无贵贱皆救之。陈适孙的儿子端仁，为县学教谕。端仁的儿子茂祖，为缙云医学录，均为名医。

陈中立的第二个儿子名景行，字行之。宋理宗宝祐四年（1256），景行由五经中进士（该榜状元为文天祥），初为绍兴府学教授，后迁国子监丞，升殿中侍御史兼礼部侍郎（从三品），浙东安抚使。“政治卓绝，循声日著。”因与奸相贾似道政见不合，弃官归隐于家，行医兴教，曾置学田二十亩，赠与石门书院，助养学子。

陈景行的长子陈文孙，博学经史，嘉熙四年（1240）荫补将仕郎（正九品），在其父身边掌机要文书。后被朝官荐举出使元营，为元军所困，遂“北面叩阙，捐躯以报焉”，同时殉难的还有陈文孙的次子陈端实。陈文孙的长子名端厚，字仁翁，好读书，以清廉自持，弱冠后，被荐任本县税课司副使，能体恤乡民，全县士民多敬重之。

青田药店陈氏，历史上以医读传家立世，或医或儒，或官或隐，忠孝节义，诚信仁厚，名医辈出，荣宗耀祖。药店陈家在本县曾有大、小两座宗祠。大宗祠原在金巷口横街，为十二世孙陈克诚等倡建。小宗祠在今东源镇下堡村，这是因为药店陈氏第十五世孙陈其思在清初举家迁往十一都陈庄（下堡）居住，后裔遂以陈其思为分支宗祖，于乾隆庚午年（1750）立祠修祀。当年，药店陈在县城的大宗祠颇具规模。外有滴水沟圳围墙，内为前后二进。后进五间为祖宗香室，东西两轩为厨房。春祀秋尝，上尊祖弥，下及子孙。前进中间有大门额，上书“颖川旧家”四字。外墙左右各有楼店两间，面市开设，为药店诊所。清嘉庆二十四年（1819）闰四月廿四，鹤城镇那场烧毁民房二百多间的大火也殃及陈氏大宗祠，门外楼店被毁，唯后进的祖宗牌位香室犹存。后来，族裔陈则贤、陈景龙等聚议重建楼店和宗祠，并取陈观澜主张，将大宗祠屋椽伸出部分挫短，围墙上封四尺，后墙开便门出入，以备不虞。

无独有偶，药店陈在东源下堡的小宗祠也曾遭遇过回禄之灾。清同治五年（1866），太平军侍王李世贤部将白承恩与平阳金钱会首领陈老大、胡老三等人联合，攻打平桥、东源两地，并焚烧了下堡的十九幢房屋。幸老屋的小宗祠犹存。药店陈在城乡的两处大小宗祠虽经历火情，却均得以保存，族人都认为这是“祖宗积德，彼苍不灾宫庙”的缘故。所以，药店陈在光绪元年（1875）及以后续修宗谱时，总把经历过两次火灾的《陈氏大小宗祠记》刊载于宗谱前端，以示后进子孙效法祖宗仁德。

吉人自有天相，积金积书不如积阴德，自陈中立为青田第一世祖以来，陈氏历代儒医济世，代代相传，坐堂开方间或出诊，著奇方以传世。此外，他们一旦开药店，必注重药材质量，挑拣，浸润，切轧，各承家传，自制丸、散、膏、丹闻名乡里，运销云和、景宁、遂昌、松阳、永嘉等县。陈氏常施药济贫，不计报酬，对经济困难者允许赊销，制良药以救人，至今在青田传为佳话。

三、宋濂作《赠医师周汉卿序》

周汉卿，明初名医，松阳人，自幼勤奋好学，精通医学，兼长内科、外科，尤以针灸技艺神奇著称，治病因人而异，或针灸，或按摩，或用汤药，得心应手。每遇疑难病症，往往银针一到，随手而瘥，被世人称为“天下第一针”。

元末明初文学家宋濂作《赠医师周汉卿序》，记载了周汉卿医师的医案医话，辑录如下：

赠医师周汉卿序

余闻松阳周君汉卿，以医名者久矣。一日，余婿郑叔韡复来青萝山中，述其详，曰：周君之医精甚，他固不能知，姑即士君子所常道者言之。

括苍蒋仲良，左目为马所踢，其睛突出，悬如桃。群工相顾曰：是系络既损，法当瞀。周君笑不答，以神膏封之，越三日，目如初。华川陈明远，患瞽者十龄，百药屡尝而不见效，自分为残人。周君视之曰：是翳虽在内，尚可治。用针从眦入睛背，掩其翳下之，目欻然辨五色，陈以为神。武城男子病胃痛，当痛不可忍，嚼齿刺刺作声，或奋掷乞死弗之得。他医用"大攻汤"治，皆不愈。周君以药纳鼻窍中，俄大吐，吐出赤虫尺余，口眼咸具，痛即止。东白马氏妇有妊，历十四月不产，形瘠尪且黑。周君脉之，曰：非孕也，乃为妖气之所乘耳。以药下之，一物如金鱼，疾旋已。永康应童婴，腹疾，恒伛偻行，久不伸。周君解裳视之，气冲起腹间者二，其大如臂。周君刺其一，魄然鸣，又刺其一，亦如之。稍按摩之，气尽解，平趋无留行。长山徐妪遘惊，疾初发，手足颤掉，褫去裳衣，裸而奔，或歌或哭，或牵曳如舞木偶。粗工见之吐舌走，以为鬼魅所惑。周君独刺其十指端出血，已而安。虎林黄氏女，生瘰疬，环颈及腋，凡十九窍，窍破白沈出，右手拘挛不可动，体火热。家人咸忧，趣匠制棺衾。周君为剔窍母长二寸，其余以火次第烙，数日成痂，痂脱如恒人。於越杨翁，项有疣，其巨类瓜，因醉仆阶下，疣溃，血源源流。凡疣破血出弗休，必杀人。他医辞不进。周君用剂糁其穴，血即止。乌伤陈氏子，腹有块隐起，扪之如罂，或以为"奔豚"，或以为"瘕瘕"。周君曰：脉洪且芤，痈发于肠也。即用燔针如筴者，刺入三寸余，脓随针射出，其流有声，愈。诸暨黄生，背善曲，杖而行，人以风治之。周君曰：非风也，血涩不通也。为刺两足昆仑穴。顷之，投杖而去。其医之甚精如此。荐绅先生宜有以褒之扬之，敢以序文为请。

余惟古之神医，一拨见病之应，因五脏之输，乃割皮解肌，决脉结筋，搦髓脑，揲荒爪幕以为治，所谓炼精易形者也。今则人谁知之？其次则汤液醴酾，镵石挢引，案抏毒熨之法耳，是法亦绝不传。其仅存于世者，往往不能用，用或乖戾，以致夭阏而伤生者多矣！夫医者，民命所系，一投丸之间，一授针之际，则安危由此而分，何可不致谨于斯耶？昔司马迁立《仓公列传》，其所治，自侍御史而下凡十有余人，皆历疏其病状。辞虽繁而不杀者，其意盖有见于此也。余敢窃取斯义，备以叔鞾所述，序次成文，以遗周君。又安知他日修史传者，无采余之言哉！余耄矣，且有脾祸，吐涎日二三升，蔓延将四稔，叔鞾尚邀周君以起余之疾者乎？

这是一篇以介绍周汉卿高明医术为主旨的赠序，在医学史上具有重要的价值。周精通许多疾病的治疗，施治主要用针。凡遇眼翳、腹气、惊痫、瘰疬、肠痈、脚痹等患者，施以一针，皆得痊愈，简直如神。此外，他也会采用内服药与外敷药来治病，如括苍蒋仲良眼伤，东白马氏假胎，武城男子病蛔虫，於越杨翁疣溃等，汉卿也都见病知证，药到病除。古代科技落后，根本不具备现代的检查、治疗设施，但周医师的治疗效果竟如此之神，其精湛的医术的确使人惊叹不已。

本文共写了10个病例，一例平均不到60字，但每例都有患者籍贯、姓名及病状、病因、施治、效果，颇为完整，而且每例记叙都生动具体。例如"眼伤"一例，一写病家是蒋仲良，括苍人；二写其左目受伤原因是马蹄所踢；三写眼球突出眶外的病状；四写众医师诊断"法当眢"；五写周医师"以神膏封之"；最后写"越三日，目如初"的效果。仅47字，分6个层次，层层紧相衔接，不仅有"睛突出，悬如桃"的形象比喻，而且有"群工相顾""周君笑不答"的神态描写，整段文字生动传神。其余各例的记叙中，亦有随病诊断，对症施治的描述，各具特点，简洁生动，既表现了作者题材提炼之精，遣词造句之妙，也真实地反映了周汉卿医师诊治许多疑难病症的高超医术，尤以针刺治疗见长，故时人赞之为神医，周医师亦有"天下第一针"之美誉。

最后一段议论，叹古之医学失传，赞周之医术可入于史，期勉今之医者于"一投丸""一授针"之际，要想到病家安危生死，切不可掉以轻心，可谓语重心长。作者希望对医疗经验多加总结记录。恰是作者对周汉卿医案医话的提炼，今时今日后学者才能一窥其对症施治之精确、药到病除之神妙。其言："又安知他日修史传者，无采余之言哉！"《明史：周汉卿传》即采纳了作者之言论，将周汉卿之医术载入史册。

四、姚安世奇治疑难诸症

姚安世（约1714—1781），又名匡其，字馨韶，庆元松源镇南门村人。时人尊称"馨韶爹"，后谐为"青樵癫"。少习骑射，并通经籍，雅好医术。曾入邑庠，以命案株连，避居杭州，功名亦遭褫革。因医愈某布政使母之病，深受器重，得尽读其家秘藏医书，医术大进。时窦光鼐督学浙江，母病，阴寒内伏，药石难投，诸医束手。布政使推荐姚安世前往就诊，知其水路至浙，涉水雨淋，湿邪致病。命取干柴烧焦泥地，趁热覆以棉被，令患者卧于被上。时烈日当空，异热非常，少刻患者汗出而愈。安世用"蒸劫发汗"之法，使其不药而愈。窦大加赞赏，为之销案复衿，由是声名大震，四方求医者日踵于门。姚安世成为清初庆元最负盛名的中医师。

安世常用简单手法或汤药，治疗疑难诸症，奏效如神，为当时一些名医所不解，却在民间留下诸多佳话。

有一次，一贫苦人家的孩子，身染蛇皮痘，众医师诊治后皆无计可施，疾病愈重，至火毒内陷，浑身痂皮发黑，命若悬丝。左邻右舍众议纷纭，认为不妨请青樵癫前来一试。青樵癫诊察过后，喜笑颜开，说“没有关系”，只要由他摆布，“保证出不了危险”。他呼来帮手，开半人深的土坑，再命人从山上摘了几箩松针，挖来几担净黄泥，将松针细细剁碎，与黄土混匀，铺于坑底。再将病孩褪去衣物，置于坑底，随后严严盖上黄土，徒留病孩口鼻于外。此般手段令在场众人皆心惊胆战，满腹狐疑却又不敢打断。有顷，见黄土升腾热气，青樵癫唤人抱出病孩，除去泥土。随后重复之前的做法多次，见病孩症状渐缓，宛若新生。病孩至亲铭感五内，涕泗横流。樵癫“活埋救患者”之法亦得邻里口耳相传。

又一次，一财主之子罹患膨胀病，全身浮肿，肚胀气臌，遍请名医，皆无可奈何。青樵癫来诊，通览名医所开方笺，一时之间了无头绪。信步大门外，见一池塘，塘内鲤鱼游转，悠然自得。青樵癫忽有所悟，返回厅内，当众医面对财主笑说：“你既然请我们看病，为什么舍不得请我们吃鲤鱼？”大家都暗笑他嘴馋。财主连忙打恭作揖，表示歉意，并吩咐家人赶快去捉鲤鱼。“且慢！”青樵癫却又作怪，“这是请我吃鱼，就得由我安排。”言毕，他安排人提来一条一斤重的鲤鱼，交代厨子用清水蒸炖，外加赤豆一两，不许放一粒盐，也不要放调味香料。大家被弄得丈二和尚摸不着头脑，可又不敢作声。清炖鲤鱼端上来了，主人请客人入席。青樵癫却又做起文章。“这样罕见的清水鲤鱼，一定要请患者来共尝佳味！”主人只得将大腹便便的患者搀了出来，让他坐在青樵癫身边。只见青樵癫像慈母喂婴儿一样，将鱼肉、鱼汤，一块块、一瓢瓢喂给患者吃，不让他有片刻休息时间，等到盘底朝天，患者已憋得大汗淋漓，头皮冒烟。青樵癫自己却点滴鱼汤不曾入口。大家又暗暗诧异。不久，患者忽然有尿急感，忙唤人搀出，尿毕，又急需解手，如此频繁，索性搀回房内让他蹲于马桶，尽情倾泻。半天下来，肿胀渐消。乌烟瘴气的病房传出佳音：“我要吃点东西。”众医如梦初醒，原来青樵癫清炖鲤鱼是为了治臌胀病！于是纷纷向他请教，求其秘诀。只见他哈哈大笑道：奇人自有奇丹方，庸医何须论短长。断症用药似用兵，强攻缓解细思量。鲤鱼也有奇功效，《内经》《本草》见端详。堪叹世人不自省，反笑馨韶是癫狂。说完，出具药方，交代治病事宜，连饭也不吃就走了。

还有一次，青樵癫路经一家门口，忽听屋里哭声震天，十分悲伤。他进去一看，见后堂灵板上躺着一具大腹鼓鼓的女尸，灵板下还滴着鲜血。这引起他内心的疑云，死人怎么会流鲜血？他伸手往死者额头一摸，尚有热气，心脏还在微微跳动。一询问，才知这妇女是难产致死。青樵癫断定是因胎位歪斜造成昏迷，绝非断气。他立即用银针刺入女腹轻轻转动，婴儿受痛，转动胎位，孕妇顿时气脉顺通，慢慢苏醒，母子得救。

姚安世擅长内科疑难诸症，以不拘常规用药而著称，有《杂病》及《麻痘症治》两书传世。乾隆年间知县李芾、唐若瀛均赠匾额，以志其功。晚年居家，自构广厦约朋辈酌酒赋诗，或栽花养鸟点缀庭园，怡情适志，以乐享天年，寿终六十七岁。嘉庆七年（1802），拔贡余恺为之作墓志铭云："先生品，百炼钢；先生学，千金囊，先生之药万变良。先生壮，精而强；先生老，寿而康，先生既死道弥光。"

五、王时杲为"死人"看病

王时杲（1895—1950），松阳竹源黄庄人，以医术扬名于世。其性高傲，不求名利，不畏权势，社会名流、巨贾富商请诊，其诊金必高于他医十倍，而贫病交迫之户求诊，则不受金且赠药。常穿一件旧长衫，拖着一根长烟筒，衣衫不求齐整，言语多有俏薄，其实为人耿直，胸怀坦荡，光可鉴人。因此广传"怪医"之名，为老孺所知。

时杲小学毕业后随父学医，十八岁至湖州大麻中医学校攻习，受教于苏浙名医金子久，由于时杲勤奋、聪敏，精于《伤寒》《金匮》及《温病》，颇受金师赏识，常随金师至上海、苏州、杭州、嘉兴等地出诊。后以优等学生毕业，取得医师证，在杭州开诊，五年后返回松阳。至今，松阳仍然传颂着他的医事。

有一回，他在南门街上闲走，看到鞲鞋老师傅门前有几个人哭着烧"六斤四"，知道此家刚刚死了人。时杲先生径直走进去给死人搭脉。时杲未发声响，大家忙乱间也没有留意。忽然时杲大喊："骗人的！骗人的！人还勿曾死！"人们被吓了一跳，惊魂甫定后置之不理。时杲开好药方又喊："快去撮药！快去撮药！"大家还是不理。一来时杲为人怪戾，二来明知人已死去，哪还有这份心思？时杲看没有动静，只好自行去撮药。返回后又说："把药煎一煎总可以吧！"大家都以为他是胡缠、戏弄，忍着气没有发作。时杲只好自己煎药，煎好药之后又用调羹一口一口把药灌到“死人”嘴里，果然把人挽救回来了。家里人千恩万谢，时呆却一概不理，自顾自走了。后来鞝鞋老师傅改行摆水果摊，他常若无其事地问一句：“嗬！新橘上市啦？”随即把橘子装在衣袋里，不付钱就走，一转身碰见小孩子，又把橘子分给他们。

当时，南门有一丁姓人家，开有三间店面，一爿是烟丝店，一爿是药店，还有一间做了木材行。生意兴隆，财源滚滚，独有一事不如意。

丁家主人早前生有一个大儿子，相貌不太端正，好在临老不绝，老婆又给他添了个五官清秀、品貌不凡的儿宝贝，全家欢天喜地，待他就像皇帝一样。谁知孩子到了两三岁，身患重病，请医用药，一概无效。万般无奈之下，有人劝他请时呆先生看一看。本来丁家自已开药店，也略知医道，看时呆先生疯癫模样，实在不放心。但想到他连死人也能医活，又想要试一试。时呆先生总算被请来。丁家叫佣人烧了三碗糖霜蛋，热情款待时呆先生。谁知时呆吃了以后并不问病情，只说没有吃饱。三碗糖霜蛋本来已是最高的礼遇，一般待客只烧两个的，再说这是点心，不能当饭，怎好说没有吃饱？丁家人心中不快，但又不敢怠慢。谁知时呆先生又吃了三碗，还是只字不提看病之事。丁家人只好开口，请他给他们的宝贝儿子看病。时呆开口就要二十四块大洋！丁家人不情愿地把二十四块大洋给他。他又拿起大洋，这手数到那手，碰碰，吹吹，听听，似乎在检验真假，只是不开口。丁家人等他把大洋放进口袋里才说：“请时呆先生替我小儿看看，开个药方。”时呆叫他：“抱来！”也不起身，等孩子抱来了，接过来放在膝上，翻转面孔朝下，不问情由，扒出小儿屁股，就用双掌狠命打去，打得小儿大哭不止，最后只说声“抱去”，便自顾自走了。丁家人只觉莫名其妙，说又不敢说，只好叫个佣人赶紧去找时呆要药方。佣人追到另一爿药店里，看到时呆却像逍遥事外，只管坐着聊天。佣人向他讨方，他只说句“明朝就好”，就不再理会。丁家自认晦气，不料第二日儿宝贝的病真的好了，全家上下又是欢天喜地起来，连说：“六碗糖霜蛋、二十四块大洋，值得！值得！”

后来有人问起打屁股之奥秘，时呆先生说：“小儿是不能宠的，太宝贝了就麻烦。丁家孩子本来只是受了点伤风，散一散就好，可做父母的却舍不得散，稍有啼哭，赶紧就抱，风都闭了。现在让他大哭一场，出汗散风，不就好了么！”

还有一回，有个老相识请他给其老母治病，时呆先生开口就要五十块大洋，朋友劝他少一点，四十五块算了，他说少一块就不看，还伸出手来数，哪个名医是他什么亲，哪个名医是他什么眷，亲亲眷眷都请遍了，现在才来请我，不出五十块大洋怎肯去看！当时人们评论说，时杲先生一有本领，二有威望，偶尔也要敲敲竹杠，否则，他布施贫穷人家的钱财又从哪里来？有时他开一张药方的酬金，抵得上儿子半年的工资。因为这个缘故，不少人怀疑他有很多浮财，直到土地改革的时候，人们才发现他竟是两袖清风。

时杲先生的学术思想也很可贵。他儿子高中毕业后，时杲先生务求他从医，规定他先在药店当学徒，依据《本草纲目》辨明药物、药性、原理、作用，以及炮制保存的方法，限其三五年内全部精通。然后再传授他三部九候、辨证论治等诊治方法和自己的行医经验。时杲先生注重基础理论和实际经验，认为这样才能成为一名合格的中医。可惜苍天多负有心人，时杲之志未竟，却溘然长逝，连各种医案也没有保存下来。

六、厚朴商人张美猷

张美猷，字鹤栖，乳名美松，松阳县玉岩区梨树下人。7岁进私塾读书，聪颖好学，写得一手小楷好字。12岁丧父，17岁长兄美桐去世，18岁当家理事。19岁与玉岩村叶顺安之女叶玉素结婚，生四子，长子张燮，次子张杰，三子铁汉，四子张珏。

美猷善事经商，收集山区厚朴，自行加工精制，色似川朴，即以川朴高价出售，运往外地推销。自20岁至80岁，未尝间断。次子张杰随父外出经商，长年累月，不辞辛劳，曾到过杭州、上海、天津、北京、广东、福建、香港、沈阳等地，以在北京、天津、沈阳的时间最长。

玉岩盛产厚朴，张美猷家经营厚朴已有多年历史。早在清光绪年间，其父张信寿经销木板至杭州，由杭州带回厚朴种子，在家乡设立苗圃，培育厚朴秧苗。至张美松时，规模不断扩大，从制作到销售，都独立经营。

张美猷经营厚朴范围很广，包括杭州、上海、天津、北京、祁州（今河北省安国市，是河北等五省药材的集散地）及福建、广东各地，还远销香港。他曾在祁州城内开设张益生美记药材行，坐庄营业。

厚朴是一种落叶乔木，叶密集于小枝顶端，花单生枝顶，黄白色，有香气。树皮和根皮供药用，能温中、下气、燥湿、消痰，松阳县玉岩一带历来有人种植，其中以安岱后、梨树下、大横坑三村较多，遂昌三弦石上后村、龙泉八都等地也有出产，但数量不多。

厚朴的加工精细，手续很多。每年在春季小满后十日开剥，至芒种后十日停业，时间只有四十来天，因为过了这段时间，厚朴皮就黏在树干上，剥不下来了。剥下厚朴皮后，需阴干，不能曝晒（曝晒后会影响质量），一般剥下后经过三伏天即可干燥。将干燥的厚朴皮和老姜、肉桂一同用开水蒸煮，煮透后卷成圆筒状，然后焙烘干燥，再用蒸笼蒸过，切成丝或片，就可装箱运往外地销售。由于张家对厚朴的加工得法，产品可与四川最大的朴行——东生福记所产的川朴媲美，加上美献经商灵活，所以售价比浙南的遂昌、龙泉和温州等地的同行都高。张家所产的厚朴，分为天、元、亨、利、员五等。天字号是特等货，质地最好，售价也特别高，价格每斤三四块银元，其余的一至三块银元。年总产量约 5000 斤，产值达六七千银元。美献经营厚朴，与温州、四川两药行的黄姓、朱姓，以及在上海开设厚朴、茯苓药行的安徽朱姓等都有联系，是浙南一带颇有名气的厚朴商人。

美献经售厚朴所得盈利，绝不乱花。他自奉俭约，穿着朴素，乐于助人。在上海结识光复会成员魏兰，魏赴南洋为革命奔走，缺乏川资，美献慷慨相助。魏衷心感激，将女儿魏定时许配美献幼子张珏为妻。

中华人民共和国成立，美献甚感兴奋，曾吟诗四首歌颂党、歌颂祖国。这四首诗经由友人姚志苍转交李济深副主席，深受李副主席赞赏。

美献对祖国、对人民怀有深厚的感情，促使他长期不懈地为地方乡亲办了不少好事。他在故乡玉岩铺桥砌路，闻名遐迩：40 岁时在颠玄岭脚建石拱桥一座；50 岁时在大岭脚又建石拱桥一座；60 岁时在黄玄建松树桥一座，并造栟屋七间；70 岁时在枫坪乡盆坑栏口集资建石拱桥一座，又在安岱后独资建造十里长的关山岭大路；当其母八十寿辰之际，他曾在梨树下坳门岗建造祝暇亭以作纪念。总之，凡玉岩区内有建桥造路之举，美献总是随缘乐助，因此，博得群众称赞。1928 年，当时松阳县县长黄人伟赠其匾额一块，题“乐善好施”四字，以示表彰。

美献在故乡的教育事业方面也做过贡献。早年他曾在梨树下创办明汉小学（以最早从福建迁至玉岩居住发族的太公明汉命名），美献自任校长。其后县教育局将校名改为美松小学，作为嘉奖。中华人民共和国成立后该校成为大队所属的村校，张杰任校长。

红军驻扎玉岩时，美献曾经认捐 1000 元添购西药。1935 年，红军退出松阳后，任浙东游击支队司令的徐图远与特务分子蓝琛等勾结，任命张美献为清乡委员，美献拒不接受。因此美献及次子张杰被伪县府拘捕。伪县长徐其惠与特务蓝琛威逼美献供认支援过红军一事，美献虽受严刑拷打，但坚决否认。后美献在狱中患病，经医师蔡蕉桐保释在外医疗，此案才不了了之。

美献年老后，由儿子张杰接替经营、销售厚朴生意，直至1957年停歇，是年10月病故，享年82岁。

七、云和黄蔺山医案一则

报纸上有关云和中医的报道是1926年《时事新报》上曾发表的一篇《黄蔺山先生》。文中写到，当时的云和名医黄苏，精研《内经》之学，医治患者无数，平日与人谈及自己与尊师黄蔺山相处的过往，心存万般钦佩。

一天一大户人家生重病，黄苏受请上门诊病，看到患者“脉已伏，气促，口不能言”，询问其家人，说其半夜起床上厕所，第二日便发寒热。与正常人不同的是，患者小便时，尿遇便桶则沸滚，像热汤，却不知何故。看医吃药都无效，辗转卧床已有半个月。黄苏闻其言，再察其症，也百思不得其解，亦认为是不治之症。

回来后，黄苏翻阅家中医书，却也毫无头绪，感觉心烦意乱。其尊师蔺山先生，见状问其原因。知道事情原委后，蔺山先生略作思考，叫他再去一次，并嘱咐其让患者便于瓦罐内，如果尿不沸腾，可以五味子、酸枣仁、乌梅、白芍四味中药煎汤而服。黄苏依言前去，让其尿在瓦盘中，果然不再沸腾，便开方让患者服药，一剂药后病状马上消失，数剂之后便痊愈。

黄苏惊叹不已，问为何病愈。蔺山先生说：“道理极平常，我只是想到而已。你看醋入虾酱内必定会发酵。便桶味卤，尿性酸，否则尿入瓦器内何不沸，然尿味为何而酸，因为肝液渗出。患者只因肝病，却乱吃药，哪会不死。而我知道这个缘故，先用五味子等酸性药补肝液，所以能药到病除。”

附录三：医药民俗

“悠悠上古，厥初生民。”自文明起源以来，丽水先民便在这片广袤的土地上演绎生动的故事，并在漫长的历史长河中不断演化发展，形成独具地方特色的民俗文化，其中有不少与中医药息息相关，如医神信仰、防病治病、饮食卫生等。这些民俗文化是丽水中医文化的重要组成部分，散发着别样的魅力。研究丽水医药相关的民俗文化，可以更好地了解丽水的医药传统和相关知识，促进对中医民俗文化的保护和传承。蕴藏于民俗文化中的知识或技能，或许可为现代医药事业的发展提供新的思路和方法。

一、黄帝祭典民俗

黄帝祭典（缙云轩辕祭典），是浙江省缙云县地方传统民俗，已被列为国家级非物质文化遗产。

缙云祭祀轩辕氏始于西汉初年，数千年来，轩辕氏在仙都鼎湖峰驭龙升天的传说与黄帝相关文献记载广为流传，遍及江南各地，逐渐形成积淀深厚、源远流长的黄帝文化体系。缙云因此成为我国南方唯一以轩辕黄帝为核心祭祀对象的圣地。祭典期间通常会开展钢叉、板（布）龙、板狮、竹马、旱船、秧歌、腰鼓、铜钿鞭、哑背疯等具有地方特色的传统民间表演活动。

轩辕氏是上古黄帝的别称。缙云是黄帝的一种官名，也是黄帝的别号。缙云县始建于武周万岁登封元年（696），以境内有古缙云山而得名。缙云是中国南方祭祀轩辕黄帝的唯一场所。轩辕氏祭典是至今存续在浙江省缙云县的一种以黄帝为祭祀对象的中华始祖崇拜礼俗。

上古时期，江南一带的人们祭拜黄帝，都在仙都苍龙峡口的鼎湖峰脚下。到晋代，人们在此建立“缙云堂”，成为南方人民祭祀黄帝的最早建筑物。唐天宝年间，地方官员奉旨扩建“缙云堂”，将其改名为“黄帝祠宇”，小篆书法家李阳冰（李白从叔）任缙云县令时，亲书“黄帝祠宇”碑，并将民间联合族祭规范为官方祭祀制度。从此，祭祀黄帝的“北陵南祠”格局开始形成，每年清明、重阳时，官民共祭，香火兴盛。现尚流存节度判官李季员《仙都山铭》、户部郎中张鹭《仙都山铭》、殿中侍御史韦《仙都山铭》三篇祭文。宋代时，宋真宗、宋仁宗等都曾派大臣到缙云仙都祭祀黄帝，天禧四年（1020），宋真宗派人到仙都祭祀黄帝时还投放了信物金龙玉简。宋代崇道，宋英宗治平二年（1065）下诏，赐改“黄帝祠宇”为“玉虚宫”，清初，玉虚宫毁于战火。

世代传承至今的缙云轩辕氏祭祀，分春（清明）秋（重阳）二祭，形式分黄帝祠宇大殿祭拜、各地宗祠祭拜和自家“道坛”（民居四合院的天井）祭拜等多种。规模较大的祭祀是在黄帝祠宇举行，祭拜人员分主祭、陪祭、参祭等。祭祀礼仪设击鼓、撞钟、恭读祭文、献三牲五谷、献黄酒鲜花、献祭乐祭舞等，气氛庄重热烈。祭典期间，钢叉、板（布）龙、板狮、竹马、旱船、秧歌、腰鼓、铜钿鞭、哑背疯等各种地方民间表演活动丰富多彩。祭典前一天，参祭者必先焚香沐浴，以示对轩辕黄帝的虔敬；主祭和司仪会换上洁净的传统服装——蓝布长衫；主祭和司仪则身穿唐装，胸前披挂特制的黄色长条丝巾。祭典当天一早，各个乡镇、村庄的民间表演队伍为及时赶到仙都，都会早早起床装扮，披挂整齐后立即出发；参祭的民众也穿戴一新，扶老携幼，浩浩荡荡向仙都而行，沿途一路观看几十支民间队伍的踩街表演。祭典队伍中有大型的鼓号队和古乐队。鼓号队由两面大铜锣、九支先锋和十二面大鼓等组成，队员们服装整齐，步调一致，气势恢宏，震撼人心。古乐队则由司鼓、锣、钹、二胡、三弦、古筝、笛子、唢呐等二十余件乐器组成。献祭舞蹈节目以黄帝炼丹、乘龙升天为题材，由八十余人演出，舞蹈动作古老而粗犷，雄壮而奔放。俗称“响铃叉”的传统舞蹈“钢叉舞”是轩辕祭典舞蹈中一个古老的节目，由四十人表演。演员头扎黄巾，赤膊束腰，腿扎裤脚，足踏软鞋，手执钢叉，随着锣鼓节奏起舞，主要动作有“双手花”“转腰”“滚背”“过腿”“调车”“开四门”“上栲”“下栲”“飞叉”等。

2006年，丽水市委、市政府将缙云的轩辕祭典规格提升为市级，并确立了逢“3、6、9”为大祭之年的决定。2011年，浙江省缙云县申报的黄帝祭典（缙云轩辕祭典）经中华人民共和国国务院批准列入第三批国家级非物质文化遗产名录。

2021年，仙都祭祀轩辕黄帝大典进一步升格，由浙江省政府主办，成为浙江重要的文化标识，被写入浙江省第十五次党代会报告，并被列入浙江省示范级文化和旅游 IP 名单。

2016 年浙江省中医药学会《黄帝内经》研究会成立，研究会每年在当地举办学术会议，对传承中医国粹、弘扬养生养老文化，以及推动中医药健康养生文化的创造性转化与创新性发展，具有重要的学术价值和实践意义。

二、防病治病习俗

民间防病治病方法历史悠久，源远流长，不仅有药物内治，也有外治、食疗等多种方法，积累了丰富的经验，形式纷繁多样。

1. 丽水（莲都区）

扭痧、刮痧：前者是指用手指蘸水，扭红患者的颈、背、胸等部位，多用于治疗中暑，俗称“发痧”；后者是指用头梳或铜板蘸清水或油刮患者颈、背，至局部出现深红色或血痕，或者用针挑刺手指甲根部，将血挤出少许，常用于治疗“痧症”。

蒸菖蒲汤：用菖蒲煎热汤，倒入盆内，人去衣裤，坐盆内，围以草席，蒸至发汗。本法用于治“黄胖病”。

蜘蛛吸蜈蚣毒：被蜈蚣咬伤，捉活蜘蛛放在伤口处让它吸毒，可减轻伤痛。

喝醋化鱼刺：当鱼刺鲠喉时，喝米醋少许以化刺。

蚕沙热汤：以蚕沙热汤蒸眼，可治红眼疾。

倒药渣：将中药药渣倒于路口，任人践踏，意为病易愈。

2. 青田

民间有说法：上岭要等气喘平息才能喝水，以防水积；口渴勿喝“死水”，口渴勿喝岩井水；行路身热，不能用冷水洗脚洗身；被雨淋湿，要用热水冲洗，否则易生病；下水前喝烧酒，可暖身子，散发水汽；未到伏天，不能睡地上，防地气袭人；上山穿山袜，打包腿，戴笠帽，以防蛇咬。

防止食物中毒法：恐野菇有毒，用米与菇同煮，若米转黑，则菇有毒；测饮水是否有毒，可在缸里养田鱼等。

清凉解毒：山区天热时，人们常饮用凉茶。泡凉茶的“草头”有淡竹叶、薄荷、秋丹米、龙胆草、夏枯草、金银花、车前草、水莲、千年霜、雪里白等。

食疗补身：猪脚爪补筋，猪肝补血，桂圆补眼，红枣健脾，蛇肉健肤，小麦加红枣治冷汗，鸭子凉血，肉酒活血，鸡蛋清音，麻雀治百日咳，“斤鸡马蹄鳖”有强身作用。

民间急救：对于突然昏迷的患者，可让其平躺，用针刺人中或口咬脚后跟筋；若冻昏，则灌姜汤；对于溺水者，可让其扑卧牛背，倒出腹中之水。

3. 缙云

刮痧术：有简、便、廉、易、治病范围广、疗效快、无副作用等特点，对某些疾病能起到术到病除的效果，深受普通百姓欢迎。虽登不了大雅之堂，却在民间代代相传。旧时，普通平民百姓生活并不富裕，若是发生中暑、感冒、头痛、腹痛、失眠、疲劳、扭伤、落枕之类的毛病，一般都不会去药店、医馆请郎中，而是用民间土法医治。刮痧术凭借其使用器具简便、医治成本低的优势，为普通百姓首选。它是非物质文化遗产中的民间医药瑰宝，现已纳入缙云县非物质文化遗产保护项目。

在缙云，许多乡村都会有一两位懂刮痧术的高手，五云镇陈弄口村年逾七十岁的陈秋寿老人就是其中之一。他医技精湛，若有人身体不舒服请他医治，往往是手到病除，且分文不收。患者家属大都会烧一碗鸡蛋面招待他，以示感恩。

刮痧可与“推拿”“针灸”“拔罐”及其他中草药配合治疗，效果会更佳。刮痧所用器具非常简单，除使用特制的牛角刮板外，亦可用瓷器碗、汤匙，甚至剪刀把等代替。治疗的效果好坏，关键在于能否根据患者的症状，准确掌握与该病相关的人体穴位进行刮痧，例如头痛时在三焦经部位刮痧，往往能收奇效。

在医治时用刮板蘸菜油，在穴位处顺筋络进行刮拭治疗，以此刺激皮肤，使皮下充血、毛细血管扩张，让病变部位细胞得到营养和氧气的补充，使患者全身血脉畅通，损伤部位细胞活化，促进人体新陈代谢，起到袪除邪气、疏通经络、舒筋理气、袪风散寒、清热除湿、活血化瘀、消肿止痛等效果，增强人体自身潜在的抗病能力和免疫机能，达到扶正袪邪、防病治病的作用。

4. 松阳

古时群众治病主要靠民间中医、药肆和草药。据旧县志载：“松邑山原广袤，多产药材，市中草药多至数十百种，莫能尽悉其名，民家取用极效。”

5. 遂昌

民间有药敷、药搽、熏蒸、拔罐、刮痧、针刺、药膳等自然疗法。

野山姜捣烂外敷，治无名肿毒；陈茶叶捣烂外敷，治疮疖化脓；野菊花捣烂外敷，治重疔；葎草（五爪龙）茎叶捣烂外敷，治蛇蝎咬伤；蛇莓捣烂加酒炒热外敷，治跌打损伤。

草乌磨浆，搽涂治挫伤；地榆（根皮）晒干研末，调油搽涂患处，治火烫伤；水黄连茎叶捣汁外涂，治全身瘙痒、流黄水；烟汗（尼古丁）搽患处，治疔疖；狗骨头烧灰，调油涂患处，治冻疮糜烂。

开水泡枸杞叶于盆，头盖巾、布，让其汽熏蒸眼部，治红眼疾病；姜苗水煎熏洗，治冻疮；千里光水煎熏洗，治疥疮；葎草水煎熏洗，治皮肤瘙痒。

勾指蘸水钳拉痧穴，可除痧解暑；用小瓷碗的碗唇蘸水在伤处来回刮动，直至发红，治头颈扭伤及腰部内伤。

用细针刺人中、手指尖，治小儿惊风；对于突然昏迷的患者，用细针刺人中，即可苏醒。

用量米的米升（竹制），中点纸花，吸在肚皮上，可治湿气腹痛；用雪花膏瓶烧艾棉，覆于额，可治风火头痛；用祛风散瘀药煮小竹管（特制），以细针刺风痛部位，按上小竹管吸出“恶血”，可治风痛病，此法称为针罐，俗称“打湿筒”。

6. 景宁

旧时景宁人就医不便，民多略知药物方剂（多草药、单方）和拿、刮、拔、灸之术，以去小恙，今尚流传。

百家米：讨取村邻若干家米蒸饭熬粥，供童幼常食，谓能增强抗病力。

挑疳积：刀具用火消毒，剖开左右食指指根腹面，用针挑出鱼子状浅黄色颗粒，可除小儿疳积。

香油卵：若有跌打损伤，立以菜油煎鸡蛋，趁热服之，轻伤自愈，重伤易愈，创伤不留疤痕。

拿痧放痧：拿痧，是指取大椎、咽喉、额中、锁骨、肋骨、中脘、肩骨、背部八字骨诸部位，勾屈中、食指，蘸水夹拿诸处皮肉，至肤呈现紫红色印痕。在以上部位或十指甲根划刮放血，称放痧。事毕，用纸揩拭水渍。授受此术者均不能当即洗手，尤忌冷水。

刮痧：在腰背两侧，抹以菜油，用痧弓（牛肋骨）或大碗口自上而下反复拉刮。此法用于雨淋水浸引起的痧症。

拔火罐：用茶杯大小的薄口竹筒，燃纸塞入加温，或将以铜钱为底座的灯炷置于患处，罩以竹筒，按实，俟其中空气冷却即被紧吸。此法用于风湿、血瘀之症。重症者用针浅刺患部，然后施拔火罐以吸出瘀血。

除臭虫：取吸水纸数片，滴以鳖血，分布于床板上，可除臭虫、跳蚤。

灭蝇驱蚊：取博落回（俗称山火筒）茎叶，捣碎后撒于便池粪缸等处，以毒汁杀灭苍蝇及其幼虫。燃蓬蒿以烟熏房舍，驱赶蚊子。

三、育儿分娩习俗

在中国人的生命历程中，没有比家庭、家族更重要的东西了，人的喜怒哀乐，都与家庭、家族紧紧联系在一起。因此，生儿育女以保障家庭延续，就成为家族成员关注的焦点。民间百姓普遍重视生与养，将生儿育女视为人生最重大的事情，因而衍生出一系列与生育相关的祈求和习俗。

1. 青田

做生母：产妇要眠床休养一个月，不洗头、不刷牙，每天吃六餐，多吃肉碎鸡蛋杂饭；洗脸用开水，防日后手、脸龟裂；忌吃鱼，防日后下身发痒；门窗紧闭，忌吹风。产妇分娩后要喝乌豆酒，乌豆酒是用好老酒浸泡乌豆（黑皮的大豆）而成，大都是娘家为出嫁的女儿泡的，泡的数量不多，最多不过两坛，少者一坛而已，等待女儿分娩时，送到女儿家供女儿产后饮用。据说这种酒能补血补阴，适于产后进补。

开荤：小儿断奶后要开荤，吃荤食荤菜。开荤时，将鸡心、鸡舌、鸡冠剁碎烧熟，让小儿品尝。吃鸡心，表示存心，记性好；吃鸡舌，表示讲话中听；吃鸡冠，表示头戴冠，将来做官。小孩开荤后，便能迅速成长，吃鱼吃肉不作哽，不生病。

2. 缙云

妇女做产，一般不在娘家。将近临产时，婆婆请接生娘到家。婴孩坠地，以生豆腐沐浴，又将红头绳系于手臂“包周”。婆婆煮面条、粉干分送亲邻，俗称“送落地面”。女婿向岳父母报生。城郊、盘溪一带报生多携酒壶，生男孩就于壶嘴塞红纸卷，女孩就插红花。岳母随提鸡、蛋、酒、婴儿衣裤和豆腐咸菜来家，亲戚得讯亦以鸡蛋和衣料相贺。孩子满月，多备办酒席宴请亲朋好友。媳妇坐月子，以布包额头，并随关门户防风；多淡食，汤饭内加鸡蛋、豆腐皮，鸡肉亦不放盐，忌吃硬、酸、咸等食品；不洗头擦身，终日焐于被窝“保养”，日常事务由母亲或婆婆等代劳。婴孩不分男女统称“囡儿”，乳名多起贱名，如“街狗”“牛儿”“讨饭儿”等。稍长起名，不少人会事先请算命先生推算，然后选择字眼以补五行之缺。七八岁时孩子换牙，须合拢双脚，上牙丢于床底，下牙扔之帐背。倘新牙久不长出，以发芽谷种戳牙床以助其长。

3. 松阳

松阳新婚夫妇在结婚当天，其亲友邻人希望他们早得贵子，就有“送正瓜儿”的习俗。他们在正瓜上插上金花香烛，另用铜盆装“学团”、花生、瓜子、红枣等吉祥物，大吹大擂地送到新婚夫妇床上，说些吉利话，如“正瓜圆一圆，生个男儿中状元……”笑语戏谑也不见怪，务期尽欢再散。主人以红包、茶、烟、点心酬谢后欢送出门，以后生了子女，还得设宴款待。此外，民间时兴童子在洞房内撒尿，多撒尿于尿盆，也称童子尿盆。抢先者得盆内红包。新人分红枣、花生、柿饼、瓜子、糖果等给众孩子吃，以祈早得贵子。

4. 遂昌

遂昌孕妇临产前，其母携鸡、蛋及各种点心至婆家探望，俗谓“催生”。进门时，若孕妇坐着或卧着，即产期将临，若孕妇走着或站着，预卜离产期稍远。

5. 龙泉

女子分娩后，夫家提酒向娘家报喜。如生男孩，酒壶嘴加红纸塞，壶盖贴红纸圆圈；生女孩，酒壶嘴不塞，壶盖上贴齿轮形红纸。娘家人见酒壶就知是生男生女。婴儿出生三朝，要做三旦，吃除秽卵，用艾叶和四个鸡蛋同煮后，将蛋剖成四块，分给邻居小孩吃。用艾汤给婴儿洗身，可驱邪除秽。

6. 景宁

畲族对生命的热爱，带着庄重的气息。周应枚《畲民诗》云：“一家珍重是生孩。”婴儿降临，是一个家庭血脉的延续，也意味着整个民族的生生不息。

分娩：俗称“坐盘”。临盆时，畲族人会点燃一束干茅草，或在产房门楣上贴一张剪成裤样的红纸。

落地酒：婴儿坠地后，主家连日温酒招待“逻嫩妹”者，称“落地酒”。婴儿谓“嫩妹”，“逻嫩妹”即探视婴儿。探视时不一定带礼物，凡去饮“落地酒”即送礼。

送馔：给产妇送食物称送馔。多取用鸡蛋、猪肉、公鸡等营养之物。

做三旦：分娩第三天为三旦，以全鸡、条肉、米馃、茶、酒等奉香火；煮艾汤为妇婴揩拭身体；煮红蛋分与邻里小孩，谓“糊臀卵”，意恐小孩口出忌讳之语，故视其嘴如臀，出言作不得准，并以卵塞之以防未然。是日宴请贺客，亦有延至满月或周年宴请的情况，谓“请馔”。

满月：产后周月为婴儿满月，婴佩避邪之金银器，由亲属怀抱四处游逛，谓可增胆志；产后四十日为产妇满月，产妇以艾汤沐浴，自此食用家常便饭。

四、饮食保健习俗

民间预防疾病，很少服药，大多在饮食起居上加以注意。中国自古就有“药食同源”的说法。在原始社会，人们在寻找食物的过程中发现了各种食物和药物的性味和功效，认识到许多食物可以药用，许多药物也可以食用，这就是食疗的基础。食物不仅可以果腹，而且具有良药之功，只要选择配伍得当，还可以用于治病保健。处州历代各地民间饮食卫生习俗众多，食疗方子、服用方法也不尽一致，列举若干。

1. 缙云猪肚饭和榛子豆腐

将猪肚（胃）洗净，填以糯米或米仁，放入佐料，缝线封口，煮熟，切片食用，味道极好，可补脾胃，谓进补食疗。

榛子脱壳，浸泡去涩，磨浆洗粉，称为“榛子粉”。将其熟制成糊，冷却凝固，浸入冷水，以去余涩，制成榛子豆腐。取以炒食、做汤均可。凉拌糖醋，为热天绝妙冷饮，可清热解暑。以苦槠粉如法炮制，称为苦槠豆腐。

2. 松阳（遂昌）歇力茶

明代著名的文学家、戏剧家汤显祖于万历年间任遂昌知县五年。他在遂昌创作了世界名著《牡丹亭》。汤显祖在遂昌任职期间，每年春天二三月，他都下乡劝农，鼓励百姓发展生产。遂昌地处江南，春夏之交，气候多变，雨水连绵，湿气很重。种田人染了湿气，全身乏力。汤显祖了解到这种情况，就请县医何晓为农民诊疗。县医发现农民并没有什么病症，但脉濡细软，仔细分析，是由于天气潮湿，湿气所致。于是他开了处方，叫农民挖来草药，熬汤煮猪脚和鸡蛋吃。农民吃了感觉精神舒畅，体力恢复，于是将这味药膳称作“歇力茶”。几百年来，“歇力茶”在民间广为流传，成为当地百姓保健强身的名肴。如今，歇力茶已经成为松阳、遂昌等地人们最为喜爱的“食材”，它的养生功效得到了广泛的认可。歇力茶配以不同的食材，便可以达到不同的养生效果，如歇力茶炖猪脚、歇力茶炖土鸡、歇力茶蛋、歇力茶炖鸭、歇力茶炖排骨……歇力茶的主要药材为条叶榕或天仙果，民间称条叶榕为小攀坡儿、小攀坡、铁牛入石、钻骨龙，意为可以小攀上山坡。食用后其药效可以钻入人体的骨骼内，故称为钻骨龙；生长时期根茎可以钻入石头内，故称为铁牛入石，是松阳、遂昌等地百姓制作药膳之良药。其做法是将主要药材的树根切碎放入锅中，煎熬制成汤汁备用，再将洗净的猪脚或其他食材切块用温汤过水，放进歇力茶汤汁中，加适量米酒及盐、味精等调料炖熟即可。用歇力茶烧成的猪脚、土鸡、排骨等肥而不腻，茶香可口。用歇力茶与鸡蛋同煮，俗称柴根蛋。歇力茶具有祛风除湿、活血通络、补肾强腰、益气健脾、增强体魄等功效，可以治疗气虚乏力、脱力劳伤、风湿痹痛、筋骨不利、跌打损伤、乳汁不通、消化不良、肾亏腰痛等病症。此外，人们还可以搭配其他的药物，如民间常用的草药白马骨、阴行草、山靛青等，健脾利湿效用更佳，夏天服用更为适宜。歇力茶药材在松阳、遂昌等山区分布广泛，勤劳的农户上山采挖，用于自己的菜肴中，以食补代替药补，一代一代传承下来，祖祖辈辈都在食用着它，既为菜肴增添香味，又起了食补的作用，成为松阳、遂昌等处州各地民间的一道传统药膳名菜。

3. 松阳民间清明茶、端午茶

清明日早晨，松阳人会采摘带露水的新嫩茶叶芽，不经炒制，直接冲泡，俗称清明茶。民间传说，饮清明茶能明睛养目。

端午前五日内，松阳人采集鱼腥草、石菖蒲、山茵陈、白茅根、金刚刺等多种草药。不洗，稍晾去泥，切碎焙干。饮用时，用开水冲沏。有祛暑、消炎、防感冒、舒胃等作用，民间有“端午百草都是药”之谚语。

4. 遂昌乌饭

在农历四月初八，遂昌民间有采乌菊柴（俗称乌饭栌、青精树）的茎叶挤汁，浸泡糯米晾干蒸煮成乌饭的习俗。俗有“四月八，乌饭法”之俚语。古时乌饭的制作颇为讲究，需“三九”之法，即糯米浸九天，蒸九次，晒九天，使糯米饭粒紧缩，碧如坚珠，能够充分吸收乌菊的药效作用。用来做乌米饭的树叶，学名叫南烛叶，为杜鹃花科植物乌饭树的叶，又名南烛，古称染菽，常绿灌木或小乔木，具有益精气、养肝肾、强筋骨、明目、益肠胃、止泻等作用。乌米饭的制法是将南烛叶洗净加水 500 毫升煮半小时，去其叶渣，取汁水煮糯米，用文火煮 2 小时左右，待米色变黑熟烂后，即可食用。乌米饭适宜体质虚弱者，可作为食疗调补。当地有“农民吃了乌饭好下田”的说法。

5. 遂昌药膳疗法

淫羊藿（根）、猪瘦肉，水炖，服汤食肉，治夜尿。

三叶木通（根）、猪瘦肉，水炖，服汤食肉，治疝。

鸡冠花、猪瘦肉，水煮，服汤食肉，治妇女白带。

铁凉伞（百两金）（根）、鸡，水炖，服汤食鸡，治肾性水肿。

荠菜、鸡蛋，水煮，服汤食蛋，治肝火头痛。

文旦、鸡，水蒸，服汤食鸡，治气管炎。

民间亦有以脏补脏之习俗，如食猪脚爪，补手脚疲乏；食猪腰补肾；食猪心补心安神；食猪肝补血养目；食猪肚补胃。

另外，他们认为火腿、咸菜清凉；酒行血强筋骨；乌豆治出冷汗；桂圆养血健脾；绿豆清热解毒；糯米益气；红枣补血；乌枣补气；桔饼补气行血；蛇肉解毒健肤；狗肉化湿健胃；羊肉温中养血祛寒；鸡补体虚；鸭凉血；鳖补阴壮阳；鸡蛋生食清火等。

遂昌亦盛行茶酒疗法。如土茶，若有突然发病者，则将几味散发的草药加“土”和锅灶的“烟尘”，用开水泡饮，谓可去“土气”；火茶，将茶叶、米用炭火烤，加盐，用开水泡饮，可清热退火；菊花米茶可清火明目；端午茶可消暑气；肉骨头、茶叶烧灰泡饮，可消积食；祛风药浸酒，饮之，祛风湿；补药浸酒，饮之，可滋补强身；蝮蛇浸酒，饮之，可治牛皮癣、护肤。

6. 龙泉草药冻、和菜

槎儿（仙草）冻：将槎儿草嫩叶搓出液汁，和粥汤拌成糊，凉后成冻，切成块状，和油汤煮熟食，清凉解毒。

凉粉冻：取“薁拿果”子，用布包裹，放在冷开水中反复细搓，待水成浓液后，放在阴凉处，结块后加上薄荷精、白糖拌匀饮用，清凉可口。

山麻糍冻：将“山麻糍”（野生小灌木）嫩叶和少量清水，掺少量灰碱水细搓成液状，滤去叶渣，待成冻状后，切块和油汤煮熟当菜，其味清鲜，可解毒。

和菜：春节前（一般在年三十），龙泉人通常会炒和菜。将腌萝卜、冬笋、海带、香菇、油炸豆腐、胡萝卜、生姜、大蒜苗等十数种素菜切成细丝，分别用素油炒熟，然后全部入锅稍炒拌而成。此菜色、香、味俱佳，尤其节日间人们多食荤腥油腻，吃和菜可开胃口；而且百姓逢年过节喜图吉利，吃和菜，寓意家庭、邻里和睦，万事和顺。

7. 庆元麻糍和社粿

庆元农家秋收后几乎家家户户都要做麻糍，称之为“洗桶”（过去脱粒用的谷桶）。秋收时节，庄稼人遍身粘着谷壳芒屑，皮肤发痒，甚至难免将谷壳芒屑吸入肚里以致发病，吃麻糍就能将这些谷壳芒屑粘走排净。刚出臼的麻糍可蘸着豆粉、芝麻食用，其味香甜，口感柔韧，深受人们喜爱。往昔，庆元菇民每年冬季去异乡砍树制菇，路上往往要步行半个月或几十天，受尽了挨饿受冻的苦楚。为避免途中炊灶之难，菇民在出门前会选用上等糯米洗净浸透，然后放入舂臼中，用舂槌捣成稠糊黏性的团状的“麻糍”。阴干后的麻糍蒸、煎、火烤、砂炒皆宜，便于菇民路途食用。

每逢“春社”，庆元有“烙社粿”的习俗，每年春天，田滕及潮湿的坡地上，有一种开黄花的草本植物，俗称“社曲”(学名“鼠曲草”)。春社时令，社曲嫩芽初长，妇女们三五成群，上山采摘，然后放在舂臼中舂成富有黏性的酱状，与糯米浆掺和烙成薄饼，称为“社粿”，其色翠绿诱人，其味清香可口，还具有止咳、理气、燥湿等药用功效。

8. 庆元乌饭

农历四月初八吃乌饭是庆元黄田、竹口一带的民间习俗。将一种叫“乌饭芦”的灌木叶子放在锅中煮烂，然后取其乌黑色的汁液拌入糯米之中，再加上瘦肉进行搅拌，经文火炊透便成乌饭，其味清香可口，使人食欲顿增。相传，古时候黄田有一位叫石驮的农民触犯了官府，被抓到县衙里去坐牢。古时，坐牢的人要家里给送饭，否则会饿毙身亡。其妻明珠挑着大米到县城，在一亲戚家住下，一日三餐把米饭用油盐炒得香喷喷，送到大牢里给丈夫过活。牢卒们一见到亮油油、香喷喷的大米饭，馋得口水直流，明珠送去的炒饭都被牢卒所扣，吃到自己的肚子里，留给石驮的所剩无几。有一日探监，明珠隔着铁窗看着皮包骨头的丈夫，泪珠涟涟，无计可施。回到亲戚家，明珠痛哭了一场之后，终于想出了送饭的好主意。天微微亮，她就上山采回一篮“乌饭芦”叶，放在锅里煎了一大碗乌黑的叶汁，然后用它煮了一小锅饭，一锅米饭变得乌黑发亮，味道比原来更香。牢卒们一见到乌饭，都以为是一盘烂饭，捂着鼻子，叫明珠自己直接送给丈夫。明珠把饭端到石驮面前，石驮亦感到莫名其妙。待妻子把乌饭的来由告诉他后，石驮感激地接过乌饭。石驮吃了乌饭后，不久就恢复了体力。一年后，石驮期满被释放回家。明珠死后，这一带的人们便在四月初八明珠生日这天做乌饭吃，此习俗一直流传至今。

五、节日养生习俗

处州人民早就养成了逢年过节洁身净室的风俗。每年春节前，家家户户都要掸尘，即清理环境，打扫房屋。二十四掸尘，二十五洗家具器皿，二十六拆洗被褥，二十八理发洗澡。扫去灰尘后，贴窗花、红纸春联和年画，辞旧迎新。遂昌称“刷尘”，农历腊月，城乡家家户户都要择晴天进行全面大扫除。庆元掸尘，每年农历腊月，家家要大扫除，用带叶的竹枝扎成“掸刷”，拂净天棚墙壁上的灰尘，家具要搬到溪边洗擦干净，俗称“打戽”，这些旧俗至今仍在沿用。

清明节应节主食为蓬点心。将蓬叶与米粉捣细和匀，以赤豆、芝麻为甜馅，笋丁、肉丁等为咸馅，做成馒头状（略小），垫以柚叶，蒸炊而成。清明日早晨，人们会采摘带露水的新嫩茶叶芽，不炒制，直接冲泡，俗称清明茶。民间传说，饮清明茶，能明睛养目。

立夏，在民间有吃立夏饭、立夏汤、立夏羹、立夏糊等习俗。缙云立夏饭是以米掺和蚕豆、笋、芥菜等做成，外加煎鸡蛋。立夏汤为红枣、桂圆、荔枝、豆、花生加红糖煮成，一般作为点心，或在晚上食用。立夏开始，农事渐忙，人们通常会吃笋，谓可接脚力。庆元吃"立夏汤"（一种用水粉干、汤团或馃丝，配以笋、肉、香菇、葱、蒜等佐料煮成的羹），至今流行。庆元北乡则以糯米、黄豆磨成羹，加以佐料，互相串户品尝，俗称"吃得七家立夏羹，后世最光生（生得漂亮）"。

农历四月初八称浴佛之辰，又称牛生日，民间炊制乌饭食。龙泉西南乡民每年农历四月初八，采乌饭槎（俗称乌饭芦）叶汁浸糯米成黑色，蒸熟，拌入糖、香菇末、猪肉末等，用油炒和，四月初八食用，并广赠亲友。关于乌饭的起源，民间有两种说法：传说畲族祖先被困山上绝食，采芦叶子充饥，后人为纪念祖先，每年四月初八制食乌饭；一说古时一义士坐牢，家中送去食品常被狱卒扣食，其妻遂将饭用芦汁染黑，得以顺利送达。乌饭具有益精气、养肝肾、强筋骨、明目、益肠胃、止泄等作用，可作为食疗调补。

端午节，人们要开展一系列有意义的活动，其中很多就与防病保健、卫生习俗有密切关联。民间家家户户在门上插菖蒲、艾叶禳毒祛秽，以示驱邪。全家饮菖蒲、雄黄酒，食蒜，以避疫。在墙脚、床下等处喷洒雄黄酒、石灰，以驱"五毒"（蜈蚣、蛇、蝎、蚊虫、苍蝇）。用白芷、丁香、木香等香料做成香袋、香囊，佩戴在小孩身上，以芳香逐疫。儿童面上涂雄黄酒以祛毒，将五色线制成长命缕缠在婴儿手腕上为婴儿壮胆。是日，农家多采挖草药，炒制烘干，供一年饮用，称"端午茶"。午餐后，龙泉妇女上山采百草嫩叶，烘干搓碎成茶，俗称"百草头"，冲饮后可防疫消病。云和谓端午节为"五月节"，一般不外出劳动，有"人歇五月节，牛歇四月八"之俗语。此外，人们还会以染卵草煮蛋，壳红，称"赤卵"，用龙须草结网袋裹之，挂于小孩胸前。据说吃"赤卵"不生疔疖。

六月六为天贶节，原为晒书、曝衣之期。据传六月六的太阳曾为唐僧晒过经卷，后沿称这天为晒经日。六月六天气渐热，人们多为小儿洗浴，妇女沐发，曝衣晒霉，曝书除蠹。遂昌古时有"晒伏、扫疥、狗洗浴"等习俗，是日人们曝晒衣物、被褥、书籍和契物。俗云：“六月六，晒红绿。”城乡居民取芥菜秸和萝卜菜秸等烧汤沐浴，可免生疥疮，故谓之“扫疥”。这天乡间父母不会禁止小孩玩水，意为六月六是狗猫洗浴日，愿小孩像狗一样健康成长。景宁有“六月六，洗白肉”的俗语，是日近水之青少、壮年男子必在河中嬉水游泳，妇孺则用盂盛水晒暖沐浴；箱笼、衣被、书册亦行曝晒。俗谓是日阳光极苦，可除虫，去秽解毒。

从上述民俗可以看出，丽水（处州）先民很早就产生和形成了一些优良的卫生习惯，对于疾病的传播等也有了较为清楚的认识和防治方法。中华人民共和国成立后，经过 60 多年的移风易俗，不少迷信的内容和方式已被淘汰，但一些健康有益的卫生习俗则沿袭下来并保持不衰。随着社会的进步，一些风俗内容有了发展和演进，人们将民俗性、纪念性的特点融入到现代医学卫生，仍然保留了许多古老的传统形式和合理方法，展示了历史悠久、源远流长的丽水（处州）民间卫生习俗。

人们晾晒衣物、被褥、书籍和字画。俗云："六月六，晒红绿。"城乡居民[illegible]菜[illegible]等[illegible]，可免生[illegible]。故[illegible]之"[illegible]"。[illegible]一样健康成长。[illegible]有"六月六，[illegible]"的俗语。[illegible]泳，[illegible]；[illegible]节，可除虫，去湿解毒。

从上述民俗可以看出，丽水（处州）先民很早就产生和形成了一些优良的卫生习惯，对于疾病的传播等也有了较为清楚的认识和应对方法。中华人民共和国成立后，经过60多年的移风易俗，不少迷信的内容和方式已被淘汰，但一些健康有益的卫生习俗则沿袭下来并代代相传。随着社会的进步，一些风俗内容有了发展和变化，人们摒弃[illegible]

主要参考文献

[1] 虞文喜 . 丽水地区志 [M]. 杭州：浙江人民出版社，1993.

[2] 赵治中 . 处州历史人物评传 [M]. 杭州：浙江古籍出版社，2008.

[3] 赵治中 . 处州史事稽疑 [M]. 北京：中国文史出版社，2019.

[4] 赵治中 . 历史名人与处州 [M]. 杭州：浙江古籍出版社，2008.

[5] 许旭尧 . 处州历代文选 [M]. 杭州：浙江古籍出版社，2010.

[6] 陈力 . 处州医药 [M]. 杭州：浙江古籍出版社，2014.

[7] 陈力 . 处州十大历史名人——陈言 [M]. 北京：中国文史出版社，2017.

[8] 吕丰平 . 处州十大历史名人——杜光庭 [M]. 北京：中国文史出版社，2016.

[9] 陈言 . 三因极一病证方论 [M]. 北京：人民卫生出版社，1983.

[10] 刘时觉 . 中国医籍补考 [M]. 北京：人民卫生出版社，2017.

[11] 王象礼 . 陈无择医学全书 [M]. 北京：中国中医药出版社，2015.

[12] 范永升 . 浙江中医学术流派 [M]. 北京：中国中医药出版社，2009.

[13] 浙江省少数民族志编纂委员会 . 浙江省少数民族志 [M]. 北京：方志出版社，1999.

[14] 雷后兴，李水福 . 中国畲族医药学 [M]. 北京：中国中医药出版社，2007.

[15] 雷后兴，李建良 . 中国畲药学 [M]. 北京：人民军医出版社，2014.

[16] 程文亮，李建良，何伯伟 . 浙江丽水药物志 [M]. 北京：中国农业科学技术出版社，2014.

[17] 华金渭，何伯伟 . 浙江丽水中药材与文化 [M]. 北京：中国农业科学技术出版社，2013.

[18] 何富乐，雷建光，邱胜平，等 . 实用畲族药膳学 [M]. 北京：中国纺织

出版社，2022.

[19] 雷后兴，雷建光，王晓杭，等 . 中国畲药图谱 [M]. 天津：天津科学技术出版社，2019.

[20] 袁宙新，林娜，张晓芹 . 特色畲药科普汇编 [M]. 北京：科学技术文献出版社，2022.

[21] 雷后兴，林娜，张晓芹，等 . 特色畲药精选 [M]. 北京：科学技术文献出版社，2022.

[22] 刘时觉 . 浙江医人考 [M]. 北京：人民卫生出版社，2014.

[23] 刘时觉 . 浙江医籍考 [M]. 北京：人民卫生出版社，2008.

[24] 王晓鸣 . 寻访浙江民间郎中 [M]. 杭州：浙江古籍出版社，2016.

后 记

中医药体系反映了中华民族对生命、健康和疾病的认识，具有悠久的历史、独特的理论和技术方法。习近平总书记强调指出："中医药学是中国古代科学的瑰宝，也是打开中华文明宝库的钥匙""一定要保护好、发掘好、发展好、传承好（中医药）。"2022年，正值《中华人民共和国中医药法》实施五周年，亦是"浙派中医"称谓发布五周年之际，为了吸引学术界专家更多地关注和研究浙派中医文化，帮助广大读者更全面地认识、更深入地了解浙派中医的文化元素，从而激发和激励当代浙派中医人更好地做到传承精华、守正创新，浙江省中医药学会正式启动"浙派中医系列丛书·地方卷"的编纂工作。根据省中医药学会对"浙派中医系列丛书·地方卷"的编写要求，在丽水市卫生健康委员会的大力支持下，丽水市中医药学会会同丽水市中医院负责编撰工作。2022年7月6日成立了《浙派中医·丽水卷》编纂办公室，开始着手收集相关资料，编撰办人员先后到市图书馆、市档案馆、市博物馆等有关部门查阅了大量资料，同时上网搜集相关文献、专著，走访联系有关学者专家，并通过微信公众号向社会面发布公告，征集中医药相关文史线索，初步搭建了本书的编撰框架。整理撰写期间，市中医药学会、市中医院领导多次了解资料收集情况、编写工作进度，针对存在问题和困难提出意见和建议。2023年1月9日，市卫健委召集九县（市、区）相关单位领导60余人，在市中医院召开《丽水卷》编写推进会。市卫健委领导强调《丽水卷》是对丽水中医药事业发展进程的全面总结，是史册性资料，要求各有关单位及参与编撰的同志统一思想、克服困难、全力推进，高质量完成《丽水卷》编写任务。2023年2月27日，浙江省中医药学会召开全省《地方卷》编写工作视频会议。根据会议提出的编撰指导意见和格式要求，各县（市、区）的同志认真对待，陆续发来相关史料和图片，我们进行了重新整理，进一步充实了本卷内容，使其更加丰富和完善。自

2024 年 3 月以来，丽水市中医药学会会长刘忠达组织相关人员，花大量时间对《丽水卷》进行审稿，进一步补充完善资料，9 月底基本成稿。

丽水历史源远流长，人文、景观、医药资源丰富，中医名家辈出。《丽水卷》的编写完成，对于挖掘、传承发展丽水中医药，弘扬瓯江文化都有重要意义。在本卷编写过程中，我们得到丽水学院赵治中教授的悉心指导和帮助，同时得到多名先辈、名医亲属和学生的大力支持，以及本卷各章节编写人员不辞辛劳的奉献。在此，我们表示最衷心的感谢！

“文章千古事，得失寸心知。”《丽水卷》编纂过程中，编者力求存真求实，但由于时间紧、任务重，加上编纂人员水平有限，书中若有疏漏错误之处，恳请大家提出宝贵意见，以便今后修订完善。

《丽水卷》编委会

2025 年 3 月 11 日